भोजन के द्वारा चिकित्सा

(KITCHEN REMEDIES)

(क्या खायें और क्यों का सैद्धान्तिक रूप)

घर की अनेक बीमारियों में नित्य खाए जाने वाले मौसम के फल–सब्जियाँ, मसाले, दादी माँ के नुस्खे आदि के प्रयोग से स्वास्थ्य लाभ, रोगों की चिकित्सा एवं बीमारी में रोगी के लिए उचित भोजन, हर प्रकार की चिकित्सा में सहायक पुस्तक बनाम घरेलू डॉक्टर

(LET FOOD BE THY MEDICINE)

(संशोधित व परिवर्द्धित संस्करण)

• लेखक •

डॉ. गणेश नारायण चौहान

एम.ए., सा.र., धर्मालंकार,
होम्यो. विशारद, वक्ष रोग विशेषज्ञ
होम्योपैथ, राजस्थान विश्वविद्यालय, जयपुर

:: वितरक ::

P·B·D

पापुलर बुक डिपो

समर्पित

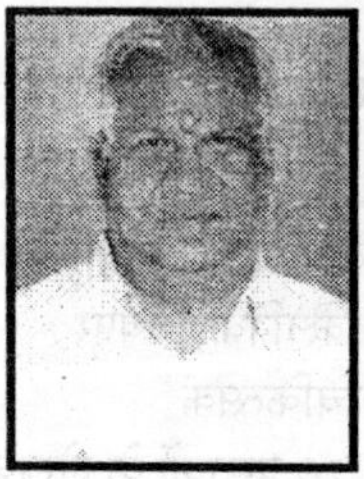
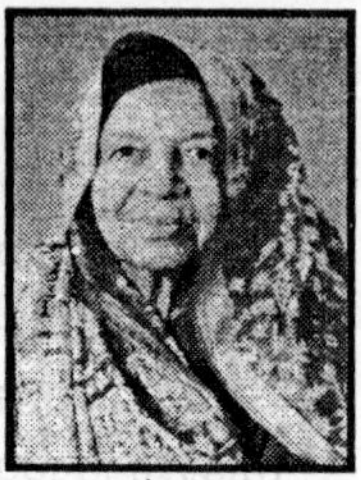

पु.ति. 3 मार्च, 2000 पु.ति. 8 जनवरी, 2009

स्व. श्री जगदीश नारायण अग्रवाल जी
एवं श्रीमती कुसुम देवी अग्रवाल जी

को प्रकाशक की ओर से सादर श्रद्धांजलि

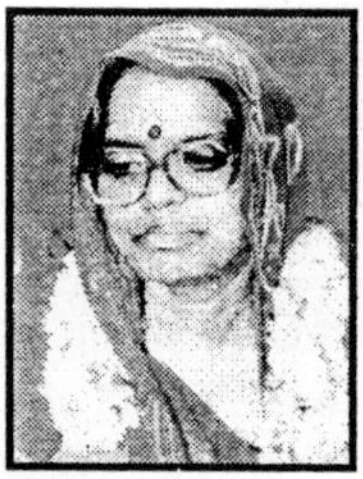

पु.ति. 14 मई, 2001

स्व. श्रीमती गोपाली देवी

धर्म–पत्नी डॉ. गणेश नारायण चौहान (लेखक) जिसके प्रेम, सहयोग, साहचर्य ने परिवार को सम्पन्न बनाया और मुझे परोपकार में उत्साह से आगे बढ़ाया।

:: प्रकाशक ::

नारायण प्रकाशन

जी–1, एस.एस. टॉवर्स, धामाणी गली, चौड़ा रास्ता, जयपुर–302 003 (राज.)

Phones: (0141) 2325965; 98290-89555

email: pbdjpr@rediffmail.com • www.pbdbooks.com

 ISBN : 81-86098-37-2

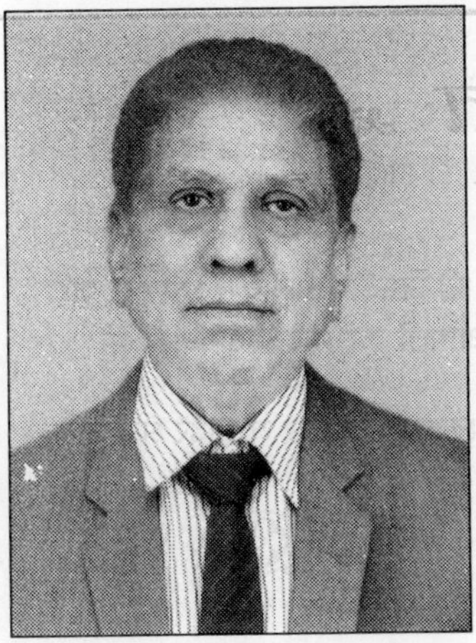

डॉ. गणेश नारायण चौहान

होम्यो विशारद, वक्ष–रोग विशेषज्ञ,
एम.ए., साहित्यरत्न, धर्मालंकार

पद

होम्योपैथ (सेवानिवृत्त)
राजस्थान विश्वविद्यालय, जयपुर
होम्योपैथिक क्लिनिक, जयपुर
व्यस्त चिकित्सक
चिकित्सा विषयक 20 पुस्तकों के लेखक

जन्म : 15 मई, 1939 **रजिस्ट्रेशन नं. 928**

अभिरुचि

होम्योपैथिक एवं भोजन विषयों का अध्ययन, चिन्तन, मनन एवं अनुभव द्वारा सत्यान्वेषण; लेखन, भाषण और रेडियो- टी.वी. वार्ताएँ; दैनिक अखबारों, पत्र–पत्रिकाओं में स्वास्थ्य प्रश्नोत्तर, लेख प्रकाशन; आध्यात्मिक तत्व चर्चा, परोपकारी कार्यों में रुचि। लोग शुद्ध, सात्विक भोजन एवं सस्ती सर्वसुलभ होम्योपैथिक तथा भोजन के द्वारा चिकित्सा से निरोग हों, इस कर्मक्षेत्र में निरन्तर क्रियाशील।

विशेषताएँ

रोगियों की चिकित्सा करके स्वस्थ होने पर सुखानुभव; सरल, सस्ती चिकित्सा उपलब्ध कराना; पुराने, असाध्य रोगों की बिना चीर–फाड़ चिकित्सा करना; पेट, कमर, वक्ष, स्त्री रोगों, असाध्य रोगों की सफल चिकित्सा का अधिक अनुभव; प्रायः होने वाले सभी रोगों, नए एवं जटिल रोगों की दीर्घकाल से चिकित्सा करते हुए गहन अनुभव। दूर रहने वाले रोगियों की पत्र–व्यवहार द्वारा चिकित्सा एवं परामर्श। अपने ज्ञान और अनुभव को दूसरों को बताना एवं चिकित्सा में रुचि रखने वालों का मार्ग–दर्शन करना।

नि:शुल्क चिकित्सा–परामर्श

यदि रोगी चिकित्सा कराते–कराते निराश हो गए हैं, तो रोग–वर्णन कर होम्योपैथिक चिकित्सा एवं भोजन सम्बन्धी और स्वास्थ्य रक्षा के परामर्श के लिए पत्र लिखें, फोन से बात करें या मिलें। उत्तर के लिए स्वयं का पता लिखा और डाक टिकट लगा लिफाफा भेजें।

सुदूर राज्यों, प्रान्तों में रहने वाले रोगियों के निवास स्थान पर जाकर देखने एवं जिज्ञासुओं, संस्थाओं में स्वास्थ्य सम्बन्धी भाषण देने हेतु तत्पर।

—डॉ. गणेश नारायण चौहान
7–ड–19, जवाहर नगर, जयपुर–302 004
फोन : 0141-2651352

विषय-सूची

:: ध्यान देने योग्य विशेष जानकारी ::

'भोजन के द्वारा चिकित्सा', पुस्तक का नवीन एवं परिवर्द्धित संस्करण अब आपके हाथों में है। बहुप्रचलित पुस्तक **'भोजन के द्वारा चिकित्सा भाग-2'** की अधिकतर विषय-वस्तु का समावेश भी इसी पुस्तक में कर दिया गया है। पृष्ठों की संख्या अधिक न हो तथा पुस्तक जन-साधारण की पहुँच में रहे, अतः बढ़ी हुई पाठ्य सामग्री को विभिन्न पुस्तकों में सम्मिलित किया है—**'स्वदेशी चिकित्सा के सफल प्रयोग'**, **'लहसुन एवं प्याज'**, **'गाजर, मूली और टमाटर'**, **'रसों के द्वारा चिकित्सा'**, **'मसालों के द्वारा चिकित्सा'**, **'ड्राई फ्रूट्स-मेवे के द्वारा चिकित्सा'** आदि। ये सभी **'भोजन के द्वारा चिकित्सा'** के ही अंग हैं। उक्त पुस्तकों का सैट, चिकित्सा तथा स्वस्थ रहने के लिए खान-पान का भण्डार है। किसी भी विषय-वस्तु के विस्तृत अध्ययन हेतु इन पुस्तकों को पढ़कर लाभ अर्जित करें।

ध्यान रहे, पुस्तक में दी गई पाठ्य-सामग्री, पाठक के केवल जानकारी हेतु है। पाठक अपने विवेक से एवं स्थानीय डॉक्टर/वैद्य से लिखित सलाह एवं परामर्श के पश्चात् ही उपचार करें। किसी भी प्रकार की हानि के लिए लेखक व प्रकाशक किसी भी रूप में उत्तरदायी नहीं ठहराये जा सकेंगे।—*प्रकाशक*

रोगानुक्रमणिका

- **नीरोग रहने के लिए 'क्या खायें और क्यों'।**
- **'अपनी चिकित्सा आप करें।'**

चिकित्सा करते समय अधिकाधिक वस्तुएँ 1-1 घंटे के अन्तर से लेने पर लाभ शीघ्र होगा। जिस वस्तु का सेवन करें, पहले उसका पूरा पाठ पढ़ें। विषय को भली प्रकार समझने के लिए **'भोजन के द्वारा चिकित्सा'** का व्यावहारिक रूप **'क्या खायें और क्यों'** तथा **'शक्तिवर्धक भोजन'** पुस्तक पढ़ें। तनिक भी हानि प्रतीत होने पर सेवन बन्द कर दें और लेखक या किसी स्थानीय चिकित्सक से मार्गदर्शन लें।

(अ)

(इ)

(ई)

(उ)

(ए)

(ऐ)

(औ)

(क)

(ख)

(ग)

(घ)

(च)

(छ)

(ज)

(झ)

(ट)

(ध)

(न)

(प)

(फ)

(भ)

(म)

(ल)

(व)

(ह)

(क्ष)

आम (MANGO)

लेटिन नाम—मेंगीफेरा इण्डिका (Mangifera indica)

प्रकृति—तर व गर्म। खाने से पहले आम को ठण्डे पानी में या फ्रिज में रखना चाहिए। इससे आम की गर्मी निकल जाती है। आम को दूध में मिलाकर या इसे खाने के बाद ऊपर से दूध पीने से आम बहुत लाभ करता है। यह वीर्य की दुर्बलता को दूर करता है, वीर्य बढ़ाता है। दो-तीन माह तक शाम को अमरस पीने से मर्दाना ताकत आती है, शरीर की कमजोरी दूर हो जाती है। वात संस्थान (Nervous System) और कामशक्ति को उत्तेजना मिलती है। शरीर मोटा हो जाता है।

आम का पापड़ भी बनता है। अमरस को सुखाकर पापड़ बनाया जाता है। जब आम नहीं हो तब आम का पापड़ खाकर आम का स्वाद लिया जा सकता है। आम का पापड़ एक बार में चौथाई भाग, अल्प मात्रा में खायें। इसके पापड़ में विटामिन 'ए' और 'सी' मिलता है। आम का पापड़ स्वास्थ्य के लिए लाभदायक है।

शुक्रवर्धक—पके आम का रस, मिश्री, इलायची, लौंग, अदरक स्वादानुसार मिलाकर पीने से शुक्राणु बढ़ते हैं।

विटामिन 'ए' की कमी से शुष्कनेत्रप्रदाह (Xerophthalmia) अर्थात् आँखों का लाल होना और खुजलाना, **रतौंधी** (Night Blindness) और छूत के रोगों से बचने की रोग-प्रतिरोधक शक्ति घटती है। आम में सभी फलों से अधिक विटामिन 'ए' होता है। इसके अतिरिक्त विटामिन 'बी' और विटामिन 'सी' भी अधिक होता है। एक आदमी को नित्य 5000 अन्तर्राष्ट्रीय इकाई विटामिन 'ए' चाहिए जो केवल 100 ग्राम आम में मिलता है। रतौंधी में चूसने वाला आम लाभ करता है।

झुर्रियाँ—जब तक आम मिलता रहे, एक गिलास अमरस पीते रहने से चेहरे पर झुर्रियाँ नहीं पड़तीं और झुर्रियाँ हों तो मिट जाती हैं।

हृदय रोगी अमरस में आधा चम्मच अदरक का रस मिलाकर पियें।

दस्त—(1) आम की गुठली, बेलगिरी और मिश्री समान मात्रा में पीसकर दो-दो चम्मच नित्य तीन बार पानी के साथ फंकी लेने से दस्त ठीक हो जाते हैं। गर्मी के मौसम के दस्तों में अधिक लाभ होता है। (2) आम की सिकी हुई गुठली 50 ग्राम, इसमें स्वादानुसार नमक और चीनी डालकर पीसकर एक चम्मच नित्य तीन बार पानी के साथ फंकी लें। दस्तों में लाभ होगा। (3) आम की गुठली सेंककर मींगी को दही के साथ पीसकर नाभि पर लेप करने से दस्त बन्द हो जाते हैं। (4) आम की गुठली को पानी में खूब पीसकर नाभि पर गाढ़ा लेप करने से सब प्रकार के दस्त बन्द हो जाते हैं।

कृमि—आम की गुठली का चूर्ण गर्म पानी के साथ चौथाई चम्मच देने से पेट के चुन्ने (कीड़े) मर जाते हैं।

नकसीर—आम की सूखी गुठली में निकलने वाली गिरी पीसकर नित्य तीन बार सूँघें। नकसीर ठीक हो जायेगी।

पेचिश (Dysentery)—(1) दस्त में रक्त आने पर आम की गुठली पीसकर छाछ में मिलाकर पीने से लाभ होता है। (2) आम के पत्तों को छाया में सुखाकर पीसकर कपड़े में

छान लें। नित्य तीन बार आधा-आधा चम्मच की फंकी गर्म पानी से लें। खिचड़ी खायें। आम की गुठली को सेंककर नमक लगाकर प्रतिदिन खाने से दस्त होने पर पेट को ताकत मिलती है। एक-एक गुठली नित्य तीन बार खायें।

मिट्टी खाना—(1) आम की गुठली सेंककर गिरी निकाल लें। यह 50 ग्राम हो। इसमें 25 ग्राम मिश्री, 20 ग्राम सौंफ, पाँच ग्राम छोटी इलायची सबको मिलाकर पीसकर आधा-आधा चम्मच, नित्य तीन बार खिलाने से मिट्टी खाने की आदत छूट जाती है। (2) बच्चे को मिट्टी खाने की आदत हो तो आम की गुठली ताजा पानी के साथ देना लाभदायक है। गुठली को सेंककर सुपारी की तरह खाने से भी मिट्टी खाना छूट जाता है।

मसूढ़े सूजना—एक चम्मच पिसा हुआ अमचूर एक गिलास पानी में तीन घण्टे भिगोकर इस पानी से कुल्ले करने से मसूढ़ों की सूजन, दर्द ठीक हो जाता है।

एमोबायेसिस—आम की गुठली सेंककर नित्य तीन बार खाने से लाभ होता है।

मंजन—आम के हरे पत्ते सुखाकर जलाकर पीस लें। जितनी यह राख हो उतनी ही आम की गुठली पीसकर दोनों को मिलाकर मैदा की चलनी में छानकर नित्य मञ्जन करने से दाँत साफ होकर चमकने लगेंगे।

दाँतों की मजबूती—आम के ताजा पत्ते खूब चबाएँ और थूकते जायें। थोड़े दिन के निरन्तर प्रयोग से हिलते दाँत मजबूत हो जायेंगे, मसूढ़ों से रक्त गिरना बन्द हो जायेगा।

बिवाइयाँ—(1) आम की 5 गुठली पीसकर 50 ग्राम मूँगफली के तेल में मिलाकर बिवाइयों पर लगाने से लाभ होता है। (2) बिवाइयाँ हों, तलवे फटते हों तो इन पर आम का छिलका रगड़ें।

यक्ष्मा (T.B.)—एक कप अमरस में साठ ग्राम शहद मिलाकर नित्य सुबह-शाम पियें। नित्य तीन बार गाय का दूध पियें। इस प्रकार 21 दिन करने से यक्ष्मा में लाभ होता है।

मस्तिष्क की कमजोरी—एक कप अमरस, चौथाई कप दूध, एक चम्मच अदरक का रस, स्वाद के अनुसार चीनी, सब मिलाकर नित्य एक बार पियें। इससे मस्तिष्क की कमजोरी दूर होती है। मस्तिष्क की कमजोरी के कारण पुराना सिरदर्द, आँखों के आगे अँधेरा आना दूर होता है। शरीर स्वस्थ रहता है। यह **रक्तशोधक** भी है। यह हृदय, यकृत को भी शक्ति देता है।

हैजा—25 ग्राम आम के नर्म-नर्म पत्ते पीसकर एक गिलास पानी में उबालें। जब पानी आधा रह जाए तो छानकर गर्म-गर्म दो बार पिलायें।

बवासीर रक्तस्रावी—आम के कोमल, मुलायम 10 पत्ते पीसकर एक गिलास पानी में घोलें। इसमें स्वादानुसार मिश्री मिला लें। इस तरह पीने से बवासीर से रक्त निकलना बन्द हो जाता है।

दस्त, बवासीर—(1) मीठा अमरस आधा कप, मीठा दही 25 ग्राम और एक चम्मच अदरक का रस—सब मिलाकर पियें। ऐसी एक मात्रा नित्य तीन बार पियें। इससे पुराने दस्त, दस्तों में अपच के कण निकलना और बवासीर ठीक होती है। (2) आम की गुठली को पीसकर पानी या छाछ में घोलकर पीने से दस्त बन्द हो जाते हैं। स्वाद के लिए इसमें चीनी

मिला सकते हैं। एक बार में एक गुठली लें। बच्चों के लिए आधी गुठली। यह तीन बार लें।

पेचिश, रक्तस्रावी बवासीर तथा पेशाब में रक्त आता हो, तो आम के नये पत्ते पीसकर पानी में घोलकर पियें।

पाचन-शक्तिवर्धक—(1) जिस आम में रेशे हों वह भारी होता है। रेशेदार आम अधिक सुपाच्य, गुणकारी और कब्ज़ को दूर करने वाला होता है। आम आँतों को शक्तिशाली बनाता है। आम चूसने के बाद दूध पीने से आँतों को बल मिलता है। आम पेट साफ करता है। इसमें पोषक और रेचक दोनों गुण होते हैं। यह यकृत की निर्बलता तथा रक्ताल्पता को ठीक करता है। 70 ग्राम मीठे आम का रस, दो ग्राम सोंठ में मिलाकर प्रात: पीने से पाचन-शक्ति बढ़ती है। (2) सिकी हुई गुठली खाने से आँतों को शक्ति मिलती है, पाचनशक्ति बढ़ती है।

तिल्ली—70 ग्राम आम का रस, 15 ग्राम शहद में मिलाकर नित्य प्रात: 3 सप्ताह पीने से तिल्ली की सूजन और घाव में लाभ होता है। इस अवधि में खटाई न खायें।

शक्तिवर्धक—आम खाने से रक्त बहुत पैदा होता है। दुबले-पतले लोगों का वजन बढ़ता है। मूत्र खुलकर आता है। शरीर में स्फूर्ति आती है। आम का मुरब्बा भी ले सकते हैं। शक्तिवर्धन हेतु भोजन के बाद लगातार दो महीने आम खायें।

बालकों के लिए शक्तिवर्धक—आम की गुठली के अन्दर निकलने वाली सात गिरी रात को पानी में भिगो दें। प्रात: पीसकर आधा किलो दूध में मिलाकर तेज उबालें। उबलने के बाद उतारकर ठण्डा होने दें। जरा-सी पिसी हुई दालचीनी (दो ग्राम) तथा स्वादानुसार पिसी हुई मिश्री मिलाकर 15 दिन नित्य पीने से बल, बुद्धि बढ़ती है।

सौंदर्यवर्धक—आम का सेवन करने से त्वचा का रंग साफ हो जाता है, रूप में निखार आकर चेहरे की चमक बढ़ती है। लेखक की पुस्तक **'रूपनिखार'** पढ़ें।

चेहरे के काले दाग, झाँइयाँ—आम और जामुन की गुठली के अन्दर की गिरी समान मात्रा में लेकर, पानी के साथ दोनों को पीसकर चेहरे पर नित्य रात को लेप करें। चेहरे को प्रात: धोयें। दाग, धब्बे, झाँइयाँ ठीक हो जायेंगी।

सूखी खाँसी—पके हुए आम को गर्म राख में दबाकर, भूनकर ठण्डा होने पर चूसें, इससे सूखी खाँसी ठीक हो जाती है।

दमा—आम की गुठली की दो गिरी प्रतिदिन प्रात: खायें या पीसकर ठण्डे पानी के साथ फंकी लें। दमा में लाभ होगा। यह प्रयोग कम-से-कम 15 दिन करें।

पायोरिया—आम की गुठली की गिरी के महीन चूर्ण का मञ्जन करने से पायोरिया एवं दाँतों के सभी रोग ठीक हो जाते हैं।

अण्डवृद्धि—25 ग्राम आम के पत्ते, दस ग्राम सेंधा नमक, दोनों को पीसकर हल्का-सा गर्म करके लेप करने से अण्डवृद्धि ठीक हो जाती है।

हाथ-पैरों में जलन—आम की बौर (फल लगने से पहले निकलने वाले फूल) रगड़ने से जलन मिट जाती है।

मधुमेह—(1) आम और जामुन का रस समान भाग मिलाकर कुछ दिनों तक पीने से

मधुमेह रोग ठीक हो जाता है। (2) आम और जामुन की गुठली की गिरी और भुनी हुई छोटी हर्र तीनों समान मात्रा में मिलाकर पीस लें। इस मिश्रण की एक चम्मच नित्य दो बार छाछ से फंकी लें। मधुमेह तथा दस्तों में लाभ होगा।

विषैले दंश—चूहा, बन्दर, पागल कुत्ता, मकड़ी का विष, बिच्छू, ततैया आदि के काटने पर आम की गुठली पानी के साथ घिसकर लगाने से दाह, वेदना आदि में आराम मिलता है।

बिच्छू काटना—अमचूर और लहसुन समान मात्रा में पीसकर काटे स्थान पर लगाने से बिच्छू का जहर उतर जाता है।

सूखा रोग (Marasmus)—एक चम्मच अमचूर को भिगोकर उसमें दो चम्मच शहद मिलाकर बच्चे को नित्य दो बार चटाने से सूखा रोग ठीक हो जाता है।

पथरी—आम के ताजा पत्ते छाया में सुखाकर बहुत बारीक पीस लें और आठ ग्राम नित्य बासी पानी के साथ प्रातः फंकी लें। रेत कंकरी दूर हो जायेगी।

लू (Sunstroke)—लू लगने पर कैरी (Raw Mango) की छाछ पीने से लाभ होता है। जिस किसी को गर्मी या लू लग जाए, मुँह और जबान सूखने लगे, माथे, हाथ-पैर में पसीना छूटने लगे, दिल घबरा जाए और प्यास ही प्यास लगे तो ऐसी अवस्था में रोगी को कैरी की छाछ निम्न विधि से बनाकर देना चाहिए। एक बड़ी-सी कैरी उबालें या कोयलों की आग के नीचे दबा दें, जब वह बैंगन की तरह काली पड़ जाए तो उसे निकाल लें और ठण्डे पानी में रखकर जले हुए छिलके उतार लें और इसे दही की तरह मथकर इसके गूदे में गुड़, जीरा, धनिया, नमक और कालीमिर्च डालकर इसे अच्छी तरह मथ लें और आवश्यकतानुसार पानी मिलाकर एक-एक कप दिन में तीन बार पियें, इससे लू में लाभ होगा।

मिरगी—आधा किलो आम के हरे पत्ते लेकर धोकर साफ कर लें तथा उनको कूट-पीसकर लुगदी बना लें। इसे आधा किलो तिलों के तेल में मिलाकर गर्म करें। अच्छी तरह उबालकर पानी जल जाने के बाद इस तेल को ठण्डा करके छान लें। अन्त में लुगदी को निचोड़ लें। इस तेल की शरीर पर मालिश किया करें। इससे मिरगी में लाभ होगा।

उल्टी—आम के दो पत्ते तथा पोदीने की 50 पत्तियाँ पानी में डालकर दोनों की चटनी पीस लें और एक कप पानी में घोलकर छान लें। इसमें एक चम्मच शहद मिलाकर पिलायें। उल्टियाँ तुरन्त बन्द हो जायेंगी।

भाँग का नशा होने पर आम की गुठली को पीसकर पानी में घोलकर पिलायें। नशा उतर जायेगा।

रक्तशोधक—एक कप अमरस में आधा कप दूध, एक चम्मच घी, दो चम्मच अदरक का रस मिलाकर नित्य जब तक आम मिलते रहें, पीते रहें, इससे स्वास्थ्य अच्छा रहेगा तथा रक्त साफ होगा।

दाद—तीन हिस्सा अमचूर और एक हिस्सा सेंधा नमक पानी में गाढ़ा पीसकर नित्य दाद पर लेप करने से लाभ होता है।

पाँवों में **बिवाइयाँ** हों, तलवे फटते हों तो आम का छिलका रगड़ें।

श्वेत प्रदर—आम के बगर (बौर) को छाया में सुखाकर, पीसकर समान मात्रा में शक्कर मिलाकर दो-दो चम्मच सुबह-शाम ठण्डे पानी के साथ फंकी लें। निरन्तर कुछ दिन लेने से श्वेत प्रदर ठीक हो जायेगा।

हृदय रोग—आम के रस में आधा चम्मच अदरक का रस मिलाकर पियें, लाभ होगा।

फुंसियाँ—अमचूर को पानी में पीसकर लगाने से छोटी-मोटी फुंसियाँ ठीक हो जाती हैं। दाढ़ी पर निकलने वाली फुंसियाँ, नाई की हजामत (Barbers Itch) भी ठीक हो जाती हैं।

नकसीर—(1) आम के बौर (आम लगने से पहले आम के पेड़ पर आने वाला बगर, फूल) को पीसकर सूँघने से नकसीर आना बन्द हो जाता है। (2) आम की सूखी गुठली से निकलने वाली गिरी पीसकर नित्य तीन बार सूँघें। नकसीर ठीक हो जायेगी।

नपुंसकता—अधिक अमचूर खाने से धातु दुर्बल होकर नपुंसकता आ जाती है।

जलना—(1) आम के पत्तों को जलाकर इसकी भस्म को जले हुए पर बुरकाएँ। जला हुआ ठीक हो जायेगा। (2) आम की गुठली पानी में पीसकर जले हुए स्थान पर लेप करने से शीघ्र आराम मिलता है।

अनिद्रा—रात को आम खायें व दूध पियें। इससे नींद अच्छी आती है।

जलोदर—आम खाने से जलोदर में लाभ होता है। नित्य दो आम तीन बार खायें।

वृक्क की दुर्बलता—आम की बनावट गुर्दे जैसी होती है। नित्य आम खाने से गुर्दे (वृक्क) की दुर्बलता दूर हो जाती है।

***सावधानी**—भूखे पेट आम नहीं खाना चाहिए। आम के अधिक सेवन से अग्निमांद्य होता है, रक्तविकार, कब्ज़, पेट में गैस बनती है।*

सेब (APPLE)

लेटिन नाम—मेलस सिलवेस्ट्रिस (Malus sylvestris)

शक्तिवर्धक—सेब एक अच्छा टॉनिक है। सभी आयु के लोग इसे नित्य खायें। सेब के छिलके में विटामिन अधिक होते हैं। अतः सेब छिलके सहित खायें। सुबह-शाम खाली पेट सेब नित्य खाने से शरीर में स्फूर्ति रहती है। चिड़चिड़ापन दूर होकर मानसिक शक्ति बढ़ती है। सेब में विटामिन 'सी' अधिक होता है। सेब खाने से पुराने, असाध्य रोगों में लाभ होता है। सेब में **'मैलिक एसिड'** रहता है। यह खटाई आँतों, यकृत (Liver) और मस्तिष्क के लिए उपयोगी है। इसमें फॉस्फोरस होता है अर्थात् जलन करने वाला पदार्थ जिसे खाने से पेट साफ होता है और आमाशय को पुष्टि प्राप्त होती है। सेब में **फॉस्फोरस** सर्वाधिक होता है जो पुट्ठों, स्नायु और मस्तिष्क के लिए बहुत लाभदायक है। सेब और इसका रस विटामिन एवं खनिज पदार्थों से भरपूर हैं।

दो सेब के छोटे-छोटे टुकड़े काटकर उस पर आधा किलो उबलता हुआ पानी डालकर रख दें। जब पानी ठण्डा हो जाए तो उसे छानकर पी लें। यदि मीठे की आवश्यकता हो तो मिश्री मिलायें। यह सेब का पौष्टिक और स्वादिष्ट शर्बत है। यह शीघ्र ही रक्त में मिलकर हृदय, मस्तिष्क, यकृत और शरीर के हरेक कोश (Cell) में शक्ति और स्फूर्ति पहुँचाता है।

सेब का रस हृदय को शक्ति देता है; नेत्रदृष्टि तेज करता है, शरीर और रक्त के विषैले दोषों को निकालकर विभिन्न रोगों को दूर करता है, दुबले-पतले व्यक्तियों को हृष्ट-पुष्ट बनाता है। जो लोग शक्तिशाली, स्वस्थ और जवान बने रहना चाहते हैं, उनको सेब का रस अधिकाधिक नित्य सेवन करना चाहिए। कहावत भी है—**An apple a day, keeps the Doctor away**. अर्थात् एक सेब नित्य खाने से डॉक्टर की आवश्यकता नहीं पड़ती। सेब भूखे पेट खाना अच्छा है। यह गर्मी, खुश्की दूर करता है। इसका मुरब्बा हृदय, रक्त, मस्तिष्क की कमजोरी हटाता है। नित्य प्रातः भूखे पेट सेब खाकर ऊपर से दूध पिया जाए तो एक दो माह में ही त्वचा का रंग निखरेगा, चेहरे पर लाली झलकेगी, यौन सम्बन्धी सभी कमजोरियाँ दूर होकर जीवन में स्फूर्ति दौड़ने लगेगी। यह बहुत अच्छा टॉनिक है। **मानसिक तनाव, चर्मरोग, गठिया, संधिशोथ** (Arthritis), **श्वास प्रणाली के रोगों** में नित्य दो सेब खाने से लाभ होता है। सेब भोजन से पहले भूखे पेट खाने पर अधिक लाभदायक है। सेब वीर्यवर्धक है।

जोड़ों का दर्द—पेशाब की जाँच कराने पर यदि पेशाब में अम्ल (Acid) की मात्रा पाई जाये तो सेब खाना लाभदायक है। सेब खाने से जोड़ों का दर्द व गठिया में लाभ होता है। सेब उबालकर, पीसकर, दर्द वाली जगह पर लेप करें।

दाँत गलते हों, छेद हों, मसूढ़े फूलते हों तो खाना खाने के बाद नित्य सेब खायें। इससे दाँत और मसूढ़े ठीक हो जायेंगे और खराब नहीं होंगे। यह स्फूर्तिदायक फल है।

बिच्छू काटना—सेब को चटनी की तरह पीसकर जहाँ बिच्छू ने काटा हो, लेप करें तथा सेब खिलायें।

जुकाम—दुर्बल मस्तिष्क के कारण भी सर्दी-जुकाम सदा बना रहता है। ऐसे रोगियों को जुकाम की दवाओं से लाभ नहीं होता। ऐसे लोगों को जुकाम ठीक करने के लिए भोजन से पहले छिलके सहित सेब खाना चाहिए। इससे मस्तिष्क की दुर्बलता भी दूर होती है।

ब्रोंकाइटिस—सर्द ऋतु में खाँसी, जुकाम प्रायः होता रहता है। सर्दी, खाँसी से ब्रोंकाइटिस हो जाता है। दो सेब या नाशपाती (Pears) खाने से पुरानी (क्रानिक) ब्रोंकाइटिस से छुटकारा मिल सकता है। सेब और नाशपाती में कैचिन्स (Catechins) नामक एंटी आक्सीडेंट्स कम्पाउंड्स पाये जाते हैं जो फेफड़ों की कोशिकाओं को फ्री-रेडिकल्स से होने वाले नुकसान से बचाने में सहायक होते हैं। सेब, नाशपाती कच्ची ही खाना लाभप्रद है। क्रानिक ब्रोंकाइटिस के रोगी को लम्बे समय कम-से-कम तीन माह से खाँसी चली आती है और वह कफ अधिकाधिक थूकता रहता है। यह तथ्य **अमेरिकन थोरेसिक सोसायटी** ने व्यक्त किया है।

सेब फेफड़ों के लिए लाभदायक है। विटामिन 'सी', 'ई', एवं बीटा केरोटीन, खट्टे फलों, सेब एवं फलों के रस के साथ ही फेफड़ों का भलीभाँति कार्य करने का सम्बन्ध है। जो लोग सेब खाते हैं, उनके फेफड़ों की क्षमता सेब नहीं खाने वालों से अधिक होती है। इसलिए प्रतिदिन सेब खायें। ब्रोंकाइटिस और खाँसी को भगायें।

खाँसी—पके हुए सेब का एक गिलास रस निकालकर मिश्री मिलाकर प्रातः पीते रहने से पुरानी खाँसी ठीक हो जाती है।

सूखी खाँसी—(1) जब तक खाँसी रहे, सेब पर कालीमिर्च और मिश्री डालकर खाते रहें। गले में खरखरी चलकर आने वाली खाँसी व बार-बार उठने वाली खाँसी में लाभ होगा। (2) नित्य पके हुए मीठे सेब खाते रहने से सूखी खाँसी में लाभ होता है।

आंत्रज्वर (Typhoid)—आंत्रज्वर में सेब का रस बहुत लाभदायक है।

हृदय-शक्तिवर्धक—सेब का मुरब्बा 15-20 दिन खाने से हृदय की दुर्बलता, दिल बैठना ठीक हो जाता है।

उच्च रक्तचाप (High Blood Pressure)—उच्च रक्तचाप होने पर दो सेब नित्य खाने से लाभ होता है। उच्च रक्तचाप में सेब खाने से पेशाब अधिक व जल्दी-जल्दी आता है। इससे शरीर का नमक बाहर निकल जाता है। गुर्दों को आराम मिलता है।

स्मरण-शक्तिवर्धक—जिन व्यक्तियों के मस्तिष्क और स्नायु दुर्बल हो गए हों, विद्यार्थियों को याद नहीं रहता हो, उन्हें सेब खाना चाहिए। सेब के सेवन से नाड़ियों की शक्ति व स्मरण-शक्ति बढ़ जाती है तथा बेहोशी, उन्माद, चिड़चिड़ापन में लाभ होता है। इसके लिए एक या दो सेब बिना छिले चबा-चबाकर भोजन से पन्द्रह मिनट पहले खायें।

अधिक प्यास—सेब का रस पानी में मिलाकर पीने से प्यास कम लगती है। जिन्हें वायु विकार हो, उन्हें यह लाभदायक नहीं होगा।

पथरी—गुर्दे और मूत्राशय में पथरियाँ बनती रहती हैं। ऑपरेशन कराके निकाल देने के पश्चात् भी प्राय: पथरी बन जाती है। सेब का रस पीते रहने से पथरी बनना बन्द हो जाता है तथा बनी हुई पथरी घिस-घिसकर मूत्र द्वारा बाहर आ जाती है। यह वृक्कों तथा मूत्राशय को शुद्ध करता है, गुर्दे का दर्द दूर होता है। यदि कुछ दिन केवल सेब ही खाकर रहें तो पथरी निकल जाती है। अधिक भूख लगे तो अन्य शाक, फल खायें।

बहुमूत्र—सेब खाने से रात को बार-बार मूत्र जाना कम हो जाता है।

सिरदर्द—सेब पर नमक व कालीमिर्च लगाकर 20-25 दिन खाने से सिरदर्द में लाभ होता है। एक या दो सेब नमक व कालीमिर्च लगाकर प्रात: भूखे पेट चबा-चबाकर नित्य खायें। इसके बाद गर्म पानी या गर्म दूध पियें।

अनिद्रा (Insomnia)—(1) अनिद्रा होने पर सेब का मुरब्बा खाने से निद्रा आने लगती है। सेब खाकर सोना भी नींद लाने में सहायक है। (2) एक सेब के छोटे-छोटे टुकड़े करके दो गिलास पानी में उबालें। फिर ठण्डा करके सेब को मसल कर पानी छानकर स्वादानुसार नमक मिलाकर पीने से नींद आती है।

बच्चों के दस्त—जब बच्चों को दूध नहीं पचता हो, दूध पीते ही कै और दस्त आते हों तो उनका दूध बन्द करके थोड़े-थोड़े समय के बाद सेब का रस पिलाने से क़ै और दस्तों में आराम आ जाता है। पुराने दस्तों में सेब का रस लाभदायक है। मरोड़ लगकर होने वाले बड़े लोगों के दस्तों में भी यह लाभदायक है।

सेब का रस खून के दस्तों को बन्द करता है। दस्तों में सेब बिना छिलके वाली होनी चाहिए। दस्तों में सेब का मुरब्बा भी लाभदायक है। सेब के छिलके उतारकर छोटे-छोटे टुकड़े करके दूध में उबालें। इस दूध का आधा कप प्रति घण्टे से पिलाने से दस्त विशेषकर गर्मी में होने वाले दस्त बन्द हो जाते हैं।

उल्टी—सेब के रस में स्वाद के अनुसार नमक मिलाकर पीने से उल्टी होना बन्द हो जाता है।

गर्भावस्था की उल्टी—सेब के बीज आधा चम्मच, दो कप पानी में डालकर उबालें। एक कप पानी रहने पर छानकर सुबह-शाम पियें। गर्भावस्था में होने वाली उल्टियाँ बन्द हो जायेंगी।

ई-कोलाई—सेब व दालचीनी में **एंटीऑक्सीडेंट** प्रचुर मात्रा में होते हैं। उबला सेब व दालचीनी **उल्टी-दस्त** के रोगियों के लिए लाभकारी है क्योंकि इनमें **ई-कोलाई** नाम के बैक्टीरिया को मारने की क्षमता होती है। क्रीम न मिलाएँ तो रोगियों को तुरन्त आराम मिलेगा।

यकृत (Liver)—सेब यकृत-रोगों में लाभदायक है। इससे यकृत को शक्ति मिलती है।

गैस—सेब का रस पाचन अंगों पर एक पतली तह चढ़ा देता है जिससे वे संक्रमण और बदबू से बचे रहते हैं। वायु उत्पन्न होना रुक जाता है। मलाशय और निचली आँतों में दुर्गन्ध, संक्रमण नहीं होता। सेब का रस पीने के बाद गर्म पानी पीना चाहिए।

आँतों में घाव, शोथ रहने पर सेब का रस पीते रहने से आराम मिलता है।

कब्ज़—प्रात: भूखे पेट तथा खाना खाने के बाद शाम को एक सेब खाने से कब्ज़ दूर होती है। सेब का छिलका दस्तावर भी होता है। कब्ज़ वालों को सेब छिलके सहित खाना चाहिए, दस्त वालों को बिना छिलके के।

कृमि—दो सेब रात को सोते समय कुछ दिन, कम-से-कम सात दिन, खाने से कृमि मरकर मल के साथ बाहर आ जाते हैं। सेब खाने के बाद रात भर पानी न पियें।

त्वचा—सेब के रस में शहद मिलाकर नित्य दो बार चेहरे पर लगायें। इससे सर्दी के मौसम में त्वचा की कोमलता बनी रहती है।

यदि आपकी त्वचा तैलीय है तो आपको चाहिए कि एक सेब को अच्छी तरह पीस लें और उस लुगदी की पतली तह चेहरे पर चढ़ा लें। दस मिनट बाद गर्म पानी से धो डालें।

मस्से (Warts)—खट्टे सेब का रस मस्सों पर लगाने से मस्सों के छोटे-छोटे टुकड़े होकर जड़ से गिर जाते हैं।

शराब की आदत—सेब का रस बार-बार पीने से, अच्छी तरह पका हुआ एक-एक सेब नित्य तीन बार खाते रहने से शराब पीने की आदत छूट जाती है। नशे के समय सेब खाने से नशा उतर जाता है। इसका रस भी पिया जा सकता है। भोजन के साथ सेब खाने से भी शराब की आदत छूट जाती है। उबले हुए तीन सेब नित्य तीन बार खाने से कुछ ही दिनों में शराब पीने की लत छूट जाती है।

मानसिक रोग, कफ, खाँसी, यक्ष्मा में सेब का रस, इसका मुरब्बा लाभप्रद है।

भूख न लगना—(1) खट्टे सेब का रस एक गिलास, स्वाद के अनुसार मिश्री मिलाकर कुछ दिन तक नित्य पीने से भूख अच्छी तरह लगने लगेगी। (2) खट्टे सेब के रस में आटा गूँधकर रोटी बनाकर नित्य खायें। (3) एक गिलास सेब के रस में मिश्री मिलाकर पीने से भूख अच्छी लगती है। (4) प्रात: भूखे पेट सेब खाने से भूख अच्छी लगती है।

अच्छे स्वास्थ्य के लिए नित्य 300 ग्राम कार्बोहाइड्रेट लेने का प्रयत्न करें। एक सेब में 21 ग्राम प्रोटीन होता है।

मोटापा बढ़ाना—एक सेब काटकर रात भर चाँदनी या खुले में रखें। प्रात: इस प्रकार चालीस दिन खायें, मोटापा बढ़ जायेगा।

मलेरिया ज्वर—ज्वर में सेब खाने से ज्वर जल्दी ठीक होता है। मलेरिया में ज्वर आने के पहले सेब खाने से ज्वर आने के समय, ज्वर नहीं आता।

बच्चों के पेट के रोगों में नित्य सेब खिलाना लाभदायक है।

मात्रा—एक बार में एक से तीन सेब तक, जितने खाए जा सकें, खायें।

सावधानी—गला बैठने पर सेब न खायें। गाने वाले सेब न खायें।

नीबू (LEMON)

लेटिन नाम—साइट्रस मेडिका (Citrus medica)

नीबू का सेवन हर मौसम में किया जा सकता है। यह बदलते मौसम के अनुरूप अपने गुणों को समायोजित कर मौसम सम्बन्धी दोषों से बचाता है। नीबू का मुख्य कार्य शरीर के विषों को नष्ट कर उन्हें बाहर निकालना है। यह मुँह के स्वाद को ठीक करके भोजन के प्रति रुचि पैदा करता है। रक्त शुद्ध कर त्वचा को नवीन आभा देता है। नीबू को नमक में रखने से वह कई दिन तक ताजा बना रहता है। नीबू का प्रभाव क्षारीय है। सब्जियों में नीबू पकाते समय नहीं डालें, सब्जी पकाकर उतारते समय डालें।

नीबू में साइट्रिक एसिड (अम्ल) होने पर भी पेट में इसका दुष्प्रभाव नहीं होता। नीबू पेट में क्षार की उत्पत्ति करता है जो अच्छे स्वास्थ्य के लिए आवश्यक है। नीबू में पाया जाने वाला **फॉस्फोरस** शरीर में नये तन्तुओं के विकास में सहायक होता है। पोटेशियम लवण स्वयं क्षारमय होने से उन तन्तुओं की रक्षा करता है और रक्त में अम्लता की वृद्धि को रोकता है।

नीबू की शिकंजी व्रत या उपवास के दिनों में अधिक मात्रा में पियें। नीबू पेट के सारे विकार पेशाब के रास्ते बाहर निकाल देता है।

शरीर में विजातीय द्रव्य व विष जमा होने से व्यक्ति बीमार होता है। प्रात: एक गिलास पानी में एक नीबू निचोड़कर एक चम्मच अदरक का रस डालकर नित्य पीने से शरीर शुद्ध व नीरोग रहता है।

शक्तिवर्धक (Tonic)—(1) एक गिलास उबलते हुए पानी में एक नीबू निचोड़कर पीते रहने से शरीर के अंग-अंग में नई शक्ति अनुभव होने लगती है। नेत्र-ज्योति तेज हो जाती है। मानसिक दुर्बलता, सिरदर्द, पुट्ठों में झटके लगना बन्द हो जाते हैं। अधिक कार्य से भी थकावट नहीं आती। इसे बिना शक्कर और नमक मिलाए छोटे-छोटे घूँटों में पीना चाहिए। चाहें तो शहद की दो चम्मच मिला सकते हैं।

शक्कर और नमक का अधिक सेवन स्वास्थ्य के लिए हानिकारक है। असाध्य रोगों में लम्बे समय तक उपवास रखने के बाद खाना नहीं दिया जाता, परन्तु पानी में नीबू का रस मिलाकर बार-बार पीते रहने से रोगी के शरीर से दूषित पदार्थ निकल जाते हैं और रोग दूर हो जाते हैं। इसके नियमित सेवन से स्फूर्ति रहती है।

(2) 40 ग्राम किशमिश, 6 मुनक्के, 6 बादाम, 6 पिस्ते रात को आधा किलो पानी में काँच के बर्तन में भिगो दें। प्रातः छानकर पीसकर इसी पानी में मिलाकर एक चम्मच शहद और एक नीबू निचोड़कर भूखे पेट पियें। इससे मानसिक व शारीरिक कमजोरी, थकान दूर हो जाती है। यह इन्द्रियों की शक्ति के लिए लाभदायक है।

(3) **शक्तिवर्धक गर्म पेय**—एक कप उबला हुआ पानी, एक चुटकी सेंधा नमक, एक चुटकी काला नमक, एक चम्मच चीनी, दस बूँद नीबू का रस, भुना-पिसा हुआ चौथाई चम्मच जीरा सबको मिलाकर पियें। यह पेय बहुत स्वादिष्ट, **पाचनशक्ति** और शारीरिक शक्ति बढ़ाने वाला है। इसे चाय की जगह पियें तो अच्छा है। ये मिलाई जाने वाली चीजें स्वाद के अनुसार और परहेज के अनुसार घटा-बढ़ा सकते हैं। इस पेय को बीमारी की अवस्था में भी ले सकते हैं। इसे तीन बार तक नित्य पिया करें।

(4) तीन छुहारे गुठली निकालकर टुकड़े कर लें। एक गिलास पानी में छुहारे, 15 किशमिश, एक नीबू का रस डालकर रात को खुले में छत पर रख दें। प्रातः मञ्जन करके पानी पी जायें तथा छुहारे, किशमिश खा जायें। लगातार चार महीने तक सेवन करें। चेहरा चमकने लगेगा।

शर्बत—1 किलो चीनी, 350 मिलीलीटर पानी, 2 नीबू का रस—इन तीनों को मिलाकर, उबाल देकर कपड़े से छान लें। ठण्डा कर काँच की बोतल में भरें। यह चाशनी वर्ष-भर खराब नहीं होती। इसे शर्बत की तरह प्रयोग करें।

पागलपन—नीबू का छिलका छाया में सुखाकर पीस लें। इसकी आधा चम्मच रात को एक गिलास पानी में भिगोकर प्रातः पानी छानकर स्वादानुसार मिश्री मिलाकर प्रतिदिन पीने से पागलपन और भ्रम (वहम) ठीक हो जाता है।

विटामिन—नीबू से मिलने वाला विटामिन 'ए' नेत्र के विकार ठीक करता है, विटामिन 'बी' पाचनशक्ति को ठीक करता है और विटामिन 'सी' रक्तविकारों को ठीक करता है। नीबू को पानी में निचोड़कर प्रातः भूखे पेट पीना ज्यादा लाभदायक है।

विटामिन 'सी'—विभिन्न रोगों से बचने, स्वास्थ्य और शक्ति प्राप्त करने के लिए नीबू का रस विटामिन 'सी' का भण्डार है। शरीर में विटामिन 'सी' घट जाने से स्कर्वी, एनीमिया, हड्डी के जोड़ों की पीड़ा, रक्तस्राव, दाँतों के रोग, पायोरिया, कूकरखाँसी, दमा आदि रोग हो जाते हैं। नीबू के सेवन से इनमें लाभ होता है तथा सल्फाड्रग्स के सेवन से उत्पन्न दोष भी दूर हो जाते हैं।

विटामिन 'सी' संतरा कुल के सभी फलों, जैसे नीबू, चकोतरा, मौसमी, माल्टा तथा संतरा में प्रचुर मात्रा में पाया जाता है। इसके अतिरिक्त विटामिन 'सी' का एक अन्य स्रोत आँवला भी है। पर आँवले का विटामिन 'सी' अन्य कई यौगिकों के साथ मिलकर एक गरिष्ठ रसायन बनाता है जिसके कारण आँवले के विटामिन 'सी' का लाभ शरीर को इसके दीर्घकालीन सेवन के बाद ही प्राप्त होता है। इसके विपरीत संतरा कुल के सभी फलों में पाया जाने वाला विटामिन 'सी' बहुत आसानी से शरीर में स्वांगीकृत हो जाता है और तत्काल लाभ प्रदान करता है। नीबू का विशेष महत्त्व इसमें पाये जाने वाले विटामिन 'सी' अर्थात् एस्कार्बिक अम्ल के कारण है।

नीबू शरीर के स्वस्थ विकास के लिये बहुत आवश्यक जीवन तत्त्व है। यह विटामिन दूसरे कई विटामिनों के साथ मिलकर शरीर को स्वस्थ रखने में बहुत महत्त्वपूर्ण भूमिका निभाता है। इसके साथ ही त्वचा को स्वस्थ रखने में तथा शरीर को विपरीत परिस्थितियों में रोग प्रतिरोधक क्षमता प्रदान करने में भी विटामिन 'सी' बहुत अनिवार्य है। यह विटामिन शरीर में संचित नहीं रहता, इसलिये इसकी पूर्ति के लिये शरीर को प्रतिदिन कुछ मात्रा में विटामिन 'सी' अनिवार्य रूप से प्राप्त होना चाहिये वरना शरीर में विभिन्न प्रकार के उपापचय सम्बन्धी रोग उत्पन्न हो जाते हैं तथा रोग प्रतिरोधक क्षमता कम होने लगती है।

विटामिन 'सी' का प्रमुख गुण शरीर में **प्रतिरोधक शक्ति** का विकास करना है। नीबू के रस में पाये जाने वाली विटामिन 'सी' की प्रचुर मात्रा के कारण नीबू को प्राकृतिक शक्तिवर्धक फल के रूप में बहुत महत्त्व दिया जाता है।

प्रतिदिन भोजन के साथ एक नीबू का प्रयोग करने से शरीर को विटामिन 'सी' की पर्याप्त मात्रा उपलब्ध होती है।

रक्तविकार—उबलते हुए पानी का एक गिलास भरकर इसमें दो नीबू निचोड़कर पीने योग्य ठण्डा होने पर नित्य प्रातः एक मास तक पीते रहने से रक्त-विकार ठीक हो जाता है।

रक्तक्षीणता (Anaemia)—(1) जिनके शरीर में रक्त की कमी हो, शरीर दिन पर दिन गिरता जाए, उन्हें नीबू और टमाटर के रस का सेवन लाभ पहुँचाता है। (2) नीबू के रस को एक गिलास पानी में मिलाकर स्वादानुसार नमक मिलाकर पीना चाहिए। इससे शरीर में रक्ताल्पता सम्बन्धी दोष दूर हो जाते हैं।

रक्तवर्धक—(1) एक गिलास पानी में एक नीबू निचोड़कर इसमें 25 ग्राम किशमिश डाल दें। इसे रात को खुले स्थान पर रख दें। प्रातः भीगी हुई किशमिश खाते जायें और यह पानी पी जायें। इस प्रकार नीबू पानी में भिगी हुई किशमिश खाने से रक्त बढ़ता है जिससे रक्त की कमी के रोगों में लाभ होता है। (2) मूली काटकर अदरक के टुकड़े और नीबू डालकर खायें। इससे रक्त की कमी दूर हो जाती है।

नाखून न बढ़ना—(1) यदि आपके नाखून न बढ़ते हों तो गर्म पानी में नीबू निचोड़कर उसमें पाँच मिनट तक अँगुलियाँ रखें, फिर तुरन्त ही हाथ ठण्डे पानी में रखें। इससे नाखून बढ़ने लगेंगे। (2) नाखूनों पर नीबू का रस लगाने से वे बहुत मजबूत और सुन्दर रहते हैं। अँगुलियों को धोकर उनके अग्रभाग पर नीबू रगड़कर सुखा लें।

नाखूनों के पास की त्वचा पकती हो तो नीबू के हरे पत्ते और नमक पीसकर लगायें। 15 दिन लगाने पर आप देखेंगे कि नाखूनों की त्वचा पकना बन्द हो गई है।

आयु बढ़ना—प्रो. स्कमोल के अनुसार यदि थोड़ा-सा नीबू नित्य सेवन किया जाए तो आयु बढ़ती है। **नीबू का अधिक सेवन हानिकारक है।**

पाचन संस्थान के रोग—यदि आपके पाचन अंग कार्य नहीं करते, भोजन नहीं पचता, पेट में गैस के कारण हृदय पर बोझ अनुभव होता है, पेट फूल जाता है, रात को नींद नहीं आती, भोजन भली प्रकार नहीं पचता तो एक गिलास गर्म पानी में एक नीबू का रस मिलाकर बार-बार पियें, इससे पाचन-अंग और शरीर की धुलाई हो जाती है। रक्त और शरीर के समस्त विषैले पदार्थ मूत्र द्वारा निकल जाते हैं। कुछ ही दिनों में शरीर में नई स्फूर्ति

और शक्ति अनुभव होने लगती है। अपच होने पर नीबू की फाँक पर नमक डालकर गर्म करके चूसने से भोजन सरलता से पच जाता है। यकृत के समस्त रोगों में नीबू लाभदायक है।

पेट दर्द—(1) 12 ग्राम नीबू का रस, 6 ग्राम अदरक का रस और 6 ग्राम शहद मिलाकर पीने से पेट का दर्द ठीक हो जाता है। (2) नीबू की फाँक में काला नमक, कालीमिर्च और जीरा भरकर गर्म करके चूसने से पेट का दर्द ठीक हो जाता है। कीड़े (कृमि) नष्ट हो जाते हैं। (3) अजीर्ण, अपच, गैस, अधिक खाना आदि कारणों से पेट दर्द हो तो एक कप गर्म पानी में नीबू निचोड़ें। इसमें एक चम्मच चीनी, ज़रा-सा नमक, पिसी हुई अजवायन और जीरा मिलाकर पियें। पेट दर्द शीघ्र मिट जायेगा। (4) 50 ग्राम पोदीने की चटनी पतले कपड़े में डालकर निचोड़कर रस निकालकर इसमें आधा नीबू निचोड़ें। दो चम्मच शहद, चार चम्मच पानी मिलाकर पीने से पेट का तेज दर्द शीघ्र बन्द हो जाता है। (5) आधा कप पानी, दस पिसी हुई कालीमिर्च, एक चम्मच अदरक का रस, आधे नीबू का रस सब मिलाकर पीने से पेट दर्द ठीक हो जाता है। स्वाद के लिए चीनी या शहद चाहें तो मिला लें।

(6) एक नीबू, काला नमक, कालीमिर्च, चौथाई चम्मच सोंठ, आधा गिलास पानी में मिलाकर पीने से पेट दर्द ठीक हो जाता है। (7) अजवायन, सेंधा नमक को नीबू के रस में भिगोकर सुखा लें। पेट दर्द होने पर एक चम्मच चबाकर पानी पियें। इस प्रकार हर एक घण्टे से, जब तक दर्द रहे, लें। पेट का सेंक करें। नमक, जीरा, चीनी, अजवायन सभी आधा-आधा चम्मच लेकर नीबू निचोड़कर, पीसकर चटनी बनाकर खाने से पेट दर्द ठीक हो जाता है। (8) कीड़ों के कारण पेट दर्द हो, पेट में कीड़े हों तो सात दिन तक नित्य दो बार नीबू की एक फाँक में पिसा हुआ जीरा, कालीमिर्च, काला नमक भरकर चूसें। (9) मूली पर नमक, नीबू, कालीमिर्च डालकर खाने से अपच के कारण होने वाला पेट दर्द ठीक हो जाता है। (10) विवाह, जीमन में अधिक खाना खाने से अपच, गैस से पेट दर्द हो तो एक कप तेज गर्म पानी में भुना हुआ जीरा, पिसी हुई अजवायन, नीबू और चीनी सब स्वादानुसार मिलाकर नित्य चार बार पियें।

(11) रोगी को **पेट दर्द खाना खाने के बाद** होता है तो, आधा कप मूली के रस में आधा नीबू निचोड़कर नित्य दो बार पीने से पेट दर्द ठीक हो जाता है। (12) चीनी, जीरा, नमक, कालीमिर्च, एक कप गर्म पानी, नीबू मिलाकर नित्य तीन बार पियें। (13) बार-बार नीबू का पानी पीते रहने से पेट दर्द, वायु गोले का दर्द ठीक हो जाता है।

भूख न लगना, अपच होने पर—(1) भोजन से पहले एक गिलास पानी में आधा नीबू, एक चम्मच अदरक का रस, स्वादानुसार नमक मिलाकर पीने से लाभ होता है। (2) नीबू, भुना हुआ जीरा, काला नमक और अदरक लेकर सबकी चटनी बनाकर खाने से भूख अच्छी लगती है। वर्षा में भूख प्रायः कम लगती है, उस समय यह ज्यादा लाभकारी है। (3) नीबू और अदरक की चटनी का सेवन करें। मौसम के अनुसार धनिए की पत्ती भी मिला सकते हैं। (4) भोजन करने के आधा घण्टा पहले एक गिलास पानी में नीबू निचोड़कर पीने से भूख अच्छी लगती है।

भूख न लगे, अजीर्ण हो, खट्टी डकारें आती हों तो—(1) एक नीबू आधा गिलास पानी में निचोड़कर शक्कर मिलाकर नित्य पियें। (2) एक चम्मच अदरक का रस, नीबू, सेंधा नमक एक गिलास पानी में मिलाकर पियें। (3) खट्टी डकारें आती हों तो गर्म पानी में नीबू निचोड़कर पियें।

नीबू और अदरक का सेवन, खूब बढ़ाए भूख।
गुण इनके नहीं मरते चाहे जाएँ ये सूख॥

प्यास अधिक लगती हो तो पानी में नीबू निचोड़कर पीने से प्यास कम लगती है।

बार-बार थूकना—अदरक, नीबू के रस में डालकर खाना खाते समय नित्य खायें। बार-बार थूकना बन्द हो जायेगा।

कब्ज़—(1) एक नीबू का रस एक गिलास गर्म पानी के साथ रात्रि में लेने से दस्त खुलकर आता है। (2) नीबू का रस और शक्कर प्रत्येक 12 ग्राम एक गिलास पानी में मिलाकर रात को पीने से कुछ दिनों में पुराना कब्ज़ दूर होता है। (3) गर्म पानी और नीबू प्रातः भूखे पेट पियें। एक गिलास हल्के गर्म पानी में एक नीबू निचोड़कर एनिमा लगायें। पेट साफ होगा। कृमि भी निकल जायेंगे। (4) एक गिलास गर्म पानी में एक नीबू, दो चम्मच अरंडी का तेल (Castor Oil) मिलाकर रात को पियें। (5) एक चम्मच मोटी सौंफ, 5 कालीमिर्च चबायें फिर एक गिलास गर्म पानी, एक नीबू, काला नमक मिलाकर रात को नित्य पियें।

(6) प्रातः भूखे पेट अमरूद पर नमक, कालीमिर्च, नीबू डालकर प्रतिदिन खायें। (7) प्रातः भूखे पेट नीबू पानी तथा रात को सोते समय नीबू की शिकञ्जी पीने से कब्ज़ दूर होती है। लम्बे समय तक पीते रहने से पुरानी कब्ज़ भी दूर हो जाती है। (8) एक अच्छा बड़ा नीबू काटकर रात को छत पर या खुले में रख दें। प्रातः एक गिलास पानी में स्वादानुसार चीनी डालकर उस नीबू को निचोड़कर, जरा-सा काला नमक अच्छी तरह मिलाकर नित्य पीने से कब्ज़ दूर हो जाती है। (9) एक गिलास गर्म पानी में एक नीबू निचोड़कर चौथाई चम्मच नमक डालकर रात को पीकर सोने से कब्ज़ दूर हो जाती है।

नाभि टलना—नीबू काटकर बीज निकाल दें। इसमें सुहागा (यह पंसारी के मिलता है) भुना हुआ आधा चम्मच भरकर हल्का-सा गर्म करके चूसें, टली हुई नाभि अपने स्थान पर आ जायेगी।

दस्त—(1) दूध में नीबू निचोड़कर पीने से लाभ होता है। दस्त में मरोड़ हों, आँव आती हो तो नीबू का उपयोग करें। एक नीबू का रस एक कप पानी में मिलाकर पियें। इसी प्रकार एक दिन में पाँच बार लें। इससे दस्त बन्द हो जाते हैं। (2) एक बूँद नीबू का रस, एक चम्मच पानी जरा-सा नमक और शक्कर मिलाकर नित्य पाँच बार पीने से दस्त बन्द हो जाते हैं। (3) आधे नीबू पर बाजरे के दाने के बराबर अफीम लगायें और इसे गोद लें फिर जरा-सा गर्म करके चूसें। इस तरह हर चार घण्टे से चूसें। दस्त, पेचिश बन्द हो जायेगी। (4) एक कप ठण्डे पानी में चौथाई नीबू निचोड़कर स्वादानुसार नमक, चीनी मिलाकर हर दो घण्टे में पीने से दस्त बन्द हो जाते हैं। (5) दस्त थोड़ा-थोड़ा, बार-बार हो तो एक चम्मच प्याज का रस और आधा नीबू का रस चौथाई कप ठण्डे पानी में मिलाकर हर तीन घण्टे से पिलायें।

हैजा—गर्म पानी में नमक और नीबू का रस मिलाकर पिलायें। उल्टी हो जाने पर फिर पिलायें। जब तक उल्टी होती रहे, पिलाते रहें। पेट की सफाई हो जायेगी। रोगी अच्छा हो जायेगा। हैजे के दिनों में नीबू का अचार खाने से हैजा तथा रोग-संक्रमण घटता है। नित्य नीबू सेवन करने से हैजे से बचाव होता है। पित्त शमन होता है। नीबू गर्म करके चीनी लगाकर चूसना, जी मिचलाने एवं हैजे में लाभप्रद है। नीबू, प्याज का रस, चीनी और पानी मिलाकर पीने से हैजे में लाभ होता है। नीबू का रस एक भाग, हरा पोदीना और प्याज का रस आधा-आधा भाग मिलाकर पीने से लाभ होता है।

नीबू हैजे से बचाता है। जब हैजा फैल रहा हो, किसी को हैजा हो गया हो तो सम्पर्क में आने वाले लोग नीबू का अधिकाधिक सेवन करें। नीबू चूसें, नीबू का अचार खायें। भोजन के बाद नीबू का पानी पियें। हैजा से बचाव होगा। हैजे के कीटाणु खट्टी चीजों के सेवन से नष्ट हो जाते हैं। हैजा होने पर चार चम्मच गुलाबजल, थोड़ा-सा नीबू और मिश्री मिलाकर हर दो घंटे से पियें। हैजे में लाभ होगा।

हैजा के कीटाणु अम्लीय (खट्टे) पदार्थों के सेवन से नष्ट होते हैं। नीबू का रस, प्याज का रस और शहद प्रत्येक एक-एक चम्मच मिलाकर पियें। इससे हैजा ठीक हो जाता है।

संग्रहणी—नीबू को बीच में से काटकर इसमें मूँग के बराबर अफीम डालकर धागे से बाँधकर आँच पर लटकाकर सेंककर नित्य तीन दिन तक चूसें।

वायुगोला—6 ग्राम नीबू का रस आधा गिलास पानी में मिलाकर पीने से आराम होता है।

गैस—एक चम्मच नीबू का रस और एक चम्मच पिसी हुई अजवायन एक गिलास गर्म पानी में घोलकर पीने से गैस और पेट दर्द ठीक हो जाता है।

पेचिश—(1) आधा गिलास ताजा पानी में आधा नीबू निचोड़कर दिन में 3 बार पीने से पेचिश में लाभ होता है। दूध में नीबू निचोड़कर पीने से भी लाभ होता है। (2) मिट्टी के बर्तन (शिकोरा) में 250 ग्राम दूध, स्वादानुसार शक्कर, आधा नीबू निचोड़कर मिलाकर पियें। इससे पेट में हल्की-सी जलन होगी और खून के दस्त बन्द हो जायेंगे। (3) एमोबायसिस (आमातिसार) होने पर नित्य दिन में तीन बार नीबू का पानी पीने से लाभ होता है। लगातार लेते रहने से आँतें साफ होकर आँव आना बन्द हो जाती है।

पेट में गाँठ—(1) गाजर व चुकन्दर के मिश्रित रस का एक-एक गिलास नित्य दो बार एक- दो महीने तक पीते रहें। (2) एक गिलास चुकन्दर के रस में आधा नीबू, दो चम्मच शहद मिलाकर पीते रहें। पेट या कहीं भी गाँठ हो, पिघल जायेगी।

उल्टी—जी मिचलाना आरम्भ होते ही नीबू का सेवन करना चाहिए। इससे उल्टी नहीं होती। नीबू में शक्कर और कालीमिर्च, दोनों भरकर चूसने से भी उल्टी बन्द हो जाती है। उल्टी में नीबू को गर्म नहीं करना चाहिए। नीबू का रस एक चम्मच, पानी एक चम्मच और ग्लूकोज एक चम्मच मिलाकर एक-एक घण्टे से लें। उल्टियाँ बन्द हो जायेंगी। (1) आधा कप पानी में 15 बूँद नीबू का रस, भुना-पिसा हुआ जीरा, पिसी हुई एक छोटी इलायची मिलाकर हर आधे घण्टे बाद पियें। उल्टी होना बन्द हो जायेगी। (2) नीबू के छिलके सुखाकर, जलाकर राख बना लें। चौथाई चम्मच राख, आधा चम्मच शहद में मिलाकर

चाटने से उल्टी बन्द हो जाती है। (3) दो छोटी इलायची पीसकर नीबू की फाँक में भरकर चूसने से उल्टी बन्द हो जाती है। (4) चौथाई कप पानी में आधा नीबू निचोड़कर मिला लें। इसकी एक चम्मच हर पन्द्रह मिनट बाद पियें। उल्टी बन्द हो जायेगी। (5) सेंधा नमक, हरा धनिया पर आधा नीबू निचोड़कर, चटनी बना लें। जब तक उल्टी हो, बार-बार आधा चम्मच चाटते रहें।

(6) नीबू, प्याज, पोदीना की चटनी बार-बार चाटें। (7) नीबू की एक फाँक में मिश्री भरकर चूसें। (8) जी मिचलाते ही, उल्टी की इच्छा होते ही नीबू की फाँक में काला नमक, कालीमिर्च भरकर चूसें। उल्टी नहीं होगी। (9) यात्रा (जल, थल, नभ, सभी) में उल्टी हो तो नीबू चूसते रहें। (10) शिशु दूध पीने के बाद उल्टी करता हो तो दूध पिलाने के कुछ देर बाद तीन बूँद नीबू का रस एक चम्मच पानी में मिलाकर पिलायें।

(11) उल्टियाँ लगातार होती रहें, दवा देने पर भी बन्द नहीं हों तो नीबू के आठ बीज पीसकर तीन चम्मच पानी में घोलकर, छानकर आधा-आधा घण्टे के अन्तर से तीन बार पिलायें। उल्टियाँ बन्द हो जायेंगी। उल्टी बन्द हो जाये तो आगे नहीं पिलायें।

गर्भावस्था की उल्टी (Morning Sickness)—(1) 100 ग्राम कच्चा जीरा, 30 ग्राम सेंधा नमक पीसकर नीबू के रस में तर कर लें, ये रस में डूबे रहें, इनको भीगते रहने दें। प्रतिदिन एक बार स्टील की चम्मच से हिला दें। सूख जाने पर आधा चम्मच प्रतिदिन तीन बार चबायें। गर्भावस्था में होने वाली उल्टियाँ बन्द हो जायेंगी। (2) ठण्डे पानी में नीबू निचोड़कर पीने से गर्भावस्था की उल्टी में लाभ होता है।

शिशुओं की उल्टी—(1) नीबू के रस की पाँच बूँद तीन चम्मच पानी में मिलाकर पिलायें, शिशु दूध नहीं उलटेगा।

कृमि—(1) यदि पेट में कृमि उत्पन्न हो गए हों तो नीबू के बीजों को पीसकर चूर्ण बना लें और पानी के साथ लें। इससे पेट के कृमि नष्ट हो जायेंगे। **मात्रा**—बड़ों के लिए एक से तीन ग्राम, बच्चों के लिए इसकी चौथाई। भूखे पेट नीबू पानी भी पियें। (2) नीबू + शहद + पानी मिलाकर नित्य 15 दिन पीने से कृमि नष्ट हो जाते हैं।

अम्लपित्त—(1) नीबू अम्ल का नाश करने वाला है। नीबू का रस गर्म पानी में डालकर सायंकाल पीने से अम्लपित्त नष्ट हो जाता है। **मात्रा**—एक कप गर्म पानी, एक चम्मच नीबू का रस एक-एक घण्टे से तीन बार लें। (2) खाना खाने के बाद एक कप पानी में आधा नीबू, जरा-सा खाने का सोडा मिलाकर प्रतिदिन दो बार पियें। (3) दो कप ठण्डे पानी में ½ नीबू निचोड़कर नित्य दो बार पीने से घबराहट और सीने की जलन में लाभ होता है। (4) दोपहर में भोजन से आधा घण्टा पहले नीबू की मीठी शिकञ्जी दो महीने पियें। खाने के बाद नहीं पियें। (5) तीव्र अम्लता अर्थात् एसिडिटी के पुराने रोगियों को ताजा नीबू पानी में निचोड़कर पीना चाहिये।

(6) दो चम्मच शहद में नीबू का एक चम्मच रस मिलाकर चाटने से अम्लपित्त में लाभ होता है। नीबू में एस्कार्बिक अम्ल पाया जाता है, पर यह शरीर में सोडियम लवणों के सांद्रण को कम करता है जिसके कारण मनुष्य की आंत्र में उत्पन्न होने वाला नमक का अम्ल अर्थात् हाइड्रोक्लोरिक अम्ल शांत रहता है तथा अम्लता धीरे-धीरे कम होती है।

डॉ. अल्बर्ट ने अपनी पुस्तक *'फ्रूट्स फॉर हैल्थ'* में लिखा है कि लोग भ्रमवश नीबू के रस को अम्लीय समझते हैं। इस भूल के फलस्वरूप इसके औषधीय गुणों को न पहचानकर अम्लपित्त में नीबू का सेवन नहीं करते। नीबू में पाया जाने वाला पोटेशियम अम्ल-विष को नष्ट करता है।

हिचकी—(1) नीबू का रस, शहद, दोनों एक-एक चम्मच, स्वादानुसार काला नमक मिलाकर चाटने से हिचकी बन्द हो जाती है। (2) एक नीबू का रस, एक कप गर्म पानी, जरा-सा काला नमक और एक चम्मच शहद मिलाकर पीने से हिचकी आना बन्द हो जाता है। (3) नीबू के पेड़ से हरी पत्तियाँ तोड़कर चबाकर रस चूसें। हिचकी बन्द हो जाती है। (4) तेज गर्म पानी में नीबू निचोड़कर घूँट-घूँट पीने से हिचकी बन्द हो जाती है। (5) नीबू, सोंठ, कालीमिर्च, अदरक सब अल्प मात्रा में लेकर चटनी बनाकर चाटें।

(6) नीबू में नमक भरकर बार-बार चूसें। इन प्रयोगों से हिचकी चलना बन्द होती है।

बवासीर—(1) नीबू के रस को स्वच्छ महीन कपड़े से छानकर उसमें जैतून का तेल बराबर मात्रा में मिलाकर दो ग्राम की मात्रा में ग्लिसरीन सीरिंज द्वारा रात को गुदा में प्रवेश कराते रहने से बवासीर की जलन, दर्द दूर हो जाता है, मस्से छोटे हो जाते हैं। पाखाना बिना कष्ट के आने लगता है। (2) बवासीर में तेज दर्द हो तो एक नीबू का रस और इतना ही पानी मिलाकर ग्लिसरीन सीरिंज से गुदा में डालें और बाहर निकालें, दर्द में लाभ होगा। बवासीर में तेज दर्द, रक्तस्राव होने पर उपवास रखें और ताजे पानी में नीबू पियें। (3) गाय के धारोष्ण दूध से चार कप अलग-अलग भर लें। इनमें क्रमशः आधा-आधा नीबू निचोड़कर पीते जायें। एक सप्ताह सेवन करने से हर प्रकार के बवासीर नष्ट हो जायेंगे। (4) रक्तस्रावी बवासीर हो तो गर्म दूध में आधे-नीबू का रस डालकर तुरन्त हर 3 घण्टे में पिलायें। (5) नीबू काटकर दोनों फाँकों में पिसा हुआ कत्था भरें। फिर दोनों टुकड़े रात को ओस में रख दें। प्रातः दोनों टुकड़े चूस लें, इससे रक्त गिरना बन्द हो जायेगा।

(6) बवासीर (पाइल्स) में रक्त आता हो तो नीबू की फाँक में सेंधा नमक भरकर चूसने से रक्तस्राव बन्द हो जाता है।

यकृत (Liver)—यकृत की हर तरह की बीमारियों में नीबू लाभदायक है। दाल, सब्जी, शिकञ्जी हर चीज में नीबू अधिक-से-अधिक लें। नीबू, पानी व 10 कालीमिर्च मिलाकर नित्य पीते रहें। यकृत सम्बन्धी रोग ठीक हो जायेंगे।

पीला ज्वर (Yellow Fever)—एक फ्रेंच चिकित्सक के अनुसार नीबू को फीके पानी में मिलाकर पीले ज्वर के रोगी को पिलाने से रोगी शीघ्र ठीक हो जाता है। इसमें मीठा न मिलायें।

पीलिया (Jaundice)—(1) पत्तों सहित मूली का रस एक कप में स्वादानुसार चीनी व नीबू का रस मिलाकर प्रातः भूखे पेट तथा रात को सोते समय दो बार प्रतिदिन पीने से पीलिया ठीक हो जाता है। (2) प्याज के टुकड़े नीबू के रस में डाल दें। स्वादानुसार नमक, कालीमिर्च डाल दें। नित्य दो बार थोड़ा-थोड़ा यह प्याज खाने से पीलिया में लाभ होता है।

लू (Sunstroke)—(1) प्रतिदिन प्याज खायें, नीबू की नमकीन शिकञ्जी पियें। लू

से बचाव होगा। (2) एक गिलास पानी में एक नीबू निचोड़ें और स्वादानुसार पिसी हुई मिश्री या शक्कर डालकर पीने से लू का प्रभाव कम हो जायेगा।

गर्मी से घुटन—गर्मी की तपन से घुटन प्रतीत होने पर नीबू की शिकञ्जी पीने से मस्तिष्क तरोताजा हो जाता है।

नीबू का शर्बत—ठण्डे पानी में गर्म किया हुआ नीबू और शक्कर मिलाने से नीबू का शर्बत बन जाता है। यह पाचक, मतली और वमन दूर करने वाला, मलेरिया और पित्त-ज्वर में हितकारी होता है।

सिर चकराना—(1) यकृत (Liver) की गड़बड़ी, पेट की गैस से चक्कर आता हो, दौरा पड़ता हो तो गर्म पानी में नीबू निचोड़कर पीने से लाभ होता है। **मात्रा**—एक कप गर्म पानी, नीबू का रस डेढ़ चम्मच। (2) प्रात: नीबू की मीठी शिकञ्जी पीने से उठते-बैठते समय आने वाले चक्कर ठीक हो जाते हैं। (3) एक कप गर्म पानी में आधा नीबू निचोड़कर नित्य तीन बार पीने से चक्करों में लाभ होता है।

नींद में खर्राटे आते हों तो नीबू के पत्तों को सुखाकर, पीसकर आधा चम्मच और एक चम्मच शहद में मिलाकर रात को सोते समय चाटने से लाभ होगा।

अनिद्रा—सोते समय नीबू, शहद, पानी का एक गिलास पीने से नींद गहरी आती है।

सिरदर्द—(1) नीबू के छिलके पीसकर सिर पर लेप करने से सिरदर्द में लाभ होता है। (2) अदरक का रस आधा चम्मच, नीबू का रस आधा चम्मच, सेंधा नमक चौथाई चम्मच मिलाकर हल्का-सा गर्म करके इसे सूँघें। इससे छींकें आकर कफ, पानी निकलता है और सिरदर्द ठीक हो जाता है। सर्दी लगने से हुआ सिरदर्द, आधे सिर का दर्द (विवर-प्रदाह) (साइनोसाइटिस) में अधिक लाभकारी है। (3) जिस ओर सिरदर्द हो उसके विपरीत नथुने में (अर्थात् बाईं ओर सिरदर्द हो तो दायें नथुने में) तीन बूँद नीबू के रस की डालने से आधे सिर का दर्द (हेमीक्रेनिया) जो सूर्य के साथ घटता-बढ़ता है, ठीक हो जाता है। (4) कॉफी में नीबू का रस डालकर पियें। दूध नहीं डालें। (5) नीबू की फाँक गर्म करके सिर पर रगड़ें, एक बार रगड़ने के 15 मिनट बाद पुन: रगड़ें। इस तरह लगाते रहने से सिरदर्द शीघ्र ठीक हो जाता है। नीबू का रस रगड़ने के बाद सिर को हवा नहीं लगने दें। सिर ढँक लें। नीबू के प्रयोग से गर्मी के कारण होने वाला सिरदर्द शीघ्र ठीक हो जाता है।

जुकाम, सिरदर्द होने पर चाय में नीबू निचोड़कर पीने से लाभ होता है। नीबू की पत्तियों को कूटकर रस निकालकर रस को सूँघें। जिन्हें हमेशा सिरदर्द रहता है, वे यह उपाय करें। इससे सदा के लिए सिरदर्द ठीक हो जायेगा। नीबू की पत्तियों को सुखाकर प्रतिदिन प्रात: सूँघने और चाय पीने से चमत्कारिक लाभ होगा। —*वैद्य सुशील कुमार जैन, जयपुर*

दिल घबराना—दिल घबराने, छाती में जलन होने पर ठण्डे पानी में नीबू निचोड़कर पीने से लाभ होता है। पतले-दुबले शरीर वाले इसमें शक्कर भी मिलायें।

हकलाना, तुतलाना—गर्म पानी में नीबू निचोड़कर सुबह-शाम कुल्ले करें। दस पिसी हुई कालीमिर्च, एक चम्मच घी में मिलाकर दो बार चाटें।

ज्वर—(1) ज्वर जिसमें रोगी को बार-बार प्यास लगे, तो उबलते पानी में नीबू निचोड़कर पिलाने से ज्वर का तापमान गिर जाता है। **मात्रा**—पानी एक कप, नीबू का रस

दो चम्मच। (2) दो नीबू काटकर, 250 ग्राम पानी में डालकर उबालें। जब पानी आधा रह जाए तो उतारकर छान लें। इसमें दो ग्राम सेंधा नमक सेंककर मिला लें और पी जायें। यह एक खुराक है। इस प्रकार दिन में तीन बार लें। भोजन न करें। दो-तीन दिन इस प्रकार करने से हर प्रकार का ज्वर दूर हो जाता है। (3) पानी में नीबू निचोड़कर बार-बार पीने से ज्वर की गर्मी, ताप कम होता है। (4) ज्वर में प्यास अधिक लगती है, मुँह सूखता है, व्याकुलता बढ़ती है। लार बनाने वाली ग्रंथियाँ लार बनाना बन्द कर देती हैं, जिससे मुँह सूखने लगता है। अतः पानी में नीबू, नमक, कालीमिर्च, डालकर पियें। नीबू में नमक, कालीमिर्च भरकर भी चूस सकते हैं।

मलेरिया—मलेरिया में नमक, कालीमिर्च नीबू में भरकर गर्म करके चूसने से बुखार की गर्मी दूर हो जाती है। दो नीबू का रस नीबू के छिलकों सहित 500 ग्राम पानी में मिलाकर मिट्टी की हाँडी में रात को उबालकर आधा रहने पर रख दें। प्रातः इसे पीने से मलेरिया आना बन्द हो जाता है। पानी में नीबू निचोड़कर स्वाद के अनुसार शक्कर मिलाकर पीने से 4 दिन में मलेरिया आना बन्द हो जाता है। मलेरिया में उल्टी होने लगे तो नीबू में नमक भरकर चूसें। नीबू और गन्ने का रस मिलाकर पियें। उल्टी बन्द हो जायेगी। नीबू मलेरिया के लिए प्राकृतिक औषधि है।

मलेरिया में नीबू किसी भी रूप में अधिकाधिक सेवन करने से लाभ होता है। चाय में दूध के स्थान पर नीबू डालकर पीने से मलेरिया में लाभ होता है। भोजन करते समय हरीमिर्च पर नीबू निचोड़कर खायें। मलेरिया आने से पहले नीबू में नमक भरकर चूसें या नीबू की शिकञ्जी पियें।

फिटकरी भुनी हुई, कालीमिर्च, सेंधा नमक तीनों समान मात्रा में लेकर पीस लें। नीबू की एक फाँक पर यह चूर्ण चौथाई चम्मच भरकर गर्म करके ज्वर आने के एक घण्टे पहले आधा-आधा घण्टे के अन्तर से चूसें। मलेरिया बुखार नहीं आयेगा। दो, तीन दिन यह प्रयोग करें।

फ्लू (Flu)—शरीर के विभिन्न अंग और हड्डियाँ टूटने, नजला, जुकाम और फ्लू होने पर गर्म पानी में नीबू का रस पीते रहने से इन रोगों से बचा जा सकता है। ये रोग होने पर इसे बार-बार पीना चाहिए। पानी में शहद भी मिला सकते हैं।

खाँसी, श्वास और ज्वर—नीबू में नमक, कालीमिर्च एवं शक्कर भरकर गर्म करके चूसने से लाभ होता है।

उपदंश (Syphilis) **की पहचान**—स्त्री-पुरुष को उपदंश है या नहीं, यह जानने के लिए उसके शरीर के किसी भाग पर नीबू का रस लगाओ। यदि यह असह्य प्रतीत हो तो समझ लो कि उपदंश है।

जुकाम—(1) यदि जुकाम बार-बार लगता है तो रात को सोते समय पगतलियों पर सरसों के तेल की मालिश करें। गर्म पानी के एक गिलास में एक नीबू निचोड़कर गर्मा-गर्म एक महीने पियें। (2) जब जुकाम लग गई हो तो एक साबुत नीबू को धोकर एक गिलास पानी में उबालें। नीबू उबलने पर नीबू निकालकर काट लें और इसी गर्म पानी को एक गिलास में भरकर नीबू निचोड़ें। इसमें एक चम्मच अदरक का रस, दो चम्मच शहद मिलाकर पियें।

जुकाम ठीक हो जायेगा। (3) दो चम्मच दानामेथी एक गिलास पानी में उबालें। उबलते हुए आधा पानी रहने पर पानी छानकर इसमें आधा नीबू निचोड़कर गर्मा-गर्म ही पियें। उबली हुई मेथी भी खायें। ज्वर, फ्लू, सर्दी, श्वास, विवर-प्रदाह (साइनोसाइटिस) में लाभ होगा। यह पेय नित्य दो बार जब तक ठीक नहीं हो जायें, पीते रहें। (4) गुनगुने पानी में नीबू निचोड़कर पीने से जुकाम ठीक हो जाता है। नीबू पानी से सुबह-शाम गरारे भी करें। इससे गले में जमा हुआ कफ भी निकल जायेगा। तेज जुकाम हो तो एक गिलास उबलते हुए गर्म पानी में एक नीबू इच्छानुसार शहद मिलाकर रात को सोते समय पियें। (5) एक नीबू मोटे कपड़े में लपेटकर ऊपर से मिट्टी का लेप करके भोभल (मंद आग) में सेंकें। सिकने के बाद नीबू निकालकर काटकर गर्म-गर्म को ही चूस लें। जुकाम शीघ्र ठीक हो जायेगा।

पेट दर्द, सिरदर्द तथा जुकाम—चाय में दूध के स्थान पर नीबू निचोड़कर पियें। यह नित्य तीन बार जब तक दर्द रहे, पियें। नीबू के छिलके पीसकर दर्द वाले स्थान पर लेप करें।

गला बैठना—गला बैठ जाए, गले में ललाई या सूजन हो जाए तो ताजा पानी या गर्म पानी में नीबू निचोड़कर नमक डालकर तीन बार गरारे करने से लाभ होता है।

नकसीर (एपिसटेक्सिस)—(1) नीबू के रस की चार बूँद जिस नथुने से रक्त आ रहा हो, उसमें डालने से तुरन्त रक्त आना बन्द हो जाता है। (2) मूली पर नीबू निचोड़कर नित्य खाते रहने से बार-बार नकसीर आना बन्द हो जाता है। (3) आँवला, अंगूर, गन्ना, नीबू में से किसी एक के रस की चार बूँद नाक में डालने से नकसीर आना बन्द हो जाता है। (4) पानी में मिश्री घोलकर तीन बूँद नाक में डालने से नाक से रक्त आना बन्द हो जाता है।

साँस फूलना—नीबू के रस को शहद में मिलाकर चाटने से बच्चों का साँस फूलना बन्द हो जाता है।

मोटापा—(1) एक नीबू, नमक, पाव भर गुनगुने पानी में मिलाकर भूखे पेट प्रातः पीने से मोटापा कम होता है। यह लगातार एक दो-माह लें। यह गर्मी के मौसम में ज्यादा उपयोगी है। यदि शहद भी मिलायें तो ज्यादा अच्छा है। इसके बाद दिन में जब भी प्यास लगे, पानी में नीबू, शहद मिलाकर पियें। **शहद मिलायें तो नमक न मिलायें।** (2) 3 माह सुबह-शाम भूखे पेट नीबू का पानी पीने से मोटापा घटता है। (3) 125 ग्राम पानी उबालकर जब गुनगुना रह जाये तब तीन-तीन चम्मच नीबू का रस तथा शहद मिलाकर पियें। मोटापा कम होगा। यह भूखे पेट दो महीने पियें। भोजन एक बार करें। कसरत, योग, प्राणायाम नित्य करें। चोकर की रोटी, हरी सब्जियाँ खायें। शाम को फलाहार करें। भोजन के तुरन्त बाद जितना तेज गर्मागर्म पानी पिया जा सके, दो माह पियें।

यात्रा—यात्रा करते समय नीबू का सेवन करने से जी नहीं मिचलाता और यात्रा सुखद रहती है।

पर्वतारोहण—ऊँचे पहाड़ों पर चढ़ने वालों के लिए नीबू का सेवन लाभदायक है। नीबू पानी पीकर पहाड़ी पर चढ़ें, चलें, यात्रा आरम्भ करें। चढ़ते समय नीबू पानी पीते रहें। प्राणवायु की कमी होने, साँस लेने में कठिनाई होने पर नीबू पानी पियें। नीबू पानी मीठा, फीका, नमकीन इच्छा और स्वादानुसार पियें।

दाँतों की मजबूती—शौचालय में जब तक मल-त्याग करें दाँत भींचकर रखें, दाँत मजबूत रहेंगे, हिलेंगे नहीं। प्रात: भूखे पेट फीका नीबू चूसें। नीबू चूसने के एक घण्टे बाद तक कुछ भी नहीं खायें। दाँत मजबूत रहेंगे और दाँत दर्द में भी लाभ होगा।

दाँतों, मसूढ़ों में रक्तस्राव हो तो नीबू की फाँक निचोड़कर आधा रस निकालकर, इस फाँक से दाँत व मसूढ़े रगड़ें। मसूढ़ों से रक्तस्राव बन्द हो जायेगा। मसूढ़े ढीले पड़ गये हों तो नीबू की मीठी शिकञ्जी प्रतिदिन दो बार एक महीने तक पियें।

दाँतों की सफाई व दाँतों का पीलापन—(1) नीबू की आधी निचोड़ी फाँक पर चार बूँद सरसों का तेल, जरा-सा नमक और हल्दी डालकर दाँतों को रगड़ें। दाँतों का पीलापन दूर होकर दाँत साफ हो जायेंगे। (2) नीबू के छिलके सुखाकर पीस लें। इसमें थोड़ा-सा खाने का सोडा और नमक मिलाकर मञ्जन करें। दाँत चमकने लगेंगे, साफ रहेंगे। दाँतों के सामान्य रोग ठीक हो जायेंगे। (3) नीबू के रस में ब्रुश डूबोकर मञ्जन करने से दाँत चमकने लगते हैं। दाँतों को नीबू के रस से रगड़ें। (4) नीबू के छिलकों को धूप में सुखाकर पीस लें और मञ्जन के रूप में काम में लें। इससे दाँत साफ होंगे और साँस की बदबू दूर होगी। नमक, सरसों का तेल और नीबू का रस मिलाकर नित्य मञ्जन करने से दाँत मजबूत होते हैं, प्राय: सभी रोग मिट जाते हैं। निचोड़े हुए नीबू के छोटे-छोटे टुकड़े करके दाँत साफ करने से दाँत चमकने लगते हैं। (5) नीबू के छिलके सुखाकर पीस लें। छिलकों के तोल का एक भाग पिसी हुई फिटकरी मिला लें। इससे नित्य मञ्जन करने से दाँत चमकदार होते हैं। मसूढ़ों को शक्ति मिलती है।

दाँत दर्द—(1) तीन लौंग को नीबू के रस में पीसें। यदि दाँत में छेद हो तो रुई के फोये में इसे लेकर दाँत में भर दें अन्यथा उससे दाँतों को मलें, दर्द दूर हो जायेगा। (2) एक नीबू के चार टुकड़े करके उन पर नमक डालकर एक के बाद एक गर्म करते जायें और एक-एक टुकड़े को क्रमश: दुखते दाँत, दाढ़ पर रखकर दबायें। इस प्रकार एक के बाद एक चारों टुकड़े दबायें। इससे दाँत-दर्द में लाभ होगा।

दाँतों के रोग—ताज़ा पानी में नीबू निचोड़कर कुल्ले करने से दाँतों के रोगों में आराम मिलता है। मसूढ़े फूलना, मुँह की दुर्गन्ध दूर होती है। निचोड़े हुए नीबू से दाँत रगड़ने से दाँत साफ, सुन्दर और चमकदार होते हैं।

नीबू में मिलने वाला विटामिन 'सी', 'ए' तथा 'डी' के साथ मिलकर बच्चों में हड्डियों तथा दाँतों के स्वस्थ विकास में सहायता करता है।

पायोरिया—नीबू का रस और शहद मसूढ़ों पर मलते रहने से रक्त और पीप निकलना बन्द हो जाता है और दाँत मजबूत हो जाते हैं। पानी में नीबू निचोड़कर कुल्ले भी करें।

हृदय रोगियों के लिए नीबू लाभदायक है।

पाँवों में पसीना—गर्म पानी के दो गिलास में एक नीबू का रस मिलाकर पगतलियों का सेंक करें, फिर इसी पानी से पगतलियाँ धोयें।

गुप्तांगों की खुजली में नीबू की फाँक रगड़ें। तनिक जलन, चिरमिराहट होगी लेकिन खुजली ठीक हो जायेगी। अण्डकोश, जननांगों पर नीबू का रस लगायें।

खुजली—(1) नीबू चूसें एवं नारियल के तेल में नीबू का रस मिलाकर मालिश करने

से खुजली में लाभ होता है। यदि खुजली में दाने हों तो समान मात्रा में नीबू का रस और नारियल का तेल मिलाकर इतना गर्म करें कि रस जल जाये फिर इसे खुजली वाली जगह नित्य तीन बार मलें। खुजली मिट जायेगी। नीबू के रस को नारियल के तेल में गर्म करके लगायें। नीबू में फिटकरी भरकर खुजली वाली जगह पर रगड़ें। (2) गर्म पानी में नीबू निचोड़कर स्नान करने से खुजली मिट जाती है। (3) नहाने से पहले नीबू की फाँक में पिसी हुई फिटकरी भरकर खुजली वाली जगह रगड़ें। दस मिनट बाद स्नान करें। खुजली में लाभ होगा।

शरीर की कोमलता—दो चम्मच आटा, चार चम्मच दूध, एक चुटकी हल्दी और एक नीबू का रस मिलाकर गूँथ लें और नहाने से पहले शरीर पर मलें, दस मिनट बाद नहायें। साबुन न लगायें। इससे शरीर की कोमलता बढ़ेगी।

त्वचा के रूखेपन पर नीबू भूल कर भी नहीं लगाना चाहिए, यह त्वचा को और भी रूखी कर देता है, तैलीय त्वचा पर नीबू मलने से तेल निकल जाता है।

घट्टा (Corns)—घट्टा (पैरों में कील, कठोर गाँठ) पर नीबू का रस लगाकर रखने से नर्म पड़ जाते हैं। इस पर एक फाँक नीबू की भी बाँध सकते हैं। यह अनुभूत सफल प्रयोग है।

रक्तशोधक, चर्म रोग—नित्य प्रातः तथा शाम को नीबू पानी पियें। चर्म रोग वाले अंगों पर नीबू रगड़कर स्नान करें। लाभ होगा।

दो करेले पीसकर इसकी लुगदी पतले कपड़े में लेकर निचोड़कर, रस निकालकर इसमें आधा नीबू निचोड़ें, तीन चम्मच पानी डालकर मिलाकर पियें। इससे रक्त साफ होकर फोड़े-फुंसी ठीक हो जाते हैं।

रक्तशुद्धि—नीबू रक्त शुद्ध करता है। नीबू को गर्म पानी में निचोड़कर दिन में नित्य तीन बार पीना चाहिए। पानी चाय की तरह गर्म होना चाहिए। रक्त सम्बन्धी अधिकांश दोष पाचन सम्बन्धी गड़बड़ियों के कारण ही उत्पन्न होते हैं। प्रतिदिन नीबू गर्म पानी में निचोड़कर पीने से कब्ज़ पूर्णतः नष्ट हो जाता है। शरीर के पाचन तंत्र के नियमित काम करने से भोजन आसानी से पचता है और रक्त वृद्धि होती है।

दाद (Eczema)—दाद को खुजलाकर दिन में चार बार, चार सप्ताह नीबू का रस लगाने से वह ठीक हो जाता है।

हाथों, अँगुलियों में खुश्की हो, हथेलिया खुरदरी, त्वचा खुरदरी हो, फटती हो तो नीबू का रस व चीनी 1-1 चम्मच मिलाकर हाथों में मलें, आपस में रगड़ें। इससे त्वचा की गर्मी निकल जायेगी, त्वचा मुलायम हो जायेगी, खुजली नहीं चलेगी।

फोड़े-फुंसी, पेट खराब होने पर अदरक, नीबू, सेंधा नमक तीनों का मिश्रित अचार नित्य सुबह-शाम खाने से लाभ होता है।

चर्म रोग—नीबू चर्म को साफ करता है। चर्म के समस्त रोग फोड़ा-फुंसी, दाद, खाज़ आदि में नीबू का रस लगाने या नीबू को पानी में निचोड़कर धोने, नहाने से लाभ होता है। प्रातः दो नीबू पानी में निचोड़कर नित्य पीने से चर्म रोग ठीक हो जाते हैं। **कान से पीप निकलना और नासूर भी ठीक हो जाते हैं। इस प्रयोग में गुड़, शक्कर, दालें न खायें।**

धूप से जलना (Sun Burn)—(1) यदि धूप से रंग काला होता है तो आधा कप कच्चे दूध में आधा नीबू निचोड़कर मिलाकर चेहरे, हाथ-पैरों पर लगायें, मलें। धूप से जलने के दुष्प्रभाव नष्ट हो जायेंगे। (2) नीबू और छाछ मिलाकर लगाने से धूप के कारण काला हुआ चेहरा निखर उठता है। चेहरे पर झुर्रियाँ हों तो दो चम्मच ग्लिसरीन में आधा चम्मच गुलाबजल एवं नीबू का रस मिलाकर रात्रि को चेहरे पर लगायें।

अलाइयाँ (Prickly Heat)—गर्मी के मौसम में शरीर में अलाइयाँ, घमौरियाँ निकलती हैं। दिन में तीन बार नीबू पानी पीने से अलाइयाँ ठीक हो जाती हैं और फिर नहीं निकलतीं। अलाइयों पर नीबू का रस भी लगायें।

धब्बे—सूती, ऊनी, सिल्कन, टेरीन, कैसा भी कपड़ा हो, नीबू का रस लगाकर मलने से दाग-धब्बे दूर हो जाते हैं। पीतल के बर्तनों के धब्बे भी दूर हो जाते हैं।

पसीने की दुर्गन्ध—नीबू के पत्तों को पीसकर मलने से पसीने की दुर्गन्ध दूर होती है। जहाँ कहीं दुर्गन्ध-युक्त पसीना आता हो, विशेषकर बगल में, जहाँ अधिकतर पसीना आता है, नीबू के पत्ते पीसकर मलें, दुर्गन्ध नहीं आयेगी।

विषैले दंश—डॉ. हैरिंग ने कहा है कि यदि मच्छर काटने पर तेज दर्द हो तो उस पर नीबू का रस लगायें। इसका रस नमक के साथ मिलाकर बिच्छू, मकड़ी, बर्र व मधुमक्खी के काटे स्थान पर लगाने से आराम मिलता है। खटमल, पिस्सू काटने पर नीबू लगाना चाहिए।

हृदय की धड़कन—नीबू ज्ञान-तन्तुओं की उत्तेजना को शान्त करता है। इससे हृदय की अधिक धड़कन सामान्य हो जाती है। उच्च-रक्तचाप के रोगियों की रक्त-वाहिनियों को शक्ति मिलती है।

रक्तचाप और हृदय की दुर्बलता—हृदय की कमजोरी दूर करने के लिए नीबू में विशेष गुण हैं। इसके निरन्तर प्रयोग से रक्तवाहिनियों में लचक और कोमलता आ जाती है और इनकी कठोरता दूर हो जाती है। इसलिए उच्च रक्तचाप जैसे रोग को दूर करने में नीबू उपयोगी है। इससे बुढ़ापे तक हृदय शक्तिशाली बना रहता है एवं हृदयाघात (Heart Attack) का भय नहीं रहता है। कैसा भी ब्लडप्रेशर हो, पानी में नीबू निचोड़कर दिन में कई बार पीने से लाभ होता है। प्रातः एक नीबू का रस गर्म पानी में मिलाकर पीना हितकारी है।

हृदय-रोग और उच्च रक्तचाप के रोगी नित्य तीन बार नीबू का पानी पीते रहें, मस्त रहें। आशातीत लाभ होगा।

रक्तस्राव—फेफड़े, आमाशय, गुर्दा, गर्भाशय और मूत्राशय से रक्त आने पर नीबू का रस ठण्डे पानी में मिलाकर दिन में तीन बार पीते रहने से आराम आ जाता है।

कमर-दर्द—चौथाई कप पानी में आधा चम्मच लहसुन का रस और एक नीबू का रस मिलाकर नित्य दो बार पियें। यह पेय कमर दर्द में लाभदायक है।

समान मात्रा में नीबू का रस और अदरक का रस (1-1 चम्मच) मिलाकर गर्म करके कमर-दर्द वाली जगह पर लेप करें।

नीबू और अदरक का रस काँच की बोतल में भरकर फ्रीज में रखने से खराब नहीं होता।

यूरिक अम्ल—वात रोग को उत्पन्न करने वाली यूरिक अम्ल का नाश नीबू से हो

जाता है। यूरिक अम्ल को नष्ट करने हेतु प्रातः भूखे पेट एक गिलास गर्म पानी में एक नीबू का रस तथा आधा चम्मच अदरक का रस मिलाकर पियें। पेशाब के द्वारा शरीर में व्याप्त सारा विष निकल जायेगा। शरीर कंचन की तरह चमकने लगेगा।

आमवात, गठिया, जोड़ों के दर्दों में नित्य प्रातः एक गिलास पानी में एक नीबू निचोड़कर पियें। दर्द वाली जगह पर नीबू की फाँक रगड़कर स्नान करें।

घुटनों का दर्द—बड़ी आयु के लोग प्रायः घुटनों के दर्द से दुःखी रहते हैं। उनका उठना, चलना भी दुःखदायी रहता है। औषधियों से इस दर्द में आशातीत लाभ नहीं होता। घुटनों से सम्बन्धित कसरत, व्यायाम करें तथा नीबू, गाजर, खीरा, चुकन्दर सब स्वादानुसार मिलाकर रस निकालकर एक गिलास नित्य दो बार पियें। घुटनों के दर्द में लाभ होगा।

जोड़—जोड़ों पर नीबू का रस मलते रहने से जोड़ों का दर्द और सूजन दूर हो जाती है। नीबू का रस आमाशय, आँतों और रक्त की अम्लता (खटास) की अधिकता को कम कर देता है, जिससे जोड़ों का दर्द, स्नायु का दर्द, बहुत अधिक कमजोरी आदि रोग दूर हो जाते हैं। नीबू खट्टा होने पर भी इसका स्वभाव क्षारीय (खारा) और अम्लता को दूर करने वाला है।

गठिया—एक गिलास पानी में नीबू निचोड़कर नित्य प्रातः पीते रहने से लाभ होता है।

रोहिणी (Diphtheria)—**डॉ. ई.पी. एन्शूज** ने अपनी पुस्तक '*थेराप्यूटिक बाइ-वेज*' में लिखा है कि जर्मनी के एक डॉक्टर ने नीबू के रस से 80 रोगियों को ठीक किया, केवल 1 रोगी ठीक नहीं हो पाया। वे नीबू को पानी में मिलाकर गरारे कराते थे या रोगी को नीबू का थोड़ा-सा रस चूसने को कहते थे।

पेशाब का रंग पीला—पानी में नीबू निचोड़कर बार-बार पीने से पीला पेशाब होना ठीक हो जाता है।

पेशाब रुकना—नीबू के बीजों को पीसकर नाभि पर रखकर ठण्डा पानी डालें। इससे रुका हुआ पेशाब होने लगता है।

पथरी—एक गिलास पानी में एक नीबू निचोड़कर सेंधा नमक मिलाकर नित्य सुबह-शाम एक महीना पीने से पथरी पिघलकर निकल जाती है। नीबू में नमक भरकर चूस भी सकते हैं। नीबू में पोटेशियम साइट्रेट होता है जो पथरी बनना रोकता है।

पथरी का दर्द—अंगूर के साठ पत्तों पर आधा नीबू निचोड़कर पीसकर चटनी बना लें। इसकी दो चम्मच हर दो घण्टे से तीन बार खाने से पथरी से होने वाला दर्द दूर हो जायेगा।

वर्षा ऋतु के रोग—वर्षा ऋतु में पेट के रोग जैसे हैजा, दस्त (डायरिया), आंत्रशोथ तथा पीलिया आदि रोगों में नीबू का उपयोग बहुत गुणकारी रहता है। इसके अतिरिक्त नीबू का ताजा रस यकृत कोशिकाओं में आने वाली विषाक्तता को दूर करके यकृत सम्बन्धी रोग दूर करता है। वर्षा में ज्वर, फोड़े-फुंसी बहुत होते हैं। नीबू का सेवन इनमें लाभदायक है। गर्म जल में नीबू मिलाकर कम-से-कम 95 दिन नित्य पीना चाहिए।

बाल गिरना, फरास (Dandruff)—(1) एक नीबू के रस में तीन चम्मच चीनी, तीन

चम्मच पानी मिलाकर, घोलकर बालों की जड़ों में लगाकर एक घण्टे बाद अच्छे साबुन से सिर धोने से फरास दूर हो जाती है। बाल गिरना बन्द हो जाते हैं। (2) सिर में नीबू की रस भरी फाँक रगड़कर स्नान करने से बाल गिरना बन्द होते हैं। रूसी दूर हो जाती है और बालों में चमक भी आ जाती है।

गंजापन—(1) नीबू के बीजों पर नीबू निचोड़कर, पीसकर बाल उड़ी जगह (गंज) पर लेप करें। चार-पाँच महीने लगातार लगाने पर बाल उग आते हैं। नीबू के रस में आँवला पीसकर बालों की जड़ों में लगाने से बाल जल्दी बढ़ते हैं। (2) तीन चम्मच चने के बेसन में एक नीबू का रस, थोड़ा पानी डालकर गाढ़ा घोल बनाकर गंज पर लेप करके सूखने पर धोयें। फिर समान मात्रा में नारियल का तेल, नीबू का रस मिलाकर सिर में लगायें। बाल आ जायेंगे। (3) बाल शैम्पू करने के बाद एक मग पानी में एक नीबू का रस निचोड़कर अन्तिम बार उस पानी से बालों को धोयें। इससे बाल चमक उठेंगे।

दो मग पानी में नीबू का रस डालें और फिर इसे बालों में अच्छी तरह से मलें। थोड़ी देर के बाद बालों को साफ पानी से धो दें। ऐसा करने से बालों की चमक स्वाभाविक रूप से बढ़ती है और उनका झड़ना-टूटना भी रुकता है।

चाय पानी में उबालकर छान लें, उसमें एक नीबू का रस मिलायें। शैम्पू करने के तुरन्त बाद इससे बालों को धोयें। इससे रूखे बालों में चमक आ जायेगी।

बाल काले करना व अन्य रोग—नीबू के रस में पिसा हुआ आँवला मिलाकर सफेद बालों पर लेप करने से बाल काले होते हैं। इससे बालों के अन्य रोग भी ठीक हो जाते हैं।

बाल काले करना—(1) एक नीबू का रस, दो चम्मच पानी, चार चम्मच पीसा हुआ आँवला मिला लें। यदि पेस्ट नहीं बने तो पानी और मिला लें। इसे एक घण्टा भीगने दें। फिर सिर पर लेप करें। एक घण्टे बाद सिर धोयें। साबुन, शैम्पू धोते समय नहीं लगायें। धोते समय पानी आँखों में नहीं जाये इसका ध्यान रखें। यह प्रयोग हर चौथे दिन करें। कुछ महीनों में बाल काले हो जायेंगे। (2) पाँच नीबू निचोड़े छिलकों को छाया में सुखाकर कूट कर सौ ग्राम नारियल के तेल में डालकर सात दिन धूप में रखें। नित्य एक बार हिला दें। फिर छानकर नित्य बालों की जड़ों में लगायें। बाल काले, घने हो जायेंगे।

सिर में फुंसियाँ, खुजली, त्वचा सूखी और कठोर हो तो बालों में दही लगाकर दस मिनट बाद सिर धोयें। बाल सूख जाने पर समान मात्रा में नीबू का रस और सरसों का तेल मिलाकर लगायें। यह प्रयोग लम्बे समय तक करें।

जुएँ—समान मात्रा में नीबू का रस और अदरक का रस मिलाकर बालों की जड़ों में लगाने से जुएँ मर जाती हैं। यह लगाकर एक घण्टे बाद सिर धोयें। सिर धोने के बाद नीबू का रस और सरसों का तेल समान मात्रा में मिलाकर नित्य बालों में लगायें।

बाल गिरना पकना—(1) स्नान से पहले नीबू के रस से सिर की मालिश करने से बालों का पकना, गिरना दूर हो जाता है एवं जुएँ भी नष्ट हो जाती हैं। रात को सोते समय नारियल के तेल में नीबू का रस मिलाकर सिर में मालिश करें। (2) नीबू के रस में बड़ के पेड़ की जटा पीसकर थोड़े पानी में घोलकर बालों की जड़ों में लगायें तथा बाल भिगोकर दस मिनट बाद धोयें। बाल गिरना बन्द हो जायेंगे।

फरास (Dandruff)—(1) दो नीबू का रस, चार चम्मच पानी, चार चम्मच चीनी सब घोलकर बालों की जड़ों में लगायें। आधे घण्टे बाद सिर धोयें। (2) फरास होने पर नारियल के तेल में नीबू मिलाकर रात को बालों की जड़ों में लगायें। नीबू के रस को पानी में मिलाकर सिर धोने से बाल मुलायम होते हैं। नीबू को काटकर सिर में रगड़ें और रस सूखने दें, फिर धोयें। इससे फरास दूर हो जाती है।

सुप्रसव (Easy Delivery)—यदि चौथे माह से प्रसवकाल तक गर्भिणी एक नीबू की शिकञ्जी (पानी में शक्कर और नीबू निचोड़कर) नित्य पिये तो प्रसव सरलता से बिना कष्ट के होता है।

स्तन में फोड़ा हो तो समान मात्रा में नीबू का रस और शहद लगाकर स्त्री के स्तन पर पट्टी करें। भूखे पेट **गर्भावस्था की उल्टी** में नीबू की शिकञ्जी पिलायें।

गर्भस्राव (Abortion)—नमकीन शिकञ्जी (नीबू, नमक व पानी) में विटामिन 'ई' होता है। विटामिन 'ई' स्त्री को गर्भधारण में सहायता करता है। गर्भ की रक्षा करता है, गर्भस्राव रोकता है। सुबह-शाम नमकीन शिकञ्जी पीने से विटामिन 'ई' की पूर्ति हो जाती है। जिनको गर्भस्राव होता हो, वे नमकीन शिकञ्जी पियें तथा रात को सोते समय पाँवों के नीचे तकिया रखें।

यक्ष्मा (टी.बी.)—(1) हींग 2 ग्राम जीरा एक चम्मच दोनों को सेंककर, तुलसी के ताजा पत्ते 20 नग, सेंधा नमक चौथाई चम्मच सबको पीसकर एक गिलास गर्म पानी में मिलाकर एक नीबू निचोड़कर मिला लें और इस प्रकार तैयार कर यह पेय नित्य तीन बार तीन महीने पिलाते रहें। (2) एक गिलास दूध में 4 ताजा हरे पत्ते पीपल वृक्ष के डालकर उबाल-कर दूध छानकर प्रातः व रात को सोते समय पिलाते रहें। रोगी को पूर्ण आराम की सलाह दें। टी.बी. (क्षय रोग) ठीक हो जायेगा। (3) जिसे लगातार ज्वर रहता हो, उसे 11 पत्ती तुलसी, स्वादानुसार नमक, जीरा, हींग, एक गिलास गर्म पानी, 25 ग्राम नीबू का रस मिलाकर दिन में तीन बार कुछ दिन पीना चाहिए।

मधुमेह (Diabetes)—मधुमेह में प्यास अधिक होने पर पानी में नीबू निचोड़कर पीने से लाभ होता है। नित्य प्रातः नीबू पानी पीते रहें। लाभ होगा।

दमा (Asthma)—दमा का दौरा पड़ने पर गर्म पानी में नीबू निचोड़कर पिलाने से लाभ होता है। दमा के रोगी को नित्य प्रातः एक नीबू, दो चम्मच शहद और एक चम्मच अदरक का रस, एक कप तेज गर्म पानी में पीते रहने से बहुत लाभ होता है। यह दमा के दौरे के समय भी ले सकते हैं। हृदय रोग, ब्लडप्रेशर, पाचन-संस्थान के रोग एवं उत्तम स्वास्थ्य बनाए रखने के लिए लाभदायक है।

मिरगी—जरा-सी हींग, नीबू के साथ चूसने से लाभ होता है।

व्याकुलता—धूप में घूमने, अधिक श्रम करने से व्याकुलता हो तो ठण्डे पानी में नीबू निचोड़कर पियें।

हिस्टीरिया—गर्म पानी में नीबू, नमक, जीरा, भुनी हुई हींग, पोदीना मिलाकर पियें। यह प्रयोग कम-से-कम एक माह करें।

सावधानी—पैर के जोड़ों में दर्द, गले के टॉन्सिल, पेट में घाव (Ulcer) के रोगी को

नीबू नहीं देना चाहिए। ऐसे लोग भी सावधानीपूर्वक नीबू के प्रयोग करें जिन्हें नीबू के प्रयोग से चक्कर आते हैं या निम्न रक्तचाप (Low Blood Pressure) हो जाता है।

सौंदर्यवर्धक—(1) चार चम्मच आटा जौ या चने का, आठ चम्मच दूध, आधा चम्मच हल्दी और दो नीबू का रस सबको मिलाकर, हाथ, मुँह, शरीर पर मलें। सूखने पर रगड़कर, उतारकर बिना साबुन लगाये स्नान करें। इससे शरीर मुलायम एवं सुन्दर होगा। (2) हल्दी और मसूर की दाल समान मात्रा में एक कप, इसमें एक नीबू का रस और पानी डालकर रात को भिगो दें। प्रातः पीसकर चेहरे, हाथ व गले पर मलकर 15 मिनट बाद स्नान करें। शरीर में रूप लावण्य झलकने निखरने लगेगा। (3) हरे मटर के दानों पर नीबू निचोड़कर, थोड़ा-सा पानी डालते हुए पीस लें। इसे चेहरे व हाथों पर मलकर आधा घण्टे बाद धोयें। जहाँ भी लगायेंगे, वह स्थान सुन्दर लगेगा। (4) आधा कप गाजर के रस में आधा चम्मच शहद, चौथाई नीबू का रस मिलाकर चेहरे तथा त्वचा के दाग, धब्बों पर लगाकर आधे घण्टे बाद धोयें। त्वचा कान्तिमय हो जायेगी। (5) चार चम्मच खीरे का रस, आधा नीबू, चौथाई चम्मच हल्दी मिलाकर चेहरे, गर्दन हाथों व बाँहों पर लगायें। आधा घण्टे बाद धोयें। इससे शरीर का श्याम रंग साफ होकर गोरापन आ जाता है। यह प्रयोग एक महीना करें।

(6) समान मात्रा में नीबू का रस व कच्चा दूध तथा चने का बेसन मिलाकर चेहरे, गर्दन व त्वचा पर जहाँ सुन्दरता बढ़ानी हो, नित्य लगाते रहें। सूखने पर रगड़-रगड़कर उतारकर धोयें। रंग गोरा होगा। रूप रंग निखरेगा, सुन्दरता बढ़ेगी। (7) दूध में चार चम्मच चने की दाल रात को भिगो दें। प्रातः दाल पीस लें। इसमें चौथाई नीबू का रस, चौथाई चम्मच हल्दी मिलाकर चेहरे पर लगाकर आधा घण्टे बाद या सूखने पर धोयें। यह प्रयोग एक महीना, तीन दिन में एक बार करें। चेहरा आकर्षक बन जायेगा। आधा चम्मच मलाई (दूध पर जमने वाली) पर थोड़ा-सा नीबू निचोड़कर मिलाकर चेहरे पर मलने से चेहरे का रंग साफ होता है। (8) नीबू और नारङ्गी के छिलके सुखाकर, मिलाकर पीस लें। इसकी चार चम्मच दूध में पेस्ट बनाकर चेहरे पर मलें। 15 मिनट बाद धोयें। त्वचा सुन्दर हो जायेगी। इस पाउडर के प्रयोग की दूसरी विधि यह है कि दूध न डालकर थोड़ा-सा बेसन मिलाकर गुलाबजल डालकर लेप बनाकर लगायें। इन प्रयोगों को बारी-बारी से भी कर सकते हैं। ये दोनों प्रयोग त्वचा को स्वस्थ, चिकनी और उजली बनाते हैं। (9) स्नान करते समय चेहरे पर साबुन लगाकर, नीबू की फाँक से रगड़कर धोयें। चेहरे की झुर्रियाँ दूर होंगी, चेहरा सुन्दर लगने लगेगा। (10) रात को सोते समय चेहरे पर नीबू रगड़कर सोयें। प्रातः धोयें। चेहरे के धब्बे साफ हो जायेंगे।

(11) हल्दी पर नीबू निचोड़कर पीस लें तथा चेहरे पर लगाकर एक घण्टे बाद धोयें। चेहरे के काले दाग, झाँइयाँ दूर हो जाती हैं। (12) नीबू निचोड़ी हुई फाँक से होंठों को रगड़ें। होंठों का कालापन दूर हो जायेगा। (13) स्नान करते समय नीबू को शरीर पर मलने से त्वचा का रंग साफ हो जाता है। (14) नीबू के रस में तुलसी के पत्ते पीस लें और चेहरे पर मलते हुए लेप कर लें। सूख जाने पर धो डालें। इससे चेहरे की त्वचा के सभी तरह के दाग-धब्बे मिट जाते हैं और चेहरा कान्तिमय हो जाता है। (15) एड़ियाँ फटी हों तो प्रयोग किये हुये नीबू को भीतर की ओर से एड़ियों पर रगड़ें, कुछ ही दिनों में एड़ियाँ भर जायेंगी।

(16) हाथ-पाँव अथवा गले की त्वचा पर कालिमा आ गयी हो, तो नीबू की फाँक नियमित रूप से रगड़ें, त्वचा निखर जायेगी। (17) चेहरे के सूक्ष्म रोम कूपों को साफ करने के लिए नीबू काटकर धीरे-धीरे त्वचा पर रगड़ें। इससे रोम कूप तो साफ होंगे ही, साथ ही कील, मुँहासे आदि समाप्त होकर चेहरा चमकने लगेगा। (18) शहद और नीबू मिलाकर चेहरे पर लगायें। इससे चेहरा दाग, धब्बों, आदि से मुक्त होकर कांतिमय हो जायेगा और आँखों को भी आराम मिलेगा। टमाटर का रस, नीबू का रस और कच्चा दूध मिलाकर नहाने से 15 मिनट पहले बाँहों की त्वचा पर लगायें। (19) नीबू का रस, बेसन, मैदा एवं शहद चारों एक-एक चम्मच यानि बराबर मात्रा में लेकर थोड़े-से पानी के साथ फेंटकर लेप बना लें और चेहरे पर कुछ देर तक खूब अच्छी तरह मलें। फिर स्वच्छ जल से धो लें। निरन्तर कुछ दिनों तक ऐसा करने से **चेहरे के अनावश्क बाल** हट जाते हैं। (20) एक कप में दही और एक नीबू का रस मिलाकर सिर के बाल, चेहरे, हाथ आदि पर मलें। इसके 15 मिनट बाद स्नान करें। इससे सौंदर्य बढ़ेगा। सौंदर्य बढ़ाने की अन्य विधि है—टमाटर और नीबू का रस तथा दूध समान मात्रा में मिलाकर त्वचा पर लगायें। लगाने के 15 मिनट बाद स्नान कर लें। त्वचा का सौंदर्य बढ़ेगा। कोहनी की त्वचा प्रायः सख्त एवं काली पड़ जाती है। निचोड़े नीबू पर कोहनियाँ रखकर 15 मिनट बैठे रहें और फिर धो लें या स्नान कर लें तो कोहनियाँ सुन्दर हो जायेंगी।

(21) नीबू के रस की 5 बूँद एक चम्मच दूध की मलाई में मिलाकर चेहरे पर लगाने से चेहरे का रंग साफ और उजला होता है। (22) नहाने के पानी में एक नीबू का रस निचोड़कर नहाने से त्वचा उजली और ताजा होती है। (23) पानी में एक नीबू का रस डाल दें और सिर के बाल धोने के बाद अन्त में इस पानी से बाल धोयें। बाल चमकीले और मुलायम रहेंगे। (24) नीबू का रस, जौ, बाजरा व चावल का आटा तथा हल्दी—पाँचों 1-1 चम्मच लेकर मिला लें, जरा-सा जैतून का तेल मिलाकर गाढ़ा उबटन बना लें। इसे चेहरे पर मसलें। थोड़ी देर बाद चेहरे को धो डालें। रंग साफ करने वाला यह बेजोड़ उबटन है।

त्वचा की कांति के लिए—रोजाना प्रातः गुनगुने पानी में आधा नीबू का रस और थोड़ा-सा शहद मिलाकर पीने से चेहरे और शरीर की त्वचा में निखार आता है और आँखों में चमक आती है। अपनी त्वचा में कांति लाने के लिए समान मात्रा में नीबू का रस और कच्चा दूध मिलाकर रुई के फोहे से त्वचा पर मलें, त्वचा में निखार आएगा। त्वचा को कोमल और चमकीली बनाने के लिए नीबू का रस, गुलाबजल व खीरे का रस बराबर मात्रा में मिलाकर गर्दन, चेहरे और हाथों पर मलें, 20 मिनट बाद गुनगुने पानी से धो लें। कोहनी, एड़ी, टखनों पर जमे मैल को साफ करने के लिए आधा नीबू लेकर मलें, फिर पानी से धो लें, मैल निकल जायेगा और कोहनी, एड़ी तथा टखने चमक उठेंगे। रात को सोते समय एक चम्मच मलाई में कुछ बूँदें नीबू के रस की मिलाकर चेहरे पर मलें। सुबह चेहरा धो लें। इससे चेहरे के दाग कम हो जाते हैं। प्रातः नंगे बदन धूप सेवन से सौंदर्य बढ़ता है। यदि आपकी त्वचा तैलीय है, तो दिन में कई बार नीबू का पानी पियें, त्वचा का तैलीयपन कम हो जायेगा। तैलीय त्वचा पर मुँहासे होते हैं, मुँहासों से छुटकारा पाने के लिए नीबू का रस, गाजर का रस और थोड़ी-सी चीनी मिलाकर पीने से मुँहासों से बचा जा सकता है।

चकत्ते (Freckles)—त्वचा पर जहाँ कहीं भी चकत्ते हों, उन पर नीबू का टुकड़ा रगड़ें। नीबू में फिटकरी भरकर रगड़ें। इससे चकत्ते हल्के होते हैं और त्वचा में निखार आ जाता है। हाथ धोकर नीबू का रस रगड़ने से हाथ नरम हो जाते हैं, नाखून सुन्दर हो जाते हैं।

चेहरे पर धब्बे—नीबू के रस में समुद्र का झाग पीसकर मिला लें। रात को मुँह पर हुए धब्बों पर इसे लगायें। कुछ दिनों में धब्बे साफ हो जायेंगे। समुद्र का झाग न मिलने पर केवल नीबू का रस ही रगड़ें। आँखों के नीचे काले दागों पर नीबू का रस दूध की मलाई में मिलाकर लगायें।

सुन्दरता के लिए—नीबू रक्त को शुद्ध करता है, त्वचा को स्वस्थ, कान्तिमय बनाता है। नीबू का रस, गुलाबजल, ग्लिसरीन—तीनों समभाग में मिलाकर शीशी में भर लें। रात को सोने से पहले मुँह पर लगायें। नीबू और नमक पानी में मिलाकर स्नान करने से शरीर सुन्दर बनता है। नीबू के पानी से बालों को धोने से बाल सुन्दर बनते हैं। सर्दी में हाथ-पैर फटना ठीक हो जाता है। ग्लिसरीन न होने पर खोपरे के तेल में नीबू मिलाकर काम में ले सकते हैं। हाथों को सुन्दर बनाने के लिए एक पके टमाटर का रस, नीबू का रस तथा ग्लिसरीन बराबर मात्रा में मिलाकर हाथों को धोने के बाद मालिश करें। सूख जाने पर धो दीजिए। मुल्तानी मिट्टी तथा नीबू का रस चेहरे पर लगायें।

मुँहासे (Pimples, Acnes)—(1) तिलों पर नीबू निचोड़कर चटनी की तरह पीसकर चेहरे पर मलकर लेप कर दें। दो घण्टे बाद धोयें। चेहरे की त्वचा मुलायम होकर मुँहासे ठीक हो जायेंगे। (2) दालचीनी पीसकर पाउडर बना लें। चौथाई चम्मच पाउडर में कुछ बूँदें नीबू के रस की डालकर पेस्ट बनाकर चेहरे पर लगायें। एक घण्टे के बाद धोयें। मुँहासे ठीक हो जायेंगे। (3) नीबू निचोड़ने के बाद जो फाँकें (छिलका) बचता है, उसे इकट्ठी करके सूखा लें। सूखने पर पीस लें। इसकी दो चम्मच में एक चम्मच बेसन मिलाकर पानी डालकर पेस्ट बनाकर चेहरे पर मलें। आधा घण्टे बाद चेहरा धोयें। मुँहासे, झाँइयाँ, धब्बे ठीक हो जायेंगे। (4) नहाने से पहले चेहरे पर नीबू की फाँक रगड़कर जब रस सूख जाये तब नहायें। इसके बाद भी बार-बार हर घण्टे से चेहरे पर नीबू का रस लगाते रहें। (5) नीबू के रस को चार गुना ग्लिसरीन में मिलाकर चेहरे पर रगड़ने से कील, मुँहासे मिट जाते हैं, चेहरा सुन्दर निकल आता है। सारे शरीर पर रगड़ने से त्वचा कोमल और चिकनी हो जाती है।

(6) गर्म दूध पर जमने वाली एक चम्मच मलाई पर नीबू निचोड़कर चेहरे पर मलने से मुँहासे दूर हो जाते हैं। (7) केवल नीबू का रस चेहरे पर लगायें या नीबू और गुलाबजल समान मात्रा में मिलाकर लगायें, इससे मुँहासे ठीक हो जाते हैं। (8) नीबू काटकर चेहरे पर रगड़े, फिर चेहरा धो डालें। इससे चेहरे की त्वचा पर मुँहासों के दाग हों तो धीरे-धीरे मिट जाते हैं। (9) आधा-आधा चम्मच नीबू का रस और हल्दी में चौथाई चम्मच नमक और एक चम्मच पानी मिलाकर गर्म करके चेहरे पर मलें। सूखने के बाद धोयें। मुँहासे व उनके निशान मिट जायेंगे। यह हर चौथे दिन लगायें।

मोतियाबिन्द (Cataract)—(1) एक भाग नीबू का रस, 5 भाग गुलाबजल मिलाकर छानकर शीशी में भर लें। दो बूँद सुबह-शाम नित्य दो बार, चार-पाँच महीने तक आँखों

में डालें। मोतियाबिन्द में लाभ होगा। (2) 9 भाग छोटी मक्खी का शहद; 1 भाग अदरक का रस; 1 भाग नीबू का रस; 1 भाग सफेद प्याज का रस—सब मिलाकर छानकर एक बूँद सुबह-शाम आँख में लम्बे समय तक डालते रहने से मोतियाबिन्द दूर हो जाता है। जलन हो तो गुलाबजल मिलायें। इसमें 12 भाग गुलाबजल डालकर नित्य इसी प्रकार डालते रहने से नेत्रज्योति बढ़ती है, चश्मा हट जाता है। यह नुस्खा प्राकृतिक चिकित्सक **डॉ. हीरालाल** ने **डॉ. एस.आर. चावला** को बताया, जिन्होंने अपने विश्वास सहित लेखक को बताया।

नेत्र-ज्योतिवर्धक—एक गिलास पानी में एक नीबू निचोड़कर प्रातः भूखे पेट हमेशा पीते रहें। नेत्रज्योति ठीक बनी रहेगी तथा बढ़ेगी। इससे पेट साफ रहता है। शरीर स्वस्थ रहता है। नीरोग रहने का यह प्राथमिक उपचार है।

सूखी त्वचा (Dry Skin)—(1) आधा कप दही में एक चम्मच पिसी हुई मुल्तानी मिट्टी, आधा नीबू निचोड़कर मिलाकर चेहरे, हाथ, पैरों पर मलकर लेप कर दें और आधा घण्टे बाद धोयें। त्वचा का सूखापन दूर हो जायेगा। (2) सूखी त्वचा पर हल्दी और नीबू का रस मिलाकर पेस्ट बना लें और त्वचा पर लेप करके आधा घण्टे बाद धोयें। त्वचा का सूखापन दूर हो जायेगा। (3) चौथाई कप खीरे के रस में चार चम्मच बेसन, चार चम्मच दही, आधा नीबू निचोड़कर अच्छी तरह मिलाकर चेहरे तथा हाथ-पैरों पर मलकर लेप की तरह लगाकर आधा घण्टे बाद धोकर साफ कर दें। त्वचा में चिकनाई आ जायेगी। (4) शुष्क त्वचा के लिए रात को सोते समय एक चम्मच मलाई में नीबू का रस मिलाकर लगायें। सुबह उठकर चेहरा धो लें। इससे चेहरे के दाग और धब्बे कम होते हैं तथा त्वचा की रंगत निखरती है। (5) सोने से पहले या स्नान के बाद एक भाग ग्लिसरीन, दो भाग गुलाबजल और एक भाग नीबू का रस मिलाकर चेहरे, हाथ, पैरों पर लगाने से त्वचा का सूखापन दूर होता है।

तैलीय त्वचा (Oily Skin)—(1) तैलीय त्वचा पर दाग-धब्बे व मुँहासे अधिक निकलते हैं। तैलीय त्वचा वालों को नित्य दो बार साबुन लगाकर चेहरा धोना चाहिए। चेहरे पर नीबू रगड़ने से तैलीय त्वचा में लाभ होता है। (2) नित्य प्रातः गुनगुने पानी में आधा नीबू का रस एक चम्मच शहद के साथ पीने से त्वचा कांतियुक्त होती है। तैलीय त्वचा के लिए दिन में कई बार नीबू पानी पियें। तैलीयपन कम हो जायेगा। त्वचा में निखार लाने के लिए कच्चे दूध में नीबू का रस मिलाकर त्वचा पर मलें।

नशा—(1) बार-बार नीबू पानी पीने से नशा उतर जाता है तथा नशा करने की इच्छा व आदत छूट जाती है। (2) नीबू पानी शहद पीने से हर प्रकार का नशा उतर जाता है, विशेषकर भाँग का नशा उतर जाता है। (3) एक गिलास नीबू पानी में एक चम्मच अदरक का रस मिलाकर पीने से हर वस्तु का नशा उतर जाता है। (4) शराब का नशा दूर करने के लिए आधा गिलास खीरे के रस में एक नीबू निचोड़कर पियें। नशा दूर हो जायेगा।

धूम्रपान—नीबू चूसें। नीबू पानी पियें। जीभ पर बार-बार नीबू के रस की पाँच बूँद डालें और स्वाद खट्टा बनाये रखें। धूम्रपान, बीड़ी, सिगरेट, जर्दा व तम्बाकू खाने की आदत छूट जायेगी।

नाखून—नाखूनों पर नित्य नीबू रगड़ें, रस सूख जाने के बाद पानी से धोयें। इससे नाखूनों के रोग ठीक हो जाते हैं।

गला दर्द, गला बैठना, गले में ललाई होने पर एक गिलास गर्म पानी में नमक और आधा नीबू निचोड़कर सुबह-शाम गरारे करें।

यौन सुख—जब भी पति-पत्नी की आपस में मिलने की इच्छा हो तो दो गिलास पानी में आधा-आधा नीबू निचोड़कर दोनों एक-एक गिलास पियें। आपसी संगम के दस मिनट बाद इसी तरह नीबू पानी पियें। दोनों ही अपने आपको तरोताजा और आनन्दमय अनुभव करेंगे।

प्यास—प्याज पर नीबू, सेंधा नमक डालकर खाने से प्यास कम लगती है।

मुँह की दुर्गन्ध—एक गिलास पानी में एक नीबू निचोड़कर दो चम्मच गुलाबजल डालकर भोजन के बाद इस पानी से तीन कुल्ले करके बचा सारा पानी पी जायें। मुँह से दुर्गन्ध नहीं आयेगी।

कड़वा स्वाद—(1) रोगी प्रायः कहते हैं कि मुँह का स्वाद कड़वा रहता है, स्वाद खराब रहता है, जिससे खाना अच्छा नहीं लगता। नीबू की फाँक पर कालीमिर्च, काला नमक डालकर तवे पर सेंककर चूसने से मुँह में कड़वेपन का स्वाद अच्छा हो जाने से भोजन के प्रति रुचि बढ़ती है। (2) 5 कली लहसुन, आधा नीबू, जरा-सी अदरक, हरा धनिया या पोदीना, काला नमक, जीरा सबकी चटनी बनाकर भोजन के साथ खाने से भोजन के प्रति रुचि बढ़ती है।

दंत-मंजन सफाई—नीबू का एक छोटा-सा टुकड़ा लेकर इससे नित्य दाँत मलें और मञ्जन करें। दाँत मोती से चमकने लगेंगे।

पायोरिया, स्कर्वी (Scurvy), **छाले, गले का दर्द**—इनको ठीक करने के लिए नीबू अत्यधिक मात्रा में अर्थात् 4-5 नीबू तक का सेवन प्रतिदिन करें। नीबू का रस मसूढ़ों पर मलें। नीबू को गर्म पानी में निचोड़कर कुल्ले और गरारे करें। संतरा का अत्यधिक सेवन भी लाभदायक है। इनके प्रयोग से दाँत व मसूढ़ों के हर प्रकार के रोग ठीक हो जाते हैं।

छाले (Stomatitis)—(1) एक गिलास गर्म पानी में आधा नीबू निचोड़कर चार बार नित्य कुल्ले करें। (2) नित्य नीबू व पानी में स्वाद के लिए चीनी या नमक डालकर प्रातः भूखे पेट पियें। रात को सोते समय एक गिलास गर्म दूध में एक चम्मच घी डालकर पियें। लम्बे समय दो महीने तक प्रयोग करने से भविष्य में छाले होना बन्द हो जाते हैं।

खाँसी—(1) आधे नीबू का रस व दो चम्मच शहद मिलाकर चाटने से तेज खाँसी, श्वास, जुकाम में लाभ होता है। (2) नीबू में चीनी, काला नमक, कालीमिर्च भरकर गर्म करके चूसने से लाभ होता है। खाँसी का तेज दौरा ठीक हो जाता है। (3) पोदीने के 30 पत्ते, आठ कालीमिर्च पिसी हुई, एक गिलास पानी स्वादानुसार नमक मिलाकर उबालें। उबलते हुए आधा पानी रहने पर छानकर आधा नीबू निचोड़कर सुबह-शाम पियें। खाँसी तथा ज्वर (फीवर) में लाभ होगा। (4) एक नीबू को पानी में उबालकर एक कप में निचोड़कर दो चम्मच शहद डालकर मिला लें। इस प्रकार तैयार करके ऐसी दो मात्रा सुबह-शाम लें, खाँसी में लाभ होगा। सीने में जमा हुआ बलगम पिघलकर बाहर आ जाता है। (5) खट्टी चीजें सेवन करने से खाँसी बढ़ती है। सामान्य खाँसी वाले नीबू का सेवन न करें।

तिल्ली (Spleen)—(1) नीबू को बीच में से काटकर उसको गर्म करके थोड़ा नमक

लगाकर कई दिन तक भोजन से पूर्व चूसने से बढ़ी हुई तिल्ली (प्लीहा) अपने प्राकृतिक आकार में आ जाती है। (2) तिल्ली बढ़ने पर पेट बढ़ जाता है, तेज चलने पर साँस फूलती है, मलेरिया हो जाता है। दो चम्मच प्याज के रस में आधा नीबू निचोड़कर, दो चम्मच पानी मिलाकर सुबह-शाम पियें। नीबू का अचार भी खायें। (3) एक गिलास पानी में एक नीबू निचोड़कर पियें। इस प्रकार तीन बार रोजाना पियें। नीबू का पानी पीने से तिल्ली की सूजन ठीक हो जाती है।

गैस—(1) एक चम्मच नीबू का रस, एक चम्मच पिसी हुई अजवायन, आधा कप गर्म पानी में मिलाकर सुबह-शाम पियें। (2) एक गिलास पानी में एक नीबू निचोड़कर चौथाई चम्मच मीठा सोडा मिलाकर नित्य पियें। (3) आधा गिलास गर्म पानी में आधा नीबू निचोड़कर जरा-सी पिसी हुई कालीमिर्च की फंकी सुबह-शाम लें। (4) सोंठ एक चम्मच, साबुत अजवायन 50 ग्राम, नीबू के रस में भिगोकर छाया में सुखायें। जब भी खाना खायें, खाने के बाद इसकी एक चम्मच चबायें। (5) नीबू काटकर इसकी फाँकों में नमक, कालीमिर्च भरकर गर्म करके चूसने से गैस में लाभ होगा।

(6) एक चम्मच नीबू का रस इतनी ही मात्रा में शहद और अदरक का रस मिलाकर रोजाना तीन बार सेवन करें, गैस नहीं बनेगी। (7) खाने के बाद आधा नीबू एक कप पानी में निचोड़कर पियें। (8) नीबू के पाँच बीज, चौथाई चम्मच सोंठ—दोनों पीसकर आधा कप गर्म पानी में घोल-कर पियें। इससे गैस जो पेट में भरी है निकल जायेगी।

अपच (Dyspepsia)—भोजन नहीं पचता हो, खट्टी डकारें आती हों—(1) पपीते पर, नीबू, कालीमिर्च डालकर सात दिन प्रातः खायें। (2) भोजन के साथ मूली पर नमक, नीबू डालकर नित्य खायें। (3) नीबू पर काला नमक, कालीमिर्च डालकर नित्य तीन बार चूसें। अपच व पेट के सामान्य रोग ठीक हो जायेंगे। भूख अच्छी लगेगी। (4) खाने से पहले नीबू पर सेंधा नमक डालकर चूसें।

नासूर (फिस्चुला), टी.बी. व कैंसर—ताजा नीबू शाम को पानी में डालें। प्रातः इसी पानी को गर्म करें, नीबू उसी पानी में गर्म होते समय भी रहे। इससे नीबू नरम होगा, रस सरलता से निकलेगा। एक नीबू का रस निकालकर स्वादानुसार शहद और थोड़ा-सा पानी मिलाकर सुबह-शाम भूखे पेट खाने से पहले पियें। इस तरह आरम्भ करके एक-एक नीबू प्रतिदिन बढ़ाते जायें और सात दिन तक पियें। इसके बाद एक-एक नीबू घटाते जायें। यदि इस अवधि में नीबू के कारण जी घबराये, किसी प्रकार की हानि हो तो नीबू बढ़ाना बंद कर दें, कम कर दें, सामान्य स्थिति आने पर सात दिन का कोर्स (अवधि) पूरा कर लें। कैंसर, नासूर व टी.बी. में लाभ होगा। आशानुरूप लाभ नहीं हो तो पुनः यह कोर्स करें।

ज्वर—चाहे मलेरिया हो, मौसमी ज्वर हो, सामान्य ज्वर हो, जब ज्वर बहुत कम हो, तब दो घण्टे पूर्व कालीमिर्च, नमक और फिटकरी, समान मात्रा में पीसकर आधे नीबू पर डालकर चूसें। नीबू को गर्म न करें और दूसरा आधा टुकड़ा इसी प्रकार एक घण्टे बाद चूसें। मलेरिया बुखार ठीक हो जायेगा और ऐसा करने से मौसमी ज्वर भी ठीक हो जायेगा।

तेलाक्त बाल—यदि बाल तेलाक्त हैं तो एक गिलास पानी में एक नीबू निचोड़कर इस पानी से सिर धोयें और बालों को रगड़ें। बाल सूखे और साफ हो जायेंगे।

बाल उड़ना—(1) सिर पर कहीं से बालों का गुच्छा या चकत्ता उड़ गया हो तो वहाँ नीबू नित्य एक-दो माह तक रगड़ें। ऐसा करने से बाल उग आयेंगे। (2) नीबू के ताजे छिलकों को पानी में डालकर तब तक उबालें जब तक कि छिलके पूरी तरह गल न जायें। पानी ठण्डा हो जाने के बाद इससे सिर धोयें। पानी को धीरे-धीरे सिर पर रगड़ते भी जायें, इससे सिर का सारा मैल निकल जाता है तथा बालों का झड़ना भी बंद हो जाता है।

क्रोध—नाश्ता करते समय नीबू पानी पीने से क्रोध आना शान्त हो जाता है।

संक्रामक रोग—नीबू की सुगन्ध से संक्रामक कीटाणु नष्ट हो जाते हैं। दुर्गन्ध उत्पन्न होने वाले रोगों में नीबू सूँघने से बचाव होता है।

पानी के रोग—गंदा पानी पीने से यकृत, टाइफाइड, दस्त, पेट के रोग हो जाते हैं। यदि शुद्ध पानी नहीं मिले, नदी, तालाब में इकट्ठा किया हुआ पानी हो तो पानी में नीबू निचोड़कर पियें। पानी में नीबू निचोड़कर पीने से पानी के रोग, गन्दगी आदि से होने वाले रोगों से बचाव होता है। नीबू के छिलकों को रगड़ने से बदबू दूर हो जाती है।

पथरी—नीबू में सेंधा नमक भरकर पहले दो मिनट सूँघें फिर चूसें। पथरी के दर्द में लाभ होगा। लम्बे समय तक यह प्रयोग करने से पथरी पिघल जायेगी।

पसीना—नीबू के पत्ते पीसकर शरीर पर मलें, पसीने में दुर्गन्ध नहीं आएगी।

रोग-निरोधक शक्ति—वर्षा तथा शीत ऋतु में तो नीबू का प्रयोग करना बहुत ही उत्तम रहता है, क्योंकि नीबू शरीर में रोग-प्रतिरोधक क्षमता का विकास करके इन मौसमों में शारीरिक स्वास्थ्य की रक्षा करता है।

सम्पन्नता—नीबू का पेड़ अपने घर के दरवाजे के सामने लगायें। इससे सम्पन्नता बढ़ती है, ऐसी मान्यता है। जगह के अभाव में प्लास्टिक का कृत्रिम नीबू का पेड़ रखकर इस शुभ कार्य को करें।

नीबू के पौष्टिक तत्त्व

भोज्य पदार्थ	कैलोरी मि.ग्रा.	प्रोटीन मि.ग्रा.	कैल्शियम मि.ग्रा.	लोहा मि.ग्रा.
नीबू	*59*	*1.5*	*90*	*0.3*

विटामिन ए.मि.ग्रा.	थायोमिन मि.ग्रा.	रिबोफ्लोविन मि.ग्रा.	नियासीन मि.ग्रा.	विटामिन सी.मि.ग्रा.
15	*0.02*	*0.03*	*0.1*	*63*

नारंगी (संतरा) (ORANGE)

लेटिन नाम—साइट्रस रेटीक्यूलेटा (Citrus reticulata)

फलों का सेवन कब और कैसे किया जाए तथा सेवन करते समय किन-किन बातों का ध्यान रखें, जानिये—

- खाली पेट फल खाने से फलों का पूरा लाभ मिलता है। माना जाता है कि सुबह फलों का सेवन उत्तम होता है, दोपहर को मध्यम और रात्रि को बहुत ही कम लाभदायक होता है।

- जिस मौसम में जो फल उत्पन्न होते हैं और बाजार में बहुत मात्रा में उपलब्ध होते हैं, उस समय वही फल खाने चाहिए, क्योंकि प्रकृति के अनुरूप ही उस मौसम में फल उगते हैं।
- रोगी को दिनभर में तीन बार फल देना उचित होता है, सुबह, दोपहर और शाम के समय।
- एक समय में एक ही प्रकार के फल का सेवन करना चाहिए। फलों को अकेले ही खायें, तभी इनसे पूरा लाभ उठा सकते हैं। अनेक फलों को मिलाकर बनाई गई चाट स्वाद के लिए है, स्वास्थ्य लाभ के लिए नहीं।
- अमरूद, नाशपाती, सेब आदि फल छिलके सहित खायें।
- शीत ऋतु में रसदार फलों का सेवन उत्तम है। ध्यान रखें, इन्हें धूप में बैठकर खायें।

नारंगी या सन्तरा ठण्डा, तन और मन को प्रसन्नता देने वाला है। उपवास और सभी रोगों में नारंगी दी जा सकती है। जिनकी **पाचन-शक्ति** खराब हो, उनको नारंगी का रस तीन गुने पानी में मिलाकर देना चाहिए।

नारंगी प्रात: भूखे पेट या खाना खाने के पाँच घण्टे बाद सेवन करने से सर्वाधिक लाभप्रद है। एक व्यक्ति को एक बार में एक या दो नारंगी लेना पर्याप्त है। नारंगी में विटामिन 'सी' प्रचुर मात्रा में पाया जाता है। एक व्यक्ति को जितने विटामिन 'सी' की आवश्यकता होती है वह एक नारंगी प्रतिदिन खाते रहने से पूर्ति हो जाती है। इसे खाते रहने से संक्रामक रोगों से बचाव होता है और रोग प्रतिरोधक शक्ति बढ़ती है। उपवास में नारंगी खाने व रस पीने से बहुत लाभ होता है।

नेत्र-ज्योतिवर्धक—एक गिलास नारंगी के रस में स्वादानुसार जरा-सी कालीमिर्च और सेंधा नमक मिलाकर प्रतिदिन पीने से नेत्र-ज्योति बढ़ती है।

होम्योपैथिक **डॉ. ई.पी. एन्शूज** ने नारंगी को अनेक रोगों में उपयोगी बताया है।

गठिया, आमाशय, यकृत, पीलिया, आँतों की सफाई, हृदय और दाँतों के रोग, मानसिक थकावट, खुश्की, सुस्ती, प्यास अधिक लगना, चेहरे पर फुंसियाँ होना आदि विकारों को दूर करने के लिए लम्बे समय तक नित्य नारंगी खायें या रस पियें। स्वाद बढ़ाने हेतु चीनी, मिश्री या सोंठ डाल सकते हैं।

चेचक के दाग—नारंगी के छिलके सुखाकर पीस लें। इसके पाउडर में चार चम्मच गुलाबजल मिलाकर पेस्ट बनाकर नित्य चेहरे पर मलें। चेचक के दाग हल्के पड़ जायेंगे।

फ्लू—संसार के कुछ भागों में विश्वास है कि जब फ्लू (इन्फ्लूएंजा) हो रहा हो या महामारी के रूप में फैल रहा हो तो नारंगी खाकर इससे बचा जा सकता है, फ्लू होने पर भी यह लाभदायक है। इन्फ्लूएंजा होने पर केवल नारंगी ही खाते रहें, गर्म पानी पियें, फ्लू ठीक हो जायेगा।

ज्वर—नारंगी में सिट्रिक होता है जो ज्वर के कीटाणुओं को मारता है। इसके सेवन से तेज ज्वर में तापमान घट जाता है। पानी के स्थान पर नारंगी का रस ही बार-बार पिलायें।

गुर्दे (Kidney) **के रोग**—प्रात: नाश्ते से पहले 1-2 नारंगी खाकर गर्म पानी पीने या नारंगी का रस पीने से गुर्दे के रोग ठीक हो जाते हैं। गुर्दे के रोगों से बचाव होता है। नारंगी

गुर्दों को स्वच्छ रखने में उपयोगी है। सेब और अंगूर भी समान लाभ पहुँचाते हैं। गुर्दों को स्वस्थ रखने के लिए प्रात: भूखे पेट फलों का रस उपयोगी है।

सर्दी, खाँसी होने पर गर्मी में ठण्डे पानी के साथ और सर्दी में गर्म पानी से नारंगी का रस पीने से लाभ होता है।

खाँसी-जुकाम—खाँसी-जुकाम होने पर नारंगी के रस का एक गिलास नित्य पीने से लाभ होगा। स्वाद के लिए नमक या मिश्री डालकर पी सकते हैं।

बच्चों का सर्दी से बचाव—बच्चों को नियमित रूप से मीठी नारंगी का रस पिलाते रहने से सर्दी की ऋतु की कोई भी बीमारी नहीं होगी। दूध-पीते बच्चों के लिए यह लाभदायक है। इससे शक्ति भी बढ़ती है।

गौर वर्ण संतान—पूरे गर्भकाल में गर्भवती स्त्री को नित्य दो नारंगी दोपहर में खाने या रस निकालकर पीने के लिए दें। इससे होने वाला शिशु गौर वर्ण, सुन्दर एवं स्वस्थ होगा।

गर्भावस्था में उल्टी, दस्त, खट्टी डकारें आने पर नारंगी के एक कप रस में स्वादानुसार मिश्री मिलाकर हर दो घण्टे से बार-बार पीने से लाभ होता है।

अम्लपित्त में नारंगी के रस में भुना, पिसा, जीरा और सेंधा नमक डालकर पीने से लाभ होता है।

बच्चों का पौष्टिक भोजन—बच्चे को जितना दूध पिलायें उसमें उस दूध का एक हिस्सा मीठी नारंगी का रस मिलाकर पिलायें। यह बच्चों का पौष्टिक पेय है। इससे शरीर का वजन तथा कद भी बढ़ता है।

शिशु-शक्तिवर्धक—बच्चों को नारंगी का रस पिलाते रहने से वे थोड़े ही समय में स्वस्थ्य हो जाते हैं तथा उनका पोषण द्रुतगति से होता है। हड्डियों की कमजोरी और टेढ़ापन दूर हो जाता है तथा हड्डियाँ मजबूत हो जाती हैं। बच्चे शीघ्र चलने-फिरने लगते हैं। डिब्बे या गाय का दूध बोतल से पीने वाले बच्चों को नारंगी का रस निरन्तर पिलाना आवश्यक है। इसके रस से सूखा रोग-ग्रस्त बच्चे मोटे-ताजे हो जाते हैं। इसका रस आँतों की गति को तेज करता है। शिशु अधिकतर दूध पर ही निर्भर रहते हैं। दूध में विटामिन-'बी' कॉम्पलेक्स नहीं होता है। शिशुओं को नारंगी खिलाकर इसकी पूर्ति की जा सकती है।

शक्तिवर्धक—(1) दुर्बल व्यक्ति एक गिलास नारंगी का रस सुबह, एक दोपहर में नित्य कुछ सप्ताह पीते रहें तो शरीर में ताकत आ जाती है। (2) नारंगी स्नायु-मण्डल को उद्दीप्त करती है, जिससे कब्ज़ दूर होती है। स्नायु रोगों से पीड़ित एवं स्नायु तनाव-ग्रस्त रोगियों के लिए नारंगी लाभदायक है।

मदिरापान छुड़ाना—नाश्ते से पहले नारंगी खाने से मदिरापान की इच्छा घटती है।

पायोरिया में नित्य नारंगी खाने से लाभ होता है। नारंगी के छिलकों को छाया में सुखाकर पीस लें। इससे नित्य मञ्जन करें।

मधुमेह (Diabetes)—इसके रोगी को नारंगी कम मात्रा में कभी-कभी दे सकते हैं।

आंत्रज्वर (Typhoid)—नारंगी गर्मी, ज्वर और अशान्ति दूर करती है। रोगी को दूध में नारंगी का रस मिलाकर पिलायें, नारंगी खिलाएँ। दिन में कई बार नारंगी खाएँ। रोगी को नारंगी खिलाकर दूध पिलायें। इससे ऊष्मा कम होती है, मूत्र एवं मल खुलकर आता है।

प्यास—प्यास अधिक लगने पर नारंगी खाने से प्यास कम होती है।

घाव—नारंगी खाने से घाव जल्दी भरते हैं।

रक्तशोधक—नारंगी रक्त की सफाई करती है।

खुजली—नारंगी के छिलके पानी के साथ पीसकर खुजली वाले अंगों पर मलकर लेप करें। एक घण्टे बाद धोयें। पुरानी खुजली व तेज चलने वाली खुजली में लाभ होगा। नारंगी खायें व रस भी पियें। नारंगी के सूखे छिलकों का पाउडर मलने से भी लाभ होता है।

मुँहासे—नारंगी के सूखे छिलके पीसकर चेहरे पर मलने से मुँहासे दूर हो जाते हैं।

सौंदर्यवर्धक—(1) नारंगी के छिलके सुखाकर पीस लें। इसमें पानी मिलाकर चेहरे पर मलने से त्वचा मुलायम और सुन्दर होती है। चेहरे की सुन्दरता बढ़ती है। (2) संतरे के छिलके, पानी, गुलाबजल, दूध, नीबू का रस में से किसी एक के साथ पीसकर चेहरे पर मलें और लेप कर दें। दो घण्टे बाद धोयें। चेहरे के दाग, धब्बे, कील, मुँहासे, दूर हो जायेंगे। चेहरा चमकने लगेगा। (3) चार चम्मच नारंगी के छिलके पिसे हुए, दो चम्मच बेसन, आधा चम्मच हल्दी, एक चम्मच मूँगफली का तेल, आधा नीबू, थोड़े-से पानी में गोद लें। यह सौंदर्यवर्धक उबटन है। इसे त्वचा पर मलने से रूप निखर उठता है।

उच्च रक्तचाप (High Blood Pressure) में दो नारंगी नित्य खाते रहें, रक्तचाप सामान्य रहेगा। नित्य प्रात: भूखे पेट एक गिलास नारंगी का रस पियें और रात को सोते समय एक गिलास गर्म दूध पियें। इनमें पोटेशियम और कैल्शियम पाया जाता है। पोटेशियम और कैल्शियम की मात्रा बढ़ाकर रक्तचाप कम किया जा सकता है जो नारंगी और दूध के सेवन से बढ़ जाते हैं। ये मिनरल्स उच्च रक्तचाप के जिम्मेदार सोडियम का स्तर बढ़ने से वृक्कों (Kidney) को होने वाले नुकसान से बचाव करते हैं।

यूरिक अम्ल—नित्य दो नारंगी खाने तथा पानी अधिक पीने से यूरिक अम्ल निकल जाता है, जिससे गठिया ठीक हो जाता है।

कब्ज़—सुबह नाश्ते में नारंगी का रस कई दिन तक पीते रहने से मल प्राकृतिक रूप से आने लगता है। यह पाचन-शक्ति बढ़ाती है।

नारंगी का रस **बेरी-बेरी** रोग, स्कर्वी, जोड़ों का दर्द, आंत्रशोथ में लाभप्रद है। यह हृदय, मस्तिष्क और यकृत को शक्ति और स्फूर्ति देता है।

दूध से वायु—जिन्हें दूध वायु करता है, उन्हें दूध के साथ नारंगी देने से वायु नहीं बनती।

अपच, भूख न लगना—नारंगी की कलियों पर पिसी हुई सोंठ तथा काला नमक डालकर खायें। एक सप्ताह में ही भूख अच्छी लगने लगेगी। सुबह भूखे पेट दो नारंगी नित्य खाने से भूख अच्छी लगती है। इससे पेट की अपच, गड़बड़ ठीक हो जाती है।

परिणाम शूल (Peptic Ulcer)—पेट में घाव, व्रण, नासूर हो तो नारंगी का सेवन उपयोगी है।

पीलिया में नारंगी का सेवन लाभदायक है।

बच्चों के दस्त होने पर नारंगी का रस दूध में मिलाकर पिलाने से लाभ होता है।

अम्लपित्त (Acidity)—नारंगी के एक गिलास रस में भुना हुआ जीरा, सेंधा नमक

पीसकर स्वादानुसार मिलाकर पीने से अम्लपित्त में शीघ्र लाभ होता है। यह सुबह-शाम खाली पेट नित्य पियें।

उल्टी, दस्त—एक कप नारंगी के रस में पिसी हुई मिश्री एक चम्मच मिलाकर नित्य चार बार पीने से उल्टी, दस्त में लाभ होता है। दाँत निकलते समय होने वाले दस्तों में भी लाभदायक है।

क़ै और जी मिचलाने पर नारंगी के सेवन से लाभ होता है। मोटर आदि से यात्रा करते समय नारंगी का सेवन करते रहना चाहिए। नारंगी पर काला नमक डालकर खायें। नारंगी के रस में काला नमक मिलाकर पियें।

गैस—नारंगी के सेवन से यकृत रोग ठीक होते हैं। गैस या किसी भी कारण से जिनका पेट फूलता हो, भारी रहता हो, अपच हो, उनके लिए यह लाभकारी है, सुबह नारंगी के रस का एक गिलास पी लिया जाए तो आँतें साफ हो जाती हैं, जिससे कब्ज़ नहीं रहती।

मलेरिया—दो नारंगी के छिलके दो कप पानी में उबालें। आधा पानी रहने पर छानकर गर्म-गर्म पियें। नारंगी भी खायें या इसका रस पियें।

हृदय की दुर्बलता दूर करने के लिए नारंगी का रस लाभदायक है।

गुड कोलेस्ट्रॉल—यदि कम है तो इसे बढ़ाने हेतु तीन गिलास नारंगी का रस नित्य पियें। नित्य व्यायाम करें।

सम्पत्ति की वृद्धि—संतरे का पेड़ अपने मकान के सामने लगाना स्वास्थ्य के लिए अच्छा एवं उत्तम फलदायक है। जगह के अभाव में सन्तरे का प्लास्टिक से बना पेड़ लगाकर इस शुभ कार्य की पूर्ति करें।

वक्ष रोग (Chest Diseases)—श्वास, टी. बी., हृदय और छाती के सभी रोगों में नारंगी लाभदायक है।

मक्खी, मच्छर—नारंगी के सूखे छिलकों को जलते हुए कोयलों पर डाल दें। इसका धुआँ चमकदार और सुगन्धित होगा, जिससे मक्खी, मच्छर आस-पास में नहीं रहेंगे। जहाँ कहीं खटमल हों, वहाँ नारंगी के छिलके रखें, खटमल वहाँ नहीं रहेंगे।

मौसमी (SWEET LEMON)

लेटिन नाम—साइट्रस सिनेनसिस (Citrus sinensis)

मौसमी निरापद आहार है। सभी प्रकृतिवालों को और सभी अवस्थाओं में इसका सेवन लाभदायक है। रोगी दुर्बल होने पर शरीर में शक्ति बनाये रखने के लिए मौसमी का रस पियें। भूख की स्थिति में इसका सेवन अमृततुल्य है और भरे पेट में यह भोजन का पाचन करती है। अधिक मूत्र आने और दस्तों में मौसमी नहीं लेनी चाहिए। मौसमी एक पौष्टिक फल है। इसे नियमित खाने से औषधि जैसे परिणाम मिलते हैं। बीमार होने पर इसका विशेष उपयोग निम्न प्रकार से करने पर रोगी को स्वास्थ्य-लाभ मिलने में सहायता मिलती है—

गुर्दे के रोग—गुर्दे के रोगियों को मौसमी नहीं खिलायें। गुर्दे के रोगों में मौसमी विष (Poison) का काम करती है। पेट पर आफरा लाती है।

जुकाम—जिन व्यक्तियों को बार-बार जुकाम, सर्दी लग जाती है, वे थोड़े समय तक

मौसमी का रस पीकर इससे स्थायी रूप से बच सकते हैं। मौसमी के रस को हल्का-सा गर्म करके 5 बूँद अदरक का रस डालकर पीना अधिक गुणकारी है।

शक्तिवर्धक—मौसमी का रस पाचनांग, मस्तिष्क और यकृत को शक्ति तथा स्फूर्ति देता है। इसका रस खाए हुए भोजन को **शरीरांश** बनाने में सहायता करता है। जटिल रोगों तथा ज्वर में जब खाना देना, अन्न देना मना कर दिया जाता है तो इसका रस सेवन करने से रोगी दुर्बल नहीं होने पाता। रोगी के शरीर से इन रोगों का विषैला पदार्थ निकल जाता है तथा स्वस्थ होने में सहायता मिलती है। इसका रस कई दिन् तक पीते रहने से दस्त प्राकृतिक रूप से आने लग जाता है। कब्ज़, सिरदर्द, काम करने में मन न लगना, थोड़ा काम करने पर थक जाना, रात को नींद न आना आदि कष्ट दूर हो जाते हैं। नई स्फूर्ति और शक्ति आ जाती है। शिशुओं को मौसमी का रस दूध में मिलाकर पिलाना चाहिए।

हृदय रोग—मौसमी के निरन्तर प्रयोग से रक्तवाहिनियाँ कोमल और लचीली हो जाती हैं। उनमें एकत्रित **कोलेस्ट्रॉल** (विषैला पदार्थ जो हृदय को फेल करने में सहायक और रक्त-प्रवाह में बाधा डालता है) शरीर से निकल जाता है और शरीर में ताजा रक्त, विटामिन और आवश्यक खनिज लवण पहुँचा देता है। हृदय और रक्त-संस्थान, रक्तवाहिनियों और कैपलरीज को शक्तिशाली बनाने में मौसमी सर्वोत्तम है।

गर्भवती का भोजन—मौसमी में **कैल्शियम** अधिक मात्रा में मिलता है। गर्भवती स्त्रियों और गर्भाशय में बच्चे को शक्ति प्रदान करने के लिए इसका रस पौष्टिक है।

दमा, खाँसी—मौसमी के रस में, रस का आधा भाग गर्म पानी, जीरा, सोंठ मिलाकर पिलायें।

आंत्रज्वर (Typhoid)—आंत्रज्वर में मौसमी लाभदायक है। जब ज्वर आदि में अन्य आहार न लिया जा सकता हो, तब शक्ति बनाये रखने के लिए तथा शरीर को पोषण देने के लिए यह लाभकारी है।

रक्तशोधक—मौसमी का रस रक्तशोधक है। यह चर्म रोगों में लाभकारी है।

रोग-निरोधक शक्ति—मौसमी का रस पीने से रोग-निरोधक शक्ति एवं जीवनशक्ति बढ़ती है। मौसमी में **क्षार तत्त्व** होता है जो रक्त की अम्लता को कम करता है। इसके रस से पेट की **अम्लता** कम होती है, **भूख** लगती है।

अंगूर (GRAPES)

लेटिन नाम—वाईटिस विनिफेरा (Vitis vinifera)

फलों का मीठापन 'फ्रक्टोज' है। फ्रक्टोज फलशर्करा है। यह अंगूरों में अधिक मिलती है। ताजा अंगूर कच्चे हरे, काले होते हैं। सूखने पर इन्हीं को किशमिश, मुनक्का कहते हैं। अंगूर नहीं मिलने पर किशमिश, मुनक्का काम में लें, समान लाभ होगा। किशमिश में दूध के सभी तत्त्व मिलते हैं। अत: जहाँ दूध का सेवन नहीं किया जा सकता हो, किशमिश सेवन करके दूध का लाभ ले सकते हैं। अंगूर, किशमिश और मुनक्का में वे सभी तत्त्व होते हैं जिनकी शरीर को स्वस्थ रखने के लिए आवश्यकता होती है। बीमारी समाप्त होने के बाद अंगूर खाने से खोई हुई शक्ति शीघ्र आ जाती है। अंगूर पर रहकर मनुष्य अपना जीवन निर्वाह

कर सकता है। अंगूर खाते रहने से **रोग-प्रतिरोधक शक्ति** बढ़ती है। मन प्रसन्न रहता है, भूख अच्छी लगती है।

सामान्यतया अंगूर में 10% से 30% शर्करा होती है। इसीलिए फलों में शक्तिदाता के रूप में अंगूर का विशेष स्थान है। अंगूर-शर्करा ग्लूकोज के स्वरूप में होने से आसानी से पच जाती है और पाचनतंत्र पर किसी भी प्रकार का दबाव नहीं पड़ता। अतः दो किलो अंगूर खाकर दिनभर तरोताजा, फुर्तीला रहा जा सकता है।

मधुमेह के रोगियों को अंगूर नहीं खाना चाहिए। छोटे बच्चों को भी 50 से 100 ग्राम अंगूर-रस पिलाया जा सकता है।

अंगूरों में मेसिक साइट्रिक तथा टार्टरिक अम्ल प्राकृतिक रूप में होते हैं। अंगूर में कुछ मात्रा में **पोटेशियम, सोडियम** तथा **कैल्शियम** भी होते हैं। अंगूर का नैसर्गिक माधुर्य **अम्लपित्त** को दूर करने में सहायक है। अंगूर में प्रजीविक-बी तथा महत्त्वपूर्ण खनिज तत्त्व विशेष मात्रा में पाये जाते हैं। अंगूर में टार्टरिक अम्ल होता है। किन्तु वह पोटाश और टार्टरेट स्वतंत्र रूप में होता है। वह आँत एवं गुर्दों के रोगों में लाभदायक है।

शरीर में आँतें गिजाई की तरह पड़ी रहती हैं। इनमें अनावश्यक द्रव्य पड़ा रहता है। वह कालांतर में विष बन जाता है। इससे पेट में दर्द होने लगता है। यह विष आँत के म्युकस-मैम्बरिन के माध्यम से समस्त शरीर में फैल जाता है। इसका बुरा प्रभाव आँखों, गुर्दों तथा यकृत (Liver) पर पड़ता है। अंगूर-रस इस विष को बाहर खींच निकालता है।

अंगूर रक्त-संचार को बदल डालता है। अंगूर से ब्लड ट्रान्सफ्यूजन प्रक्रिया गतिशील होती है। इससे उत्पन्न नया ताजा रक्त पुरानी पेशियों को बदलकर नयी पेशियाँ उत्पन्न करता है। ये नयी पेशियाँ महीनों तक कार्यरत रहती हैं तथा शरीर को निर्दोष बनाए रखती हैं। इससे जीवन-शक्ति बढ़ती है। इसलिए नित्य अंगूर खाना लाभदायक है।

अंगूर-रस पीने या खाने से पेट एवं आँतें शुद्ध, स्वच्छ हो जाती हैं। नया लाल रक्त संचारित होने लगता है। त्वचा मुलायम और चमकीली होती है। चेहरे पर अद्‌भुत निखार आता है। आँखों की शक्ति बढ़ती है। सुनने और सूँघने की शक्ति बढ़ जाती है।

अंगूर-सेवन से अन्य कोई दुष्प्रभाव नहीं होंगे, क्योंकि अंगूर नितांत निर्दोष है।

रोगों को दूर करने के लिए अंगूर का सेवन धैर्यपूर्वक करना चाहिए। अंगूरों का प्रभाव एक-दो दिन में नहीं दिखाई देगा। अंगूरों का प्रभाव चार सप्ताह के उपरांत मालूम होने लगेगा। छठे सप्ताह के अंत तक मरीज के रूप-रंग में काफी परिवर्तन दिखाई देगा। चेहरे पर लाली छा जाएगी, आँखों की आभा बढ़ जाएगी, कमजोर तथा क्षीण आवाज के स्थान पर मधुर आवाज निकलने लगेगी।

आरम्भ में नित्य एक समय में 100 ग्राम अंगूर खाने चाहिए। फिर उसकी मात्रा बढ़ाकर चार-पाँच दिनों में दो से तीन किलोग्राम अंगूर आसानी से खाये जा सकते हैं। बच्चे अपनी इच्छानुसार खायें।

अंगूर खाना एकदम बंद नहीं करना चाहिए, अपितु अंगूर का परिमाण (मात्रा) शनैः-शनैः घटाते चले जाना चाहिए। इस प्रकार अंगूर खाने से रोग दूर होकर शरीर स्वस्थ बनेगा।

अंगूर स्वस्थ मनुष्यों के लिए पौष्टिक भोजन है और रोगी के लिए शक्तिप्रद है। जिन

बड़े-बड़े भयंकर एवं जटिल रोगों में किसी प्रकार का कोई पदार्थ खाने-पीने को नहीं दिया जाता है उनमें अंगूर या दाख दी जाती है। भोजन के रूप में अंगूर कैंसर, क्षय (T.B.), पायोरिया, ऐपेण्डीसाइटिस, बच्चों का सूखा रोग, सन्धिवात, फिट्स, रक्तविकार, आमाशय में घाव, गाँठें, उपदंश (Syphilis), बार-बार मूत्र-त्याग, दुर्बलता आदि में दिया जाता है। पक्का अंगूर थोड़ा-सा दस्तावर लेकिन शीतल, नेत्रों के लिए हितकारी, पुष्टिकारक, रस व पाक में मधुर, स्वरशोधक, रक्तशोधक, वीर्यवर्धक तथा शरीर में स्थित विजातीय द्रव्यों को निकालने वाला होता है। अंगूर अकेला खाने पर लाभ करता है। किसी अन्य वस्तु के साथ मिलाकर इसे नहीं खाना चाहिए। अंगूर सूख जाने पर किशमिश बन जाता है। जब अंगूर नहीं मिलता हो तो अंगूर की जगह किशमिश काम में ले सकते हैं।

रक्ताल्पता (Anaemia)—अंगूर रक्त बढ़ाता है। अंगूर में ग्लूकोज शर्करा पर्याप्त मात्रा में होती है। अंगूर में लौह प्रचुर मात्रा में होता है। केवल 10 औंस अंगूर रस एनीमिया (खून की कमी) होने से रोकता है। अंगूर खाने से लौह-तत्त्व की कमी तथा विटामिन और क्षारों की त्रुटियाँ दूर हो जाती हैं। एनीमिया में ताजे अंगूर पूरे मौसम खाने से खून की कमी दूर हो जाती है और चेहरे पर लाली निखर आती है। रक्त की कमी होने पर अंगूर से बढ़कर अन्य कोई अ।षधि नहीं है।

जुकाम—नित्य कम-से-कम 50 ग्राम अंगूर खाते रहने से बार-बार जुकाम लगना बन्द हो जाता है।

गठिया—अंगूर शरीर से उन लवणों को निकाल देता है जिनके कारण गठिया शरीर में बनी रहती है। गठिया की परिस्थितियों को साफ करने के लिए प्रातः अंगूर खाते रहना चाहिए।

कैंसर, हृदय रोग—शरीर में एन्टी-ऑक्सीडेंट और प्रो-आक्सीडेंट, दोनों पाये जाते हैं। यदि प्रो-आक्सीडेंट ज्यादा हों तो हृदय रोग, कैंसर व अन्य घातक बीमारियों के जल्दी होने की सम्भावनाएँ बढ़ जाती हैं। एन्टी-आक्सीडेंट्स की अधिक संख्या हानिकर नहीं होती। लाल, काले अंगूरों में एन्टी-आक्सीडेंट्स की संख्या बहुत अधिक होती है। इसलिए गहरे काले अंगूरों के खाने से कैंसर व हृदय रोग कम होते हैं। हरे रंग के अंगूरों में एन्टी-ऑक्सीडेन्ट्स की संख्या काले अंगूरों की अपेक्षा कम होती है। इसलिए कैंसर व हृदय रोगों को कम करने, दूर करने में काले अंगूर अधिक लाभदायक हैं।

हृदय रोगों में अंगूर का रस बहुत उपयोगी सिद्ध होता है। यह रक्त को जमने से रोकता है, जिससे हृदय में रक्त का संचार सुचारु रूप से होता रहता है परिणामतः शरीर में हृदय की बीमारी नहीं पनप पाती है।

जिन लोगों का रक्तचाप कम होता है, उनके लिए काले अंगूरों का रस फायदेमंद होता है।

कैंसर—कैंसर में पहले तीन दिन रोगी को उपवास करायें। फिर अंगूर सेवन कराना आरम्भ करें। कभी-कभी एनिमा लगायें। एक दिन में दो किलो से अधिक अंगूर न खिलायें। कुछ दिन पश्चात् छाछ पीने को दी जा सकती है। अन्य कोई चीज खाने को न दें। इससे लाभ धीरे-धीरे, कुछ महीनों में होता है। इसकी पुल्टिस घावों पर लगा सकते हैं। इस रोग

की चिकित्सा में कभी-कभी अंगूर का रस लेने से पेट दर्द, मलद्वार पर जलन होती है। इससे डरना नहीं चाहिए। दर्द कुछ दिनों में ठीक हो जाता है। दर्द होने पर सेंक कर सकते हैं।

The Grape Cure : Johanna Brandit.

कैंसर के रोगी पालन करें।

1. रोगी को 6 माह तक चूल्हे पर पकाई खुराक नहीं दें।
2. प्रथम दो महीने कैंसर के रोगी का आहार केवल अंगूर ही रखें।
3. इसके बाद अंगूर के साथ अन्य फलों का सेवन किया जा सकता है। यह एक माह करें।
4. इसके बाद वाले एक महीने में अंगूर व फलाहार के साथ अपक्व (कच्चा) भोजन किया जा सकता है। फलों में टमाटर, संतरा, मौसमी, काजू, बादाम ले सकते हैं।
5. इसके बाद एक महीने तक कुछ पक्वाहार दिया जा सकता है।
6. अंगूर कल्प की सम्पूर्ण अवधि में पूर्ण आराम करना चाहिए।

चेचक—अंगूर गर्म पानी से धोकर खाने से चेचक में लाभदायक होता है।

मिरगी—मिरगी के रोगियों के लिए अंगूर खाना बहुत लाभदायक होता है।

आधे सिर का दर्द—अंगूर का रस एक कप नित्य प्रातः सूर्योदय से पहले पीने से आधे सिर का दर्द (आधा-सीसी का दर्द,—ऐसा दर्द जो सूर्य के साथ बढ़ता है) ठीक हो जाता है।

ज्वर—अंगूर सभी प्रकार के ज्वरों में लाभ करता है। टाइफॉइड, वायरसजन्य बुखार में भी लाभदायक है।

खाँसी-कफ—अंगूर खाने से फेफड़ों को शक्ति मिलती है। जुकाम-खाँसी दूर होती है। कफ बाहर आ जाता है। अंगूर खाने के बाद पानी न पियें।

सूखी खाँसी ने नाक में दम कर रखा हो तो आँवला, छोटी पीपल, कालीमिर्च तथा मुनक्का समान मात्रा में लेकर एक-एक चम्मच सुबह-शाम शहद के साथ लें। इससे सूखी खाँसी दूर होती है।

दमा—दमे में अंगूर खाना बहुत लाभदायक है। यदि थूकने में रक्त आता हो तब भी अंगूर खाने से लाभ होता है।

हृदय में दर्द एवं धड़कन—रोगी यदि अंगूर खाकर ही रहे तो हृदय-रोग शीघ्र ठीक हो जाते हैं। अंगूर हृदय के लिये लाभदायक है। सोडियम और पोटाशियम हृदय की गति के लिये आवश्यक तत्त्व हैं जो अंगूरों में प्रचुर मात्रा में पाये जाते हैं। जब हृदय में दर्द हो और धड़कन अधिक हो तो अंगूर का रस पीने से दर्द बन्द हो जाता है तथा धड़कन सामान्य हो जाती है। थोड़ी देर में ही रोगी को आराम आ जाता है तथा रोग की आपात-स्थिति (Emergency) दूर हो जाती है।

अंगूर के सेवन से रक्तसंचार और हृदय की गति संतुलित होती है। अंगूर एंटी-ऑक्सीडेंट है। इसे हृदयघात के पहले तथा बाद में सेवन करने से लाभ होता है।

शारीरिक दुर्बलता दूर करने और अच्छी सेहत के लिए प्रतिदिन 100 ग्राम अंगूर या 20 ग्राम किशमिश दूध के साथ खाना अच्छा रहता है।

घबराहट—अंगूर खाने से घबराहट दूर हो जाती है।

दन्तोद्गमन (दाँत निकलना)—दाँत निकलने के समय अंगूरों का दो-दो चम्मच रस नित्य पिलाते रहने से दाँत सरलता और शीघ्रता से निकल आते हैं, बच्चा रोता नहीं है। वह हँसमुख रहता है। बच्चा सुडौल रहता है। उसे सूखे का रोग नहीं होता है। इससे बच्चों को दौरे (फिट्स) नहीं पड़ते और चक्कर भी नहीं आते। अंगूर मीठे हों। स्वाद के लिए चाहें तो शहद भी मिला सकते हैं।

शिशु कब्ज़—शिशुओं का कब्ज़ दूर करने के लिये नित्य दो चम्मच अंगूर का रस सुबह-शाम पिलायें।

बड़ों की कब्ज़—सेंधा नमक तथा कालीमिर्च के चूर्ण के साथ अंगूर खाने से कब्ज दूर होता है।

रक्तस्राव—100 ग्राम अंगूर नित्य खाते रहें। इससे नाक, मुँह और पेशाब के रास्ते से आने वाला रक्तस्राव बन्द हो जाता है। इससे जीर्णज्वर, घबराहट, टी.बी. आदि रोगों में भी लाभ होता है।

दूध-पाचन—जिनको दूध नहीं पचता, दूध से गैस बनती है, वे दूध व मुनक्का एक साथ लें।

मुँह सूखना—अंगूर प्यास मिटाता है। ज्वर में जब मुँह, जीभ सूखने लगे तो अंगूर खायें।

मासिक धर्म अनियमित, श्वेत प्रदर—100 ग्राम अंगूर नित्य खाते रहने से मासिक धर्म नियमित रूप से आता है। इससे स्वास्थ्य अच्छा रहेगा। इसके लिए यह एक अच्छा टॉनिक है।

गुर्दे का दर्द—अंगूर की बेल के 30 ग्राम पत्तों को पीसकर, पानी मिलाकर, छानकर, नमक मिलाकर पीने से गुर्दे के तड़पते रोगी को आराम मिलता है।

बार-बार पेशाब जाना मूत्राशय के लिए अच्छा नहीं है। अंगूर खाने से बार-बार पेशाब जाने की हाजत कम होती है। अंगूर का रस गुर्दों की कार्यक्षमता को बढ़ाता है।

—थेराप्युटिक बाइ-वेज : ई. पी. एन्शूज

पेशाब में जलन रहती हो और खुलकर पेशाब नहीं आता हो तो 50 ग्राम मुनक्के रात को पानी में भिगो दें और सुबह मसलकर, छानकर भुने जीरे के चूर्ण के साथ पिलायें। इससे पेशाब की जलन दूर होकर पेशाब खुलकर आता है।

शरीर में **सुस्ती** रहती हो तो 20 ग्राम मुनक्का गर्म दूध के साथ सुबह लें।

नकसीर—मीठे अंगूर का रस नाक से खींचने से नकसीर तुरन्त बन्द हो जाती है।

फेफड़ों के सब प्रकार के रोग—यक्ष्मा, खाँसी, जुकाम, दमा आदि के लिए अंगूर बहुत लाभदायक है।

दूध-वृद्धि—अंगूर खाने से दूध में वृद्धि होती है, कम दूध वाली स्त्री को अंगूर खाने चाहिए।

शक्तिवर्धक—अंगूर में फ्रक्टोज और ग्लूकोज होता है, अंगूर का रस जल्दी पचता है, शीघ्र ही शरीर में ताप और शक्ति देता है। अंगूर में 25% शर्करा और पर्याप्त मात्रा में

लोहा होता है जो रक्त में हीमोग्लोबिन बढ़ा देता है। रक्त की कमी वालों के लिए यह सर्वोत्तम है। यह कीटाणुनाशक है। अंगूर प्रबल क्षारीय आहार है, शरीर से विषैले पदार्थों को बाहर निकालता है। शारीरिक शक्ति के लिए अंगूर उत्तम आहार है। जब शारीरिक शक्तियाँ बहुत दुर्बल हो गई हों तो कुछ दिन केवल अंगूरों का ही सेवन करें। ये नया जीवन प्रदान करते हैं तथा समस्त अंगों को बल देते हैं। लम्बी बीमारी के बाद शरीर में आई दुर्बलता दूर हो जाती है। ताजे अंगूरों का रस कमजोर रोगी के लिए लाभदायक है। यह रक्त बनाता है और रक्त पतला करता है, शरीर मोटा करता है। दिन में नित्य दो बार अंगूर का रस पीने से पाचनशक्ति ठीक होती है, कब्ज़ दूर होती है, वायु संचय नहीं होती। यह जल्दी पचता है, इससे दुर्बलता दूर होती है, सिरदर्द, बेहोशी के दौरे, चक्कर आना, छाती के रोग, क्षय में उपयोगी है। रक्तविकार को दूर करता है। श्वेत प्रदर में लाभ होता है। गर्भ का बच्चा स्वस्थ, बलवान होता है। अंगूर रक्त में **लोहा** बढ़ाता है। गर्भावस्था में स्त्री प्रातः अंगूर खाती रहे तो स्वयं स्वस्थ रहेगी तथा होने वाला बच्चा, स्वस्थ एवं हृष्ट-पुष्ट होगा।

जिन महिलाओं के गर्भाशय कमजोर हों, उन्हें अंगूर का सेवन प्रतिदिन करना चाहिए। इससे गर्भाशय की निर्बलता दूर हो जाती है।

कील, मुँहासे, झाँइयाँ—विटामिन 'सी' एक एंटी-आक्सीडेंट है, जो फ्री-रेडिकल्स के प्रभाव को निष्क्रिय कर सकता है। प्रदूषण, पराबैंगनी विकिरण, धूम्रपान और तनाव आदि से फ्री-रेडिकल्स अणु पैदा होते हैं, जो शरीर को कई तरह से नुकसान पहुँचाते हैं, खासकर त्वचा पर इसका काफी दुष्प्रभाव पड़ता है।

चेहरे पर विटामिन 'सी' का लेप लगाया जाए तो इससे त्वचा पर एक रेशमी आवरण चढ़ जाता है और त्वचा (Skin) एकदम तरोताजा रहती है।

अगर आप **कील-मुँहासों और झाँइयों** से दुखी हैं तो इसका सबसे सहज उपाय यही है कि आष अपने भोजन पर ध्यान रखें। पौष्टिक और सही भोजन करने की आदत डालें।

हरी सब्जियाँ और फल पर्याप्त मात्रा में लें। तली हुई चीजों से भरसक बचें। खूब पानी पियें और सबसे जरूरी बात है कि त्वचा को साफ करते रहें ताकि उस पर अतिरिक्त चिकनाहट न जमने पाए। त्वचा में मौजूद कई नुकसानदेह बैक्टीरिया को अंगूर मार डालता है। देखा गया है कि यदि अंगूर का लेप त्वचा पर लगाया जाए तो त्वचा खिल उठती है, लेकिन यहाँ यह याद रखना चाहिए कि अंगूर जितना हरा होगा, त्वचा पर निखार उतना ही बेहतर आएगा।

—*राज. पत्रिका, जयपुर*; 8 अप्रैल, 2001

मुख-सौंदर्य, झुर्रियाँ—अंगूर का रस चेहरे पर रुई के फोहे से लगाकर दस मिनट बाद धोयें। रोमकूप साफ हो जायेंगे। यदि त्वचा शुष्क, रूखी हो तो दो भाग अंगूर का रस, एक भाग गुलाबजल मिलाकर लगाने से त्वचा कोमल हो जाती है। अंगूर का रस लगायें तथा अंगूर खायें। दो माह ऐसा करने से चेहरे की झुर्रियाँ दूर होकर चेहरा कान्तिवान हो जायेगा।

उपवास—उपवास में अंगूर खाने से दुर्बलता प्रतीत नहीं होती।

दाँत दर्द हो, हिलते हों तो अंगूर चूसें, लाभ होगा।

घाव—नियमित अंगूर खाने से घाव शीघ्र भरते हैं।

अम्लपित्त (Acidity) में अंगूर व अनार का रस समान मात्रा में मिलाकर पीने से छाती की जलन दूर हो जाती है, उल्टी नहीं होती।

आँखों के आगे अँधेरा—काले अंगूर आँखों के लिए लाभकारी होते हैं। काले अंगूर में ल्यूटीन नामक तत्त्व काफी मात्रा में पाया जाता है, जो आँखों के स्वास्थ्य के लिए टॉनिक का कार्य करता है। इतना ही नहीं, अंगूर में जीएक्स एनथिन नामक एक ऐसा तत्त्व पाया जाता है, जो आँखों को रोगों से बचाता है। आँखों में रेटिना के पीछे पीले रंग का द्रव्य होता है, जो आँखों की हानिकारक तत्वों से रक्षा करता है। अंगूर इसी पीले रंग के द्रव्य को बढ़ाता है। लगातार कुछ महीने 100 ग्राम काले अंगूर खायें, क्षीण होती **नेत्र-ज्योति** बढ़ जायेगी।

नशीले पदार्थ—सिगरेट, चाय, कॉफी, जर्दा, शराब की आदत केवल अंगूर खाते रहने से छूट जाती है।

आँवला (MYROBALAN EMBLIC)

लेटिन नाम—एम्बलिका आफिसिनेलिस (Emblica officinalis)

जो आँवला आकार में बड़ा होता हो, गूदे में रेशा नहीं हो, बेदाग और हल्की-सी लाली लिए हुए हो, वह आँवला सबसे अच्छा होता है।

आँवला सर्दी की ऋतु में ताजा मिलता है। नवम्बर से मार्च तक आँवला ताजा मिलता रहता है। जनवरी-फरवरी में आँवला अपने पौष्टिक तत्त्वों से भरपूर होता है। इसी समय आँवले का मुरब्बा, अचार, जैम आदि बनायें। आँवला मोटा और दागरहित काम में लें।

विटामिन 'सी' का गोला है, गोल मटोल आँवला राजा।
गुण इसके नहीं मिटते हैं, चाहे सूखा हो या ताजा॥

एक आँवले में विटामिन-'सी' चार नारंगी और आठ टमाटर या चार केले के बराबर मिलता है। इसलिए यह शरीर की रोगों से लड़ने की शक्ति में महत्त्वपूर्ण है। विटामिन-'सी' की गोलियों की अपेक्षा आँवले का विटामिन-'सी' सरलता से पच जाता है।

आँवले में पाये जाने वाले कार्बोहाइड्रेट्स में मुख्य है रेशादार 'पेक्टिन'। यह रक्तवाहिनियों के विकारों को नष्ट करने में सक्षम है। आँवला मधुरता व शीतलता के कारण पित्त को शान्त करता है। आँवला पित्तनाशक होने के कारण रक्तपित्त, शीतपित्त, अम्लपित्त, परिणाम-शूल आदि पित्त-प्रधान रोगों की प्रधान औषधि है।

आन्तरिक शक्ति बढ़ाने वाली औषधियों का प्रधान घटक आँवला ही है।

आँवले में एक रसायन होता है, जिसका नाम सकसीनिक अम्ल है। सकसीनिक अम्ल बुढ़ापे को रोकता है और इसमें पुनः यौवन प्रदान करने की शक्ति भी होती है। आँवले में विद्यमान विभिन्न रसायन बीमार और जीर्ण कोशिकाओं के पुनर्निर्माण में अपना अच्छा योगदान देते हैं।

बुढ़ापे से बचने के लिए आँवले के रस में मिश्री और घी मिलाकर सेवन करें। सूखा पिसा हुआ आँवला नित्य एक चम्मच, पानी के साथ फंकी लेने से शरीर में कान्ति एवं नवयौवन आता है।

बुढ़ापे की कमजोरी—बुढ़ापे में शरीर में चूने की मात्रा बढ़ जाती है। चूने की

अधिकता हड्डियों, स्नायुओं और रक्तवाहिनियों को कठोर बना देती है। इससे शरीर की गतिशीलता में अवरोध उत्पन्न हो जाता है। आँवले का नित्य सेवन इस कठोरता को दूर करके सारी क्रियाओं को समुचित रखता है। आँवला बुढ़ापे के लिए अमृततुल्य है।

बुढ़ापा देर से—सूखा आँवला पीस लें। इसकी दो चम्मच रोटी के साथ नित्य खाने से बुढ़ापा देर से आएगा और जवानी बनी रहेगी।

झुर्रियाँ व झाँइयाँ—नित्य सुबह-शाम चेहरे पर किसी भी तेल की धीरे-धीरे मालिश करें। रात को एक काँच का गिलास पानी से भरकर इसमें दो चम्मच पिसा हुआ आँवला भिगो दें और नित्य प्रात: पानी छानकर चेहरा इस पानी से धोयें। ऐसा करते रहने से चेहरे की झुर्रियाँ व झाँइयाँ दूर हो जायेंगी।

आँवला विटामिन 'सी' की गोलियाँ और जुकाम की दवाइयाँ बनाने में काम आता है।

आँवला ठण्डी प्रकृति का है। आँवले की विशेषता यह है कि सूखने पर भी इसके गुण नष्ट नहीं होते। आप हरा या सूखा किसी भी रूप में आँवला खाकर इसके समान गुण प्राप्त कर सकते हैं।

आँवले के नियमित सेवन से नेत्रज्योति और स्मरणशक्ति बढ़ती है। स्कर्वी रोग में आँवले का सेवन लाभकारी है। आँवला अमीनो अम्ल का उत्पादन करता है और जख्मों को शीघ्र भरने में मदद करता है। दिल की बेचैनी, मेदा, तिल्ली, रक्तचाप, दाद, दाँत और मसूढ़ों के कष्टों को दूर करने में आँवला गुणकारी है। इसके सेवन से शरीर में आरोग्य शक्ति बढ़ती है। रक्त बनाने में यह फल उपयोगी है। आँवला खाने वालों में संक्रमण का प्रभाव कम होता है। यह कब्ज़ को दूर करता है।

आँवले में सारे रोगों को दूर करने की शक्ति है। आँवला युवकों को यौवन प्रदान करता है और बूढ़ों को युवा जैसी शक्ति। गर्मियों में चक्कर आते हों, जी घबराता हो तो आँवले का शर्बत पियें। दिल धड़कता हो तो आँवले का मुरब्बा खायें। आँवले में विटामिन 'सी' सर्वाधिक होता है। मनुष्य को प्रतिदिन 50 मिलीग्राम विटामिन 'सी' की आवश्यकता होती है जो 1.6 औंस आँवले के रस में मिल जाता है। एक आँवला, दो सन्तरे के बराबर होता है। दाँतों और मसूढ़ों को आँवला कठोर बनाता है। शरीर में आरोग्य शक्ति बढ़ाता है।

आँवले का मुरब्बा ताकत देने वाला होता है। बालों, त्वचा, पेट और आँखों के लिए आँवले का मुरब्बा खाएँ। यह शरीर और मस्तिष्क को ठण्डक प्रदान करता है और शरीर की गर्मी को शांत करता है। यह गर्भवती के लिए हितकर है। एक अच्छा आँवला एक अण्डे से अधिक बल देता है। मस्तिष्क, हृदय की बेचैनी, धड़कन, मेदा, तिल्ली, रक्तचाप (ब्लडप्रेशर), दाद में आँवला लाभदायक है। आँवला शक्ति और स्वास्थ्यवर्धक है। इससे वीर्य की निर्बलता दूर होती है। दाँतों में चमक आती है, मस्तिष्क के तन्तुओं में तरावट आती है। सूखे आँवले का गुण टूटी हड्डी जोड़ने वाला, धातुवर्धक, मेदवृद्धि नाशक है। कच्चे आँवले का रस पीना चाहिए। रात को सोते समय दस ग्राम आँवले का चूर्ण, पच्चीस ग्राम शहद में मिलाकर लेना चाहिए। इसे चटनी, कच्चा अचार, शर्बत, मुरब्बा किसी भी तरह प्रयोग करना चाहिए।

नित्य दो बार खाने के बाद पिसा आँवला 1-1 चम्मच, पानी के साथ फंकी लेने से

कब्ज़ के कारण सिरदर्द, गैस, आँखों व **हाथ-पैरों में जलन, गुदा में जलन, दर्द** दूर होता है। नियमित लेते रहने से मस्तिष्क शक्ति बढ़ती है, दमा-श्वास में आराम होता है। रक्त शुद्ध होता है, रक्त-संचार ठीक होता है, यकृत ठीक रहता है।

दो चम्मच पिसा आँवला दो कप पानी में उबालकर, पानी छानकर पीने से **भूख तेज** लगती है, भोजन का स्वाद अच्छा लगता है। पिसे हुए आँवले को पानी में घोलकर उबटन की तरह मलकर स्नान करने से त्वचा चमकदार और रोगरहित होती है।

उत्तेजना—आँवला शारीरिक, मानसिक उत्तेजनाओं को शान्त करता है।

पायोरिया—ताजे आँवले का सेवन दाँतों, मसूढ़ों की मजबूती के लिए कारगर है। यह पायोरिया से पीड़ित व्यक्तियों के लिए भी लाभप्रद है। सूखा पिसा हुआ आँवला या आँवले के रस में पाँच बूँद सरसों का तेल मिलाकर दाँतों पर मलने से **पायोरिया** ठीक हो जाता है।

आँवला वात एवं पित्त-नाशक है, इसलिए इसका उपयोग वायु-रोग-निरोधक के रूप में किया जाता है।

नकसीर—जिन्हें प्राय: नकसीर आती रहती है वे 50 ग्राम सूखे आँवलों को रात में 3 किलो पानी में भिगोकर पानी छानकर उससे नित्य सिर धोयें और एक कप पानी भी पियें। आँवले का मुरब्बा खायें। यदि नकसीर किसी भी प्रकार से बन्द न हो तो आँवले का रस रोगी की नाक में टपकाएँ, सुँघाएँ और आँवले को पीसकर सिर पर लेप करें, चार चम्मच आँवले का रस तीन चम्मच मिश्री मिलाकर पिलायें, अवश्य लाभ होगा। यदि ताजा आँवले न मिले तो सूखे आँवलों को पानी में भिगोकर उस पानी को सिर पर लगायें। इससे **मानसिक गर्मी-खुश्की** भी दूर हो जाएगी।

गर्मी से बचाव—गर्मी में आँवले का शर्बत पीने से बार-बार प्यास नहीं लगती तथा गर्मी के रोगों से बचाव होता है।

बाँझपन—तीन महीने आँवले का रस पीने से बाँझपन और वीर्य की कमजोरी दूर होकर दम्पत्ति सन्तानोत्पत्ति योग्य हो जाते हैं। इससे कानों का **बहरापन** भी ठीक होता है।

मासिक धर्म—दो चम्मच आँवला दो कप पानी में गुड़ या मिश्री मिलाकर उबालें। आधा पानी रहने पर छानकर पियें। इस प्रकार तैयार कर दो बार लें। मासिक धर्म कम होता हो तो खुलकर आयेगा और दर्द नहीं होगा।

तुतलाना—बच्चों का हकलाना, तुतलाना आँवला चबाने से ठीक हो जाता है, जीभ पतली होकर बोली साफ आने लगती है।

बिस्तर में पेशाब करना—कुछ बालक बिस्तर में पेशाब कर देते हैं। यह रोग है जो चिकित्सा कराने से ठीक हो जाता है। एक ग्राम पिसा हुआ आँवला, एक ग्राम पिसा हुआ काला जीरा और दो ग्राम पिसी हुई मिश्री मिलाकर फंकी दें। ऊपर से ठण्डा पानी पिलायें। बिस्तर में पेशाब करने का रोग दूर हो जायेगा।

छाले—गले में छाले होने पर मिश्री, मुलहठी व सूखे आँवले को समान मात्रा में पीसकर एक चम्मच चूर्ण एक गिलास दूध में मिलाकर सुबह-शाम पियें। चार दिन इसका उपयोग करने से गले के छाले ठीक हो जायेंगे।

स्वप्नदोष—(1) एक आँवले का मुरब्बा नित्य खाने से लाभ होता है। (2) काँच के गिलास में 20 ग्राम सूखे आँवले पीसकर डालें। इसमें 60 ग्राम पानी भरें और फिर 12 घण्टे भीगने दें। फिर छानकर इस पानी में 1 ग्राम पिसी हुई हल्दी डालकर पियें। युवकों के स्वप्नदोष के लिए अच्छी औषधि है।

जीर्ण ज्वर—मूँग की दाल में सूखा आँवला डालकर पकाकर खायें।

पथरी—(1) आँवले का चूर्ण मूली के साथ खाने से मूत्राशय की पथरी में लाभ होता है। (2) पिसा हुआ आँवला और मिश्री समान मात्रा में मिलाकर दो चम्मच दो बार लम्बे समय तक पानी के साथ फंकी लेने से पथरी निकल जाती है।

रक्तस्रावी बवासीर—सूखे आँवले को बारीक पीसकर एक-एक चाय चम्मच सुबह-शाम छाछ या गाय के दूध के साथ लेने से खूनी बवासीर में लाभ होता है।

श्वेत प्रदर—(1) 3 ग्राम पिसा हुआ (चूर्ण) आँवला, 6 ग्राम शहद में मिलाकर नित्य एक बार 30 दिन तक लेने से श्वेत-प्रदर में लाभ होता है। खटाई का परहेज रखें। (2) आँवले का 20 ग्राम रस शहद में मिलाकर एक माह तक लगातार पीने से श्वेत-प्रदर में लाभ होता है।

कुष्ठ—एक चम्मच आँवले के चूर्ण की सुबह-शाम फंकी लें।

जलन—ताजा आँवले का रस चौथाई कप, आधा कप पानी और स्वादानुसार शक्कर मिलाकर नित्य दो बार पीते रहने से पेशाब की जलन दूर हो जाती है। कब्ज़ और शीघ्रपतन दूर हो जाता है। छाती की जलन में लाभ होता है। स्त्री के मूत्रांग की जलन और खुजली ठीक होती है। आँवले का रस शहद के साथ सेवन करने से भी स्त्रियों का योनिदाह (मूत्रांग की जलन) शान्त होती है।

प्रोस्टेट—आँवले की गुठली को फोड़ने पर निकलने वाले बीज 150 ग्राम, गुड़ 150 ग्राम, काले तिल आधा किलो—इन सबको बारीक पीसकर, मिलाकर 20-20 ग्राम के लड्डू बनाकर नित्य सुबह-शाम खायें। प्रोस्टेट के रोग दूर हो जायेंगे।

पेशाब की जलन—(1) हरे आँवले का रस 50 ग्राम, शक्कर या मिश्री या शहद 50 ग्राम थोड़ा पानी मिलाकर सुबह-शाम पियें। यह एक खुराक का तौल है। इससे पेशाब खुलकर आएगा। जलन और कब्ज़ ठीक होगी। शीघ्रपतन दूर होगा। (2) साबुत धनिया दो चम्मच, एक चम्मच पिसा हुआ आँवला रात को दो कप पानी में भिगो दें। प्रातः धनिया को हाथ से उसी पानी में मसलकर, पानी हिलाकर छानकर पियें। इसी प्रकार प्रातः भिगोकर शाम को पियें। दस दिन लगातार पियें। पेशाब की जलन दूर हो जायेगी। (3) दो चम्मच आँवला तथा समान मात्रा में मिश्री मिलाकर पानी से नित्य दो बार फंकी लेने से पेशाब की जलन तथा पेशाब का रुक-रुक कर आना ठीक हो जाता है।

मधुमेह (Diabetes)—(1) सूखे आँवले और जामुन की गुठली समान मात्रा में पीस लें। इसकी दो चम्मच नित्य प्रातः भूखे पेट पानी के साथ फंकी लें। मधुमेह में लाभ होगा। (2) आँवले का ताजा रस मधुमेह के रोगियों के लिए लाभप्रद होता है। इसके सेवन से रक्त में शक्कर बनना कम हो जाता है। आँवला पाउडर 1 चम्मच दो बार पानी या दूध से फंकी लेने से मधुमेह में लाभ होता है।

कब्ज़—रात को एक चम्मच पिसा हुआ आँवला पानी या दूध से लेने से सुबह दस्त साफ आता है, कब्ज़ नहीं रहती। आँतें तथा पेट साफ होता है।

यकृत में सूजन, पीलिया—(1) आँवले का रस चौथाई कप एक गिलास गन्ने के रस में मिलाकर पियें। इस प्रकार नित्य तीन बार पीते रहने से पीलिया ठीक हो जाता है।

(2) 50 ग्राम आँवला + 50 ग्राम जीरा + 25 ग्राम इलायची—सबको मिलाकर, पीसकर एक-एक चम्मच तीन बार गाय के दूध के साथ फंकी लेने से लाभ होता है।

दस्त—(1) सूखा आँवला पिसा हुआ और काला नमक समान मात्रा में मिलाकर जल के साथ आधा चम्मच की फंकी लेने से दस्त बन्द हो जाते हैं। दस्तों में दो मुरब्बे के आँवले खाने से लाभ होता है। ताजा आँवलों का रस चार चम्मच पानी में मिलाकर पिलाने से भी लाभ होता है। सूखा आँवला भिगोकर इसका पानी भी पिला सकते हैं। (2) पिसे हुए सूखे आँवले में पानी डालकर पुनः पीसकर लेप बनाकर नाभि के चारों ओर दो इंच के क्षेत्र में गोल दीवार बनाकर इसमें अदरक का रस भर दें। रोगी सीधा सोता रहे। इससे पानी जैसे बार-बार हो रहे दस्त बन्द हो जाते हैं। (3) पिसा हुआ आँवला 10 ग्राम+पिसी हुई छोटी हरड़ 5 ग्राम मिला लें। इसकी चौथाई चम्मच नित्य दो बार पानी के साथ फंकी लें। हर प्रकार के दस्तों में लाभ होगा। पाचनशक्ति बढ़ेगी।

पेचिश (Dysentery)—दस्तों में आँव और रक्त आता हो तो एक बढ़ा चम्मच पिसा हुआ आँवला इतने ही शहद में मिलाकर नित्य तीन बार दस दिन तक सेवन करें।

मस्तिष्क शीतल रहे, **नींद** अच्छी आये, इसके लिए आँवले का तेल सिर में लगायें। इससे बाल घने, काले और मुलायम रहते हैं।

मस्तिष्क की कमजोरी—नित्य खाली पेट 2 नग आँवले का मुरब्बा खाने से मस्तिष्क की कमजोरी दूर हो जाती है।

स्मरण-शक्ति बढ़ाने के लिए नित्य प्रातः भूखे पेट दो आँवले का मुरब्बा खायें। बच्चों को पढ़ाया हुआ याद नहीं रहता, बुढ़ापे में जिनकी स्मरण-शक्ति कमजोर हो गयी हो, उनके लिए आँवले के मुरब्बे का सेवन लाभकारी है।

पेट के रोग—दो नग आँवले का मुरब्बा नित्य खाने से पेट के रोग नहीं होते।

पाचन-शक्तिवर्धक—खाने के बाद एक चम्मच सूखे आँवले के चूर्ण की फंकी लेने से पाचन-शक्ति बढ़ती है, मल बँधकर आता है। सोते समय लेने से कब्ज़ दूर होती है।

कृमि (Worms)—एक औंस ताजा आँवले का रस और दो चम्मच शहद मिलाकर नित्य दो बार 7 दिन तक पीने से कृमि नष्ट हो जाते हैं।

शक्तिवर्धक—पिसा हुआ आँवला एक चम्मच, दो चम्मच शहद में मिलाकर चाटें, ऊपर से दूध पियें। इससे सदा स्वास्थ्य अच्छा रहता है। दिनभर प्रसन्नता का अनुभव होता है। जब ताजा आँवले मिलते हों तो प्रातः आधा कप आँवले के रस में दो चम्मच शहद और आधा कप पानी मिलाकर पियें। ऊपर से दूध पियें। इससे थके हुए ज्ञान-तंतुओं को उत्तम पोषण मिलता है। कुछ ही दिन नित्य पीने पर शरीर में नई शक्ति और चेतना आयेगी, जीवन में यौवन की बहार आयेगी। जो लोग स्वस्थ रहना चाहते हैं, उन्हें इस प्रकार आँवले का रस नित्य पीना चाहिए।

छाले—नित्य आँवले के दो मुरब्बे खायें।

कायाकल्प—नित्य सुबह टहलने या व्यायाम करने के बाद ताजे आँवले के 5 चम्मच रस में 3 चम्मच शहद मिलाकर पियें और दो घण्टे तक कुछ भी न लें। इस तरह ताजा आँवले के रस का सेवन दो महीने तक नित्य करने से कायाकल्प हो जाता है। सदा स्वस्थ और नीरोग रहने का यह श्रेष्ठ योग है।

आँवला शक्ति का भण्डार है। इसे हमेशा किसी-न-किसी रूप में लेते रहें। नित्य उपयोग हेतु कुछ विधियाँ नीचे बताई जा रही हैं—

1. साग-सब्जी में आँवला खटाई के रूप में प्रयोग करें।
2. आँवले की चटनी बनाकर खायें। इसके रस में शहद मिलाकर शर्बत की तरह पियें।
3. आँवले का अचार, मुरब्बा बनाकर खायें।
4. आँवले को उबालकर स्वाद की दृष्टि से शक्कर, मसाले डालकर खायें।

यदि किसी भी प्रकार से आँवले का प्रयोग करते रहें, तो स्वास्थ्य अच्छा रहेगा। पौष्टिक भोजन के अभाव में होने वाले रोग नहीं होंगे। यदि रोग होंगे, तो वे भी दूर हो जायेंगे।

पिसा हुआ आँवला दो चम्मच, देशी घी एक चम्मच, शहद तीन चम्मच मिलाकर नियमित कुछ सप्ताह खाने से शरीर की कायापलट हो जाती है। नवजीवन का संचार होता है। च्यवनप्राश आँवले से ही बनता है, यह थकान, नेत्र, यकृत और मस्तिष्क की कमजोरी दूर करता है।

विटामिन-'सी'—आँवले के 100 ग्राम गूदे में 500-700 मि.ग्रा. विटामिन-'सी' मिलता है। एक ताजा आँवले में दो सन्तरों के बराबर विटामिन-'सी' पाया जाता है।

स्कर्वी (Scurvy)—स्कर्वी रोग के चलते शरीर के किसी भी भाग से रक्तस्राव हो सकता है। मसूढ़े सूज जाते हैं और रक्तस्राव होने लगता है। शरीर की हड्डियाँ अपने आप टूट सकती हैं। इस रोग से ग्रसित व्यक्ति को शरीर में कमजोरी महसूस होती है और वह स्वभाव से चिड़चिड़ा हो जाता है। यह रोग शरीर में विटामिन-'सी' की कमी के कारण होता है। आँवले का नियमित सेवन करने से स्कर्वी रोग से मुक्ति मिल जाती है।

सिरदर्द—दो चम्मच पिसा हुआ आँवला इतने ही घी और शक्कर में मिलाकर सुबह-शाम खायें और ऊपर से दूध पियें। इससे अनेक प्रकार के सिरदर्द ठीक हो जाते हैं। कमजोरी से होने वाले सिरदर्द के लिए प्रात:काल खाली पेट दो नग आँवले के मुरब्बों का सेवन करना बहुत लाभदायक है।

रक्तक्षीणता में आधा कप आँवले के रस में दो चम्मच शहद, थोड़ा-सा पानी मिलाकर पीने से लाभ होता है।

ग्लुकोमा—कनखल हरिद्वार के स्वामी रामदेव ने प्राणायाम, योग शिविर में कहा कि "आमलकी रसायन (आँवले का रसायन) 200 ग्राम, मुक्तासुक्ती भस्म 10 ग्राम, सप्तामृत लौह 20 ग्राम—इन सबको मिलाकर एक चम्मच नित्य सुबह-शाम खाली पेट पानी के साथ फंकी लेने से ग्लुकोमा में लाभ होता है। यह विद्यार्थी एवं पढ़ने-लिखने वालों के लिए भी लाभदायक है।

नेत्र-ज्योतिवर्धक—आँवले के सेवन से आँखों की दृष्टि बढ़ती है। आँवले का मुरब्बा नित्य खायें। पाव भर पानी में 6 ग्राम सूखा आँवला रात को भिगो दें। प्रातः इस पानी को छानकर आँखें धोयें। इससे आँखों के सब रोग दूर होते हैं और दृष्टि बढ़ती है। सूखे आँवले के चूर्ण की एक चाय की चम्मच में एक चम्मच पिसी हुई मिश्री मिलाकर सुबह व रात को पानी के साथ फंकी लें। इससे कब्ज़, अजीर्ण में भी लाभ होता है।

रक्तस्राव—(1) शरीर में कहीं से भी रक्त बह रहा हो, हर दो घण्टे में एक-एक चम्मच पिसे हुए आँवले की फंकी ठण्डे पानी के साथ लेने से रक्त बहना बन्द हो जाता है। कटने से रक्तस्राव होने पर कटे हुए स्थान पर आँवले का ताजा रस लगाने से रक्तस्राव बन्द हो जाता है। (2) यदि पेशाब तथा गुदा के रास्ते रक्त आता हो तो एक चम्मच आँवला पिसा हुआ, इतनी ही मिश्री या शक्कर में मिलाकर ठण्डे पानी से दो बार फंकी लेने से रक्त बन्द हो जाता है।

आमाशय के रोग—भोजन के बाद एक चम्मच आँवले का चूर्ण पानी से लें, कुछ दिनों में चमत्कार स्वयं दिखेगा। प्रतिदिन रात्रि को सोने से पहले एक चम्मच चूर्ण, एक चम्मच शहद के साथ लेने से पेट की समस्त बीमारियों में लाभ होता है।

अम्लपित्त—(1) दो चाय की चम्मच आँवले के रस में, इतनी ही मिश्री मिलाकर पियें या बारीक सूखा पिसा हुआ आँवला और मिश्री समान मात्रा में मिलाकर पानी के साथ फंकी लें। इससे रक्तपित्त भी ठीक होता है। (2) सूखा पिसा हुआ आँवला एक चम्मच रात को चौथाई कप पानी में भिगो दें। प्रातः इसमें आधा चम्मच पिसी हुई सोंठ, चौथाई चम्मच कच्चा पिसा हुआ जीरा मिलाकर एक कप गर्म दूध में घोल लें। इसमें स्वाद के अनुसार मिश्री पीसकर मिलायें, फिर पी जायें। कुछ दिन यह नित्य सेवन करने से अम्लपित्त में लाभ होता है। चौथाई कप कच्चे आँवले के रस में इतना ही शहद मिलाकर पीने से भी लाभ होता है, यह शाम को पियें। (3) पिसा हुआ आँवला या रस एक चम्मच नित्य प्रातः भूखे पेट पानी के साथ लेने से अम्लपित्त में लाभ होता है।

उच्च रक्तचाप—आँवले में सोडियम को कम करने की क्षमता होती है। इसलिए रक्तचाप के रोगी के लिए आँवले का उपयोग लाभदायक है। यह रक्त बढ़ाने और साफ करने में सहायक है तथा इससे शरीर को आवश्यक रेशा मिलता है।

हृदय एवं मस्तिष्क की निर्बलता—आधा भोजन करने के बाद हरे आँवलों का रस 35 ग्राम पानी में मिलाकर पी लें, फिर आधा भोजन करें। इस प्रकार 21 दिन सेवन करने से हृदय तथा मस्तिष्क सम्बन्धी दुर्बलता दूर होकर स्वास्थ्य सुधर जाता है। स्मरण-शक्ति बढ़ती है।

कोलेस्ट्रॉल, हृदय-रोग से बचाव—एक चम्मच आँवले की फंकी नित्य लेने से हृदय रोग होने से बचाव होता है। कच्चे हरे आँवले का रस चौथाई कप, आधा कप पानी, स्वादानुसार मिश्री मिलाकर पीते रहने से कोलेस्ट्रॉल कम होकर सामान्य हो जाता है, जिससे हृदय रोग से बचाव होता है।

हृदय-रोग—(1) दो चम्मच पिसा हुआ आँवला दूध के साथ फंकी लेने से हृदय के सारे रोग दूर हो जाते हैं। (2) सूखा आँवला और मिश्री समान भाग पीस लें। इसकी दो चाय

की चम्मच की फंकी नित्य पानी के साथ लेने से हृदय के सारे रोग दूर हो जाते हैं। (3) दो आँवले का मुरब्बा खा कर एक गिलास दूध पियें और दो घंटे तक खाना, पानी कुछ भी नहीं लें, इससे स्वास्थ्य अच्छा रहता है व किसी प्रकार के हृदय-विकार नहीं होते। लम्बे समय तक सेवन (करीब एक साल) करें। आँवले का हमेशा सेवन करते रहने से अचानक हृदय गति रुकने (Heart Fail) की कोई सम्भावना नहीं रहती है।

गर्भिणी की कै—यदि गर्भावस्था में कै, उल्टी होती हो तो एक-एक नग आँवले का मुरब्बा नित्य चार बार खिलाने से कै बंद हो जायेगी।

स्त्री के मूत्रांग में खुजली, जलन हो तो आँवले के रस में चीनी मिलाकर प्रतिदिन पीने से लाभ होता है।

सुप्रसव—(1) दो चम्मच पिसा हुआ आँवला दो कप पानी में उबालें और उबलते हुए एक कप पानी रहने पर छानकर दो चम्मच शहद मिलाकर नित्य गर्भावस्था में पीते रहने से प्रसव सरलता से बिना दर्द के होता है। (2) गर्भवती महिलाओं को आँवले का मुरब्बा नियमित रूप से खाना चाहिए। नित्य दो नग प्रात: खाली पेट खाने से प्रसव नैसर्गिक रूप से होता है। शरीर में रक्त की कमी नहीं रहती है तथा गर्भ में पल रहे शिशु को भी पौष्टिक आहार मिलता है।

सुन्दर संतान—नित्य एक आँवले का मुरब्बा गर्भावस्था काल में खाते रहने से माँ स्वस्थ रहती हुई सुन्दर, गौरवर्ण संतान को जन्म देगी।

शराब के दुष्प्रभाव—आँवला और मिश्री समान मात्रा में मिलाकर दो-दो चम्मच सुबह-शाम पानी के साथ फंकी लेने से शराब के दुष्प्रभाव दूर हो जाते हैं।

हकलाना—सूखा आँवला चबायें, चूसें तथा एक चम्मच आँवले की फंकी पानी से लें। यह नित्य 5 माह लें। सुबह-शाम पाँच बार ॐ बोलें। हकलाना ठीक हो जाएगा।

दर्द—सुबह-शाम गर्म पानी से एक चम्मच आँवले की फंकी लें। रात को दूध में दो इलायची पीसकर डालें व उबालकर पियें। शरीर में कहीं भी दर्द हो, लाभ होगा।

दमा, जुकाम, खाँसी में सीने में कफ जमा हो, घर्र-घर्र की आवाज साँस के साथ आती हो तो पिसा हुआ आँवला और मुलहठी आधा-आधा चम्मच मिलाकर गर्म पानी के साथ फंकी लेने से कफ निकलने लगता है।

खाँसी—समान मात्रा में आँवला मिश्री मिलाकर आधा-आधा चम्मच चार बार चूसते रहने से खाँसी ठीक हो जाती है।

क्षय—आँवले में रोगप्रतिरोधक गुण पाये जाते हैं। क्षय रोग में आँवला किसी भी प्रकार से नित्य खाना लाभदायक है।

खसरा (Measles) **की जलन**—खसरा निकलने के बाद शरीर में जलन, खुजली हो तो 50 ग्राम सूखे आँवलों को 2 किलो पानी में उबालकर ठण्डा होने पर इससे नित्य शरीर धोयें। खुजली, जलन दूर हो जायेगी।

पेशाब में मवाद आती हो तो चार चम्मच आँवले का रस + दो चम्मच शहद + एक चम्मच पिसी हल्दी मिलाकर नित्य दो बार पिलाने से मवाद आना बन्द हो जाता है।

बाल स्वस्थ रखने के लिए—बालों में प्राकृतिक तेल नहीं लगाने से बाल खुश्क और

बेजान हो जाते हैं। बालों में आँवले का तेल लगायें। सर्दी के मौसम में जब हरे आँवले मिलते हों तो आँवले का रस पियें। यदि रस पीना सम्भव नहीं हो तो सब्जी बनाते समय आँवले भी उबाल लें। उबलने पर इनकी गुठली निकाल कर आँवले की कलियों पर पिसा हुआ जीरा, कालीमिर्च, नमक डाल कर खायें। शक्कर भी डाल सकते हैं। जब हरे ताजा आँवले नहीं मिलें तो सूखे पिसे हुए आँवले की पानी से नित्य एक फंकी लें।

सूखे आँवले का पाउडर, काले तिल, भृंगराज, मिश्री चारों बराबर की मात्रा में पीस कर मिला लें। इनकी एक-एक चम्मच लगातार बारह महीने फाँक कर गर्म दूध पियें। बाल काले, घने मजबूत तो होंगे ही, साथ ही शरीर के सारे अंग पुष्ट हो जायेंगे। आँवला पाउडर में नीबू का रस और तुलसी के पिसे हुए पत्ते मिलाकर लुगदी बनाकर बालों की जड़ों में लगायें। बीस मिनट बाद सिर धोयें। कुछ महीने यह प्रयोग करने से बाल कोमल, काले, घने और गिरना बन्द हो जाते हैं।

पिसी शिकाकाई और आँवला पाउडर समान मात्रा में मिला लें। रात को आधा किलो पानी में आठ चम्मच पाउडर भिगो दें। प्रात: इनको अच्छी तरह हिलाकर छानकर बालों में मलें और दस मिनट बाद सिर धोयें। यह प्राकृतिक शैम्पू है। इससे बाल चमकदार और मुलायम हो जाते हैं।

बालों की सफाई—सूखा आँवला, शिकाकाई, अरीठा समान मात्रा में बारीक पीस लें। इसकी तीन चम्मच 3 कप पानी में उबालकर ठण्डा करके छान लें। छानने पर बची लुगदी को भी निचोड़ लें। इससे सिर धोयें। बाल बिल्कुल साफ हो जायेंगे। फरास भी धुल जायेगी।

शैम्पू बनाने की विधि—100 ग्राम आँवला, 100 ग्राम शिकाकाई, 100 ग्राम अरीठा, 200 ग्राम काले जैतून।

सभी सामग्रियों को मिलाकर 2 लीटर पानी में उबालिए, जब तक आधा पानी न रह जाए। उसे छानकर शैम्पू के रूप में उपयोग कीजिए। इस प्रकार आप अपने बालों की देखभाल करेंगी तो आपके बाल स्वस्थ, सुन्दर व चमकदार बनेंगे।

बाल गिरना—पचास ग्राम सूखे आँवले को रात में 250 ग्राम पानी में भिगो दें। प्रात: इस पानी से दस दिन तक सिर धोयें। इससे बालों की जड़ें मजबूत होती हैं, बालों की प्राकृतिक सुन्दरता बढ़ती है। फरास जमना दूर हो जाता है। मस्तिष्क और नेत्र को लाभ पहुँचता है। मेहँदी और सूखा आँवला पीसकर पानी में गूँधकर लगाने से **बाल काले** हो जाते हैं। इस प्रयोग के साथ ही आँवला चूर्ण और मिश्री सम भाग में मिलाकर पानी के साथ फंकी लेने से बालों के रोगों में बहुत लाभ होता है।

बाल काले करना—एक चम्मच चाय को एक कप पानी में डालकर उबालें। अच्छी तरह उबलने पर छान लें। इसमें दो चम्मच पिसा हुआ आँवला, चार चम्मच पिसी हुई मेहँदी, आधा चम्मच कॉफी, सब डालकर मिला लें, इसे बालों पर लेप करें। एक घण्टे बाद सिर धोयें। बाल काले रहेंगे तथा सफेद बाल भी काले, सोने जैसे दिखने लगेंगे। यह प्रयोग सप्ताह में एक या दो बार करें। आवश्यकतानुसार मात्रा बढ़ा सकते हैं।

आँवले में बाल काले करने के गुण हैं। इसके सेवन से बालों की जड़ें मजबूत होती

हैं। बालों का असमय सफेद होना या झड़ना इसके सेवन से रुक जाता है। यह बालों को प्राकृतिक सुन्दरता प्रदान करता है। आँवला खट्टा होने से सफाई करने का उत्तम साधन है। बाल धोने, चेहरा धोने से अच्छी सफाई होती है।

पिसा हुआ आँवला दो चम्मच, तुलसी के पत्ते 40—पीस कर दोनों को मिला लें। इन्हें एक कप पानी में घोलें। इस घोल को बालों की जड़ों में लगाते रहें। सूखने पर सिर धो लें। इस प्रयोग से असमय सफेद हुए बाल काले हो जाते हैं और आगे भी सफेद बाल नहीं आते।

बाल लम्बे करना—सूखे आँवले और मेहँदी दोनों समान मात्रा में आधा कप पानी में भिगो दें। पानी की मात्रा आवश्यकतानुसार कम, अधिक कर सकते हैं। प्रातः इससे बाल धोयें तो बाल मुलायम और लम्बे हो जायेंगे।

सौंदर्यवर्धक—पिसा हुआ आँवला उबटन की तरह मलने से चर्म साफ और मुलायम रहती है तथा चर्म रोग नहीं होते। आँवले का उबटन सौंदर्य बढ़ाता है। 50 ग्राम पिसा हुआ आँवला सेंक लें। इसमें दो चम्मच घी मिलायें। नित्य एक चम्मच शहद में मिलाकर खाने से सौंदर्य बढ़ता है।

आँखों के आगे अँधेरा, सिर में जलन, बार-बार पेशाब आता हो, तो आँवलों का रस तीन चम्मच, एक कप पानी में मिलाकर सुबह-शाम चार दिन तक पीने से लाभ होता है।

उच्च रक्तचाप, रक्त की गर्मी—आँवले का मुरब्बा नित्य प्रातः खाने से उच्च रक्तचाप ठीक हो जाता है। आँवला रक्तशोधक है।

चक्कर आना—(1) गर्मियों में चक्कर आते हों, जी घबराता हो तो आँवले का शर्बत पियें। (2) बिना पिसा हुआ आँवला और धनिया प्रत्येक 15 ग्राम, एक गिलास पानी में रात को भिगो दें। प्रातः दोनों को मसलकर पानी छान लें। इसमें मीठे स्वाद के लिए मिश्री पीसकर मिला लें और पी जायें। इससे चक्कर आना बन्द हो जायेगा। (3) आँवला आधा चम्मच + एक बताशा + 5 कालीमिर्च पिसी हुई मिलाकर पानी से दो बार फंकी लें।

बच्चों के दाँत के रोग—जिन बच्चों के दाँत ठीक से न निकले हों, कमजोर हों, मंगूर (Fragile) हों और दाँतों में कीड़े लग गये हों, उन्हें रोज ताजे आँवले खाने को देना चाहिए। ताजे आँवले को दाँत से काटकर खाने तथा ताजे आँवले को काटकर दाँत पर मलने से दन्तविकार दूर हो जाते हैं।

दाँत में कीड़ा लगा हो, दर्द हो तो आँवले के रस में जरा-सा कपूर मिलाकर दाँत पर लगायें। दर्द दूर हो जायेगा।

नेत्र-ज्योतिवर्धक—एक काँच का गिलास पानी से भरकर नित्य रात को उसमें एक चम्मच पिसा हुआ आँवला डाल दें। प्रातः बिना हिलाये आधा पानी छानकर उससे नेत्रों को धोयें। बचा हुआ आधा पानी आँवले सहित पियें। इस तरह लगातार चार माह करने से नेत्रज्योति बढ़ जायेगी, चश्मा भी हट सकता है।

आँखें—त्रिफला (हर्र, बहेड़ा और आँवला) रात को पानी में मिट्टी के बर्तन में भिगो दें। प्रातः छानकर इस पानी से आँखें धोने से आँखें नीरोग रहती हैं।

घुटने का दर्द—एक भाग आँवला + दो भाग गुड़ मिलाकर एक-एक चम्मच नित्य तीन बार खायें।

गठिया—एक गिलास पानी में 25 ग्राम सूखे आँवले तथा 50 ग्राम गुड़ डालकर उबालें। चौथाई पानी रहने पर इसे छानकर नित्य दो बार पिलायें। इस अवधि में बिना नमक की रोटी तथा मूँग की दाल में सेंधा नमक, कालीमिर्च डालकर खायें और हवा से बचें।

खाँसी—आँवले के पेड़ की हरी पत्तियाँ तोड़कर छाया में सुखाकर पीसकर मैदा की चलनी से छानकर एक चम्मच दो बार पानी के साथ फंकी लेने से कैसी भी, किसी भी प्रकार की खाँसी हो, ठीक हो जाती है।

प्रदर, खाँसी—(1) पिसा हुआ आँवला एक चम्मच, एक चम्मच शहद में मिलाकर नित्य दो बार चाटें। (2) आधा चम्मच आँवला की फंकी सुबह-शाम गर्म दूध के साथ लेने से सूखी खाँसी व खाँसी के साथ रक्त आना ठीक हो जाता है।

श्वेत प्रदर, रक्त प्रदर में एक चम्मच पिसा हुआ आँवला नित्य पानी के साथ फंकी लेने से लाभ होता है। इसका रस भी ले सकते हैं।

गला बैठना—(1) पिसे हुए आँवले की पानी के साथ फंकी लेने से गला खुल जाता है, आवाज साफ आने लगती है। (2) एक चम्मच आँवला और शहद मिलाकर दो बार चाटनें से गला बैठने से बिगड़ी आवाज खुल जाती है, गले का दर्द व सूजन ठीक हो जाती है।

पुराना बुखार—मूँग की दाल पकाने के बाद सूखा आँवला डालकर सेवन करने से जीर्ण ज्वर (Chronic Fever) में लाभ होता है।

हस्तमैथुन—हस्तमैथुन से धातु पतली हो गई हो तो युवकों को सलाह है कि हस्त-मैथुन की आदत छोड़ दें। आँवले तथा हल्दी को समान मात्रा में पीसकर, घी डालकर सेंकें और भूनें। सिकने के बाद इसमें दोनों के वजन के बराबर पिसी हुई मिश्री मिला लें। एक चाय की चम्मच भरकर सुबह-शाम गर्म दूध से फंकी लें तो धातु-दौर्बल्य दूर होगा।

पेशाब में धातु जाती हो तो दो चम्मच आँवले का रस, दो चम्मच शहद के साथ मिलाकर पी जायें। इससे पेशाब में धातु जाना बन्द हो जाता है। यह शक्तिप्रद टॉनिक भी है।

आँवला के तत्त्व

कैलोरी मि.ग्रा.	प्रोटीन मि.ग्रा.	कैल्शियम मि.ग्रा.	लोहा मि.ग्रा.	विटामिन मि.ग्रा.	थायोमिन मि.ग्रा.	रिबोफ्लोविन मि.ग्रा.	नियासीन मि.ग्रा.	विटामिन-'सी' मि.ग्रा.
58	0.5	50	1.2	9	0.03	0.01	0.2	600

आँवले में पोषक तत्त्व

आँवला के गूदे में जल 81.2 प्रतिशत, कार्बोहाइड्रेट 14.1 प्रतिशत, खनिज लवण 0.7 प्रतिशत, रेशा 3.4 प्रतिशत, वसा 0.1 प्रतिशत और फॉस्फोरस 0.02 प्रतिशत होता है। आँवले में कई विटामिन होते हैं, जिनमें प्रमुख हैं—विटामिन-'सी' यानि स्कॉर्बिक एसिड। आँवले में गैलिक एसिड, टैनिन और आल्ब्युमिन भी मौजूद होते हैं।

पौष्टिक उत्पाद—मुरब्बा—आँवलों को पानी या भाप में उबालकर फाँकें कर लें, गुठली फेंक दें।

सामग्री—आँवले की फाँकें 1 किलो, चीनी एक किलो, पानी आधा किलो।

विधि—चीनी के तीन भाग कर लें। एक भाग चीनी पानी में उबालें। पानी में चीनी पूर्ण रूप से घुल जाये। इसे कपड़े से छानकर पुनः उबालें। इसमें आँवलों की फाँकों को डालकर दुबारा उबाल आने तक पकायें। आँच बन्द कर ठण्डा होने दें और जाली से ढककर रात भर छोड़ दें। अगले दिन फाँकों को अलग कर चाशनी में दूसरा भाग चीनी मिलाकर एक उबाल दें। उबलने पर आँवले की फाँकें (जो चाशनी से अलग की थी) उबाल आने तक पकायें। आँच बन्द कर इन्हें स्वतः ठण्डा होने दें और जाली से ढककर रात भर छोड़ दें। तीसरे दिन फाँकों को चाशनी से अलग कर खाली चाशनी में बचा तीसरा भाग चीनी मिलाकर एक उबाल दें। अब आँवले की चाशनी से अलग की हुई फाँकें डालकर पुनः उबालें और 5 मिनट तेज आँच पर एक तार की चाशनी बनने तक उबलने दें। अब इसे हल्का गुनगुना होने पर काँच के जार में भरकर ढक्कन लगा दें। ये पाँच फाँकें नित्य खाने से एक आँवला खाने से अधिक लाभ होगा।

परिरक्षित (Preserved) आँवला जैम

सामग्री—पूर्ण पके हुए आँवले एक किलो, चीनी एक किलो, पानी 200 मिलीलीटर (लगभग 1 गिलास)।

विधि—आँवले धोकर स्टील के बर्तन में पानी में हल्की आँच पर उबालकर गुठली निकाल लें। आँवलों को पीसकर या मिक्सी से गूदा बना लें। इसमें चीनी मिलाकर गर्म करके चौड़े मुँह के जैम जार्स में गर्म ही भरकर ठण्डा होने पर ढक्कन लगाकर रखें। यह जैम तैयार हो गया। इसे ब्रेड, पराठे में लगाकर खायें।

इस जैम की दो चम्मच एक गिलास पानी में घोलकर पेय के रूप में ले सकते हैं।

इस जैम की दो चम्मच में स्वादानुसार सेंधा नमक, कालीमिर्च, गर्म मसाला आदि मिलाकर चटनी के रूप में खायें। इस चटनी को टमाटर सॉस के स्थान पर खायें।

इसी जैम को ठण्डे पानी में घोलकर जलजीरा डालकर शीतल पेय के रूप में पियें। ब्रेड स्लाइस पर यह जैम लगाकर खीरा, टमाटर कसकर सैण्डविच बनाकर खायें।

आँवला चूर्ण—मोटे पके विकसित आँवलों को उबलते पानी में 5 मिनट डालकर देखें कि इनकी फाँकें अलग होने जैसी हो गई हैं, यदि कलियाँ (फाँकें) अलग नहीं हों तो कुछ समय और उबलने दें, फिर निकालकर सादे पानी में 10 मिनट रखकर निकाल लें। आँवलों की फाँकों को अलग करके धूप में सुखा दें। गुठलियों को फेंक दें। जब ये पूरी तरह सूख जायें तो इनको पीस लें। चूर्ण तैयार हो गया। यह चूर्ण आँवलों के समान लाभदायक है।

उपयोग—(1) यह चूर्ण एक चम्मच सुबह-शाम लिया जा सकता है जो कि पर्याप्त **रोग-निरोधक** शक्ति देगा। (2) इस चूर्ण को दाल, चटनी, सब्जी आदि में खटाई के रूप में वांछित मात्रा में डाला जा सकता है। (3) गर्मी के दिनों में इसे ठण्डे पानी में इच्छानुसार चीनी मिलाकर शीतल पेय की तरह पिया जा सकता है। अधिक स्वादिष्ट पेय बनाने के लिए इसमें नमक व भुना-पिसा जीरा या जलजीरा मिलाकर लिया जा सकता है।

आँवले के रस से बने उत्पाद—भूखे पेट आँवले का रस पीना अधिक गुणकारी है। आँवला खट्टा व कसैला होता है। इसका रस अल्प मात्रा में एक चम्मच पानी में घोलकर पिया जा सकता है। ताजा आँवला हमेशा नहीं मिलता इसलिए इसके रस से भी खाने-पीने योग्य पदार्थ बनाकर साल भर के लिए परिरक्षित किया जा सकता है।

आँवले का शर्बत

सामग्री—1 किलो चीनी, 20 चाय के चम्मच आँवला का ताजा रस या चूर्ण, 300 ग्राम पानी।

विधि—चीनी, पानी और आँवले के रस को मिलाकर एक उबाल दें। स्टील के बर्तन में छानकर, ठण्डा कर शर्बत वाली साफ खाली बोतलों में भरकर रखें।

उपयोग—इसे गर्मी के मौसम में शीतल पेय की तरह पानी मिलाकर पियें।

आँवला पाचक—आँवलों को उबलते पानी में 10 मिनट रखकर, उबालकर उसकी फाँकें अलग कर लें। इन फाँकों को थोड़ा सुखा लें। अब इन पर थोड़ा नीबू का रस निचोड़कर मिलाकर सुखा लें। इन सूखी फाँकों को सौंफ, सुपारी आदि की जगह साल भर खाया जा सकता है।

आँवले की पाचक गोलियाँ—सामग्री—(1) हरा ताजा आँवला 250 ग्राम; (2) सिका हुआ पिसा हुआ जीरा 2 चम्मच; (3) अदरक छिली हुई ताजा 15 ग्राम; (4) सेंधा नमक पिसा हुआ स्वादानुसार।

बनाने की विधि—आँवलों को कपड़े में बाँधकर उबलते हुए पानी की भाप में पकायें। जब आँवले पककर मुलायम हो जायें तो इन्हें ठण्डा करके पीसें और गुठली को फेंक दें। इसमें सेंधा नमक, जीरा, अदरक मिलाकर पुन: पीस लें और गोलियाँ बनाकर सुखा लें।

सेवन विधि व उपयोग—दो गोली तीन बार चूसें या चबाकर ठण्डा पानी पियें। ये गोलियाँ बहुत ही स्वादिष्ट और पाचक (हाजमेदार) होती हैं। विटामिन 'सी' का भण्डार, दवा की दवा, स्वाद का मजा ही मजा।

आँवले का बिना तेल का खट्टा-मीठा अचार—एक किलो आँवला उबालकर गुठली निकालकर कस लें, बुरादा बना लें। चालीस ग्राम सेंधा नमक, एक चाय चम्मच मोटा कुटा हुआ गर्म मसाला, चार छोटी चम्मच पिसी सौंफ, एक चम्मच भुना-पिसा जीरा, 5 चम्मच गन्ने या जामुन का सिरका।

विधि—ऊपर बताये कसे आँवलों पर सभी सामग्री डालकर, मिलाकर सूखे मर्तबान या जार में भरकर ढक्कन लगाकर 3 दिन धूप में रखें। खाने योग्य अचार तैयार है। यह बिना तेल का अचार पोषक गुणों से भरपूर है।

ध्यान रहे कि आँवले के सभी उत्पाद समय के साथ गहरे भूरे रंग के होते जाते हैं यह आँवले में उपस्थित कुछ रसायनों के कारण होता है जो हानिकारक नहीं है। अत: इसे खराब समझ कर फेंकना नहीं चाहिए। सिर्फ ध्यान यह रखना है कि इसमें किसी भी प्रकार की फफूँद न लगे व खाने में वांछित खुशबू व स्वाद रहे।

उपर्युक्त सभी व्यंजन बनाने में किसी भी रासायनिक पदार्थ का प्रयोग नहीं किया गया है। रासायनिक पदार्थों के उपयोग से आँवले के गुण कम हो ज़ाते हैं। अत: हमें प्राकृतिक

रूप से ही आँवले के उत्पाद बनाने चाहिए। इस तरह बनाये आँवले के उत्पादों के सेवन से आँवले से वांछित लाभ प्राप्त कर सकते हैं।

जामुन (JAMBOL)

लेटिन नाम—साईजिगियम क्युमिनाई (Syzygium cumini)

प्रकृति—शीतल।

जामुन कई तरह की होती हैं लेकिन सबके धर्म, गुण समान हैं। जामुन मोटी और पकी हुई अच्छी होती है। जामुन भूख बढ़ाती और भोजन पचाती है, पेशाब अधिक लाती है। जामुन ही औषधीय उपयोग में लें, लेकिन **जामुन नहीं होने पर जामुन का सिरका काम में ले सकते हैं।** जामुन की क्षारीयता और अम्लीयता रक्त-दोषों को दूर करती है।

जामुन के फल, वृक्ष की छाल, पत्ते और बीज ये सभी समान रूप से चिकित्सा कार्य में प्रयोग किए जाते हैं और समान रूप से उपयोगी हैं। जामुन नहीं हो तो जामुन के बीज (गुठली), पत्ते कोई भी काम में ले सकते हैं।

जामुन खाना खाने के बाद खायें। जामुन के सेवन से दो घंटे पूर्व व पश्चात् तक दूध नहीं पियें। दो घंटे के बाद ही दूध पियें।

जामुन में **लोहा** होता है। यह इतना सौम्य और निर्दोष होता है कि इससे किसी प्रकार की हानि की सम्भावना नहीं होती। यह लोहा रक्त की सभी प्रकार की अशुद्धियाँ नष्ट कर यकृत और तिल्ली जैसे शरीर के मुख्य अंगों पर लाभकारी प्रभाव डालता है जिससे शरीर में नया रक्त बनता है।

हृदय रोगों में जामुन लाभदायक है।

स्मरण–शक्तिवर्धक—मस्तिष्क की कोशिकाओं की क्षमता घटने से बुढ़ापे में स्मरण–शक्ति कमजोर हो जाती है। जामुन में एंटी ऑक्सीडेन्ट्स विशेष रूप से फ्लेबोनायड्स मिलते हैं जो आयुरोधी के रूप में काम करते हैं। इससे स्मरण–शक्ति बढ़ती है।

आग से जले के सफेद दागों पर जामुन के पत्तों का नित्य लेप करने से दाग ठीक हो जाते हैं।

मुँहासे—जामुन खाने से चेहरे के मुँहासे मिट जाते हैं। जामुन की गुठलियों को पानी डालकर, पीसकर चेहरे पर लेप करके आधे घंटे बाद धोने से मुँहासों से छुटकारा मिलेगा।

फोड़े-फुंसी, मुँहासे हों तो नित्य दो सौ ग्राम जामुन खायें। जामुन की गुठली दूध में पीसकर लगायें।

काँख (Armpit) में फुंसियाँ, दुर्गन्ध हो तो जामुन के पत्तों पर पानी डालकर, पीसकर सुबह-शाम लेप करें।

बिस्तर में पेशाब करने वाले बच्चे को जामुन की गुठली को पीसकर एक चाय की चम्मच की फंकी पानी से नित्य दो बार देने पर यह रोग दूर हो जाता है।

बिस्तर में पेशाब, **वृद्धों का बहुमूत्र** रोगों में जामुन की गुठली व काले तिल समान मात्रा में पीसकर, दो चम्मच सुबह-शाम पानी के साथ फंकी लें।

जूता काटना—कभी-कभी तंग, खराब चमड़े के जूते पहनने से जूता काट लेता है,

फफोला, जलन, घाव हो जाते हैं। जामुन की गुठली पानी में पीसकर नित्य दो बार लगाने से ये घाव ठीक हो जाते हैं। घाव गीला हो तो गुठली का पाउडर भुरकायें।

स्वप्नदोष—चार ग्राम जामुन की गुठली का चूर्ण सुबह-शाम पानी के साथ लेने से स्वप्नदोष ठीक हो जाता है। धातु निकलना भी बन्द हो जाता है।

दाँतों के रोग—यदि आपके **दाँतों में दर्द** है, रक्त निकलता है, दाँत हिलते हैं, मसूढ़े फूलते हैं तो 50 ग्राम जामुन के नये मुलायम, कच्चे पत्ते टुकड़े करके चौथाई चम्मच पिसी कालीमिर्च दो गिलास पानी में उबालकर, छानकर नित्य दो बार कुल्ले करें। जामुन खायें। जामुन की छाल बारीक पीस कर नित्य मंजन करें। दाँतों के सारे रोग ठीक हो जायेंगे।

दाँत और मसूढ़ों के रोग नियमित जामुन खाने से ठीक हो जाते हैं तथा प्यास अधिक नहीं लगती।

मंजन—जामुन के दो किलो हरे पत्तों को सुखाकर, जलाकर महीन पीस लें। इस चूर्ण से मञ्जन करने पर मसूढ़े और दाँत मजबूत और नीरोग होते हैं। जामुन भी खाते रहें।

पायोरिया—जामुन के रस का कुल्ला भर कर, रस मुँह में भरकर कुछ देर (4 मिनट) कुलकुलायें, रस को मुँह में घुमायें और अन्त में थूक दें। इस प्रकार चार कुल्ले करें। इससे पायोरिया में लाभ होता है।

छाले—जामुन के 40 नरम पत्तों को पीसकर एक गिलास पानी में घोल लें, छानकर कुल्ले व गरारे करें, मुँह के छाले बहुत जल्दी ठीक हो जायेंगे। जामुन खाने से भी छाले ठीक हो जाते हैं। पानी में **जामुन का सिरका** डालकर भी कुल्ले कर सकते हैं।

दमा—जामुन की गुठली की गिरी को कूट पीस लें। दो कप पानी में इसकी एक चम्मच डालकर इतना उबालें कि उबलते हुए एक कप पानी रह जाये। इसे छानकर स्वादानुसार दूध चीनी डालकर नित्य दो बार पीते रहें। कुछ दिन पीते रहने से दमा के दौरे धीरे-धीरे कम होते हुए बन्द हो जायेंगे।

कण्ठ में जलन, दर्द हो तो नित्य जामुन का रस पियें।

आवाज बैठना—(1) जामुन की गुठलियों को पीसकर शहद में मिलाकर गोलियाँ बना लें। दो-दो गोली नित्य चार बार चूसें। इससे बैठा हुआ गला खुल जाता है, आवाज का भारीपन ठीक हो जाता है। ज्यादा दिन उपयोग करने से बिगड़ी हुई आवाज ठीक हो जाती है। अधिक बोलने, गाने वालों के लिए विशेष चमत्कारी उपयोग है। जामुन का पाउडर एक चम्मच शहद में मिलाकर चार बार भी ले सकते हैं। (2) अच्छी पकी मोटी जामुन पर काला नमक डालकर खाने से गले की आवाज ठीक हो जाती है। बैठा गला खुल जाता है। इससे **खाँसी** में भी लाभ होता है।

बाँझपन—गर्भ न ठहरने की स्थिति में 100 ग्राम जामुन के पत्ते तथा 100 ग्राम अनार के पत्ते दोनों को पीसकर 200 ग्राम पानी में मिलाकर, छानकर स्त्री को पिलाएँ। कुछ दिनों के नियमित सेवन से गर्भ न ठहरने की समस्या दूर हो जाती है।

मासिक धर्म बन्द—मासिक धर्म रुक जाने की स्थिति में जामुन की 50 ग्राम सूखी गुठलियाँ पीस लें। फिर इसमें पाँच ग्राम कालीमिर्च का चूर्ण मिलायें। इसकी आधी चम्मच

शहद में मिलाकर प्रतिदिन सुबह-शाम दो माह तक सेवन करें। इससे मासिक धर्म खुलकर आने लगता है और नियमित भी हो जाता है।

रक्त प्रदर—पिसी हुई जामुन की गुठली दो चम्मच, एक कप चावल का भिगोया हुआ पानी या चावल के माँड के साथ नित्य एक बार लेने से रक्त प्रदर में लाभ होता है।

अतिरजस्राव—मासिक धर्म में रक्तस्राव अधिक जाता हो तो चौथाई कप जामुन का रस हर तीन-तीन घंटे के अन्तर से 5 बार नित्य लें।

पेट में रक्तस्राव हो रहा हो तो एक चम्मच जामुन की गुठली का पाउडर और इतनी ही शक्कर मिलाकर नित्य तीन बार पानी के साथ फंकी लेने से लाभ होता है।

वीर्य पतला—जिनका वीर्य पतला हो, जरा-सी उत्तेजना के साथ ही निकल जाता है, **स्वप्नदोष** होता है, वे जामुन की गुठली का पाँच ग्राम चूर्ण नित्य सुबह-शाम गर्म दूध या पानी से लें। इससे वीर्य भी बढ़ता है। खटाई का परहेज रखें।

कमजोरी—जामुन का चूर्ण और मिश्री (पिसी) करीब 15 ग्राम की मात्रा में प्रातः-सायं दूध के साथ लेने से हर प्रकार की कमजोरी दूर होती है।

मधुमेह—कहा जाता है कि भगवान शिव और पार्वती के सामने एक बार विकट समस्या उत्पन्न हो गई। उसका कारण था लाडले गणेश का मधुमेहग्रस्त हो जाना। उस समय के चिकित्सकों ने अपनी-अपनी राय रखी। किसी ने करेला, किसी ने नीम पत्र, बेलपत्र, मेथी इत्यादि अनेकों तरह के औषध और उपाय सुझाए लेकिन भरपेट लड्डू खाने वाले को यह सब इच्छानुकूल नहीं था। गणेश जी जामुन खाने के लिए तैयार हो गए और उनका मधुमेह इसी से नियंत्रित हो गया।

मधुमेह के रोगियों को नित्य 150 ग्राम जामुन खाना चाहिए। जामुन के नियमित सेवन से रक्त में ग्लूकोज की मात्रा को नियंत्रित किया जा सकता है। होम्योपैथी में मधुमेह के लिए जामुन का रस सीजीजीयम जेम्बोलिनम मदर टिंचर के नाम से काम में लिया जाता है। तीन बार जामुन की गुठली का चूर्ण एक-एक चम्मच सुबह-दोपहर-शाम पानी के साथ लेने से शर्करा आना ठीक हो जाता है। इसके साथ ही आम की गुठली (मिंगी) का चूर्ण तीन-तीन ग्राम की मात्रा में पानी से लें। आम की गुठली की मिंगी का चूर्ण इन्सुलिन की सिक्रेशन को बढ़ाता है। परिणामस्वरूप मधुमेह नियन्त्रित हो जाता है। बढ़ा हुआ गुरुत्व ठीक हो जाता है। बार-बार पेशाब जाना ठीक होता है। मधुमेह नियंत्रण में आ जाता है।

जामुन की गुठली के अन्दर की मिंगी या गिरी कूट कर सेंक लें। एक चम्मच चूर्ण को दो कप पानी में डालकर उबाल कर एक कप पानी रहने पर छानकर आधा चम्मच शहद डालकर नित्य दो बार पियें। इस योग में शहद का मीठा मधुमेह पर प्रभाव नहीं डालता।

जामुन की गुठली हमारे भोज्य पदार्थों में उपलब्ध श्वेतसार और स्टार्च को शक्कर में नहीं बदलने देती। गुठली का अर्थ है अन्दर की गिरी। जामुन की गुठली में जम्बोलिन नामक ग्लूकोसाइड होता है। यह तत्व स्टार्च को शक्कर में बदलने से रोकता है। गुठली में जर्बीरिजिन, क्लोरोफिर, एलब्यूमिन, गेलिक एसिड, रेजिन, चर्बी, लोहा तथा अनेक रंगदार पदार्थ मिलते हैं। इनमें उड़नशील तेल भी होता है। जहाँ इन्सुलिन और ट्राइप्सोजन जैसी औषधियाँ असफल हो जाती हैं वहाँ जामुन की गुठली का प्रयोग सफल होता है। जामुन

की गुठली मधुमेह के लिए रामबाण है। गुठली का पाउडर निर्धारित मात्रा में ही लें, अधिक मात्रा में लेना हानिप्रद है।

200 ग्राम जामुन एक गिलास उबलते हुए पानी में डालकर कुछ देर उबालें। फिर उतार कर ठंडा होने दें। इसी पानी में उन्हें मथकर, छानकर एक चम्मच शहद मिलाकर नित्य तीन बार पियें। इससे **धातु-दौर्बल्य** और मधुमेह में लाभ होता है।

जामुनों को धूप में सुखाकर पीस लें। इस पाउडर की तीन चम्मच नित्य तीन बार पानी के साथ फंकी लेने से मधुमेह में लाभ होता है।

अर्श रक्तस्रावी—जामुन के नरम 20 पत्तों को आधा कप दूध में पीसकर अच्छी तरह घोंट लें, फिर छान लें और आधा कप दूध में मिला लें। नित्य तीन बार इसे पीने से रक्तस्रावी बवासीर में लाभ होता है।

चार चम्मच जामुन की नरम पत्तियों के रस में स्वादानुसार शक्कर और चार चम्मच पानी मिलाकर नित्य तीन बार पीने से बवासीर से रक्त गिरना बन्द हो जाता है।

पेट की बीमारियों में जामुन लाभदायक है। इसमें दस्त बाँधने की विशेष शक्ति है। पेट दर्द, दस्त लगना, अग्निमांद्य होने पर जामुन के रस में सेंधा नमक मिलाकर पीना चाहिए।

अपच होने पर (1) 100 ग्राम जामुन पर नमक डालकर नित्य खायें। एक कप पानी में एक चम्मच **जामुन का सिरका** डालकर नित्य तीन बार पियें। इससे पेट के प्रायः सभी सामान्य रोग ठीक हो जाते हैं। भूख अच्छी लगती है।

पेट दर्द होने पर एक कप पानी में एक चम्मच जामुन का सिरका, जरा-सा काला नमक मिलाकर पियें।

पाचक—प्लीहा (तिल्ली), यकृत, आमाशय (मेदा) और क्लोम (पैंक्रियास) को जामुन के सेवन से बल मिलता है। इससे भूख लगती है, भोजन पचता है, दाँत मजबूत होते हैं।

यकृत (Liver)—जामुन नियमित सेवन किए जाने पर यह यकृत की क्रिया में अभूतपूर्व सुधार करती है। यह 'लीवर एक्सट्रेक्ट' की तरह काम करती है। 200 ग्राम जामुन नित्य खायें या रस पियें तो इससे यकृत के रोगों में लाभ होगा। तिल्ली, यकृत, पीलिया में जामुन नित्य खाना लाभदायक है। जामुन का सिरका भी लाभप्रद है।

यकृत बढ़ना—एक गिलास गुनगुने पानी में आधा चम्मच जामुन का सिरका घोलकर एक बार पीने से लाभ होता है।

पेचिश—(1) दस ग्राम जामुन की गुठली पानी में पीसकर आधा कप पानी में घोलकर सुबह-शाम पिलाने से खूनी दस्त बन्द हो जाते हैं। (2) एक कप जामुन के रस में दो चम्मच चीनी मिलाकर पीने से भी लाभ होता है। (3) जामुन के 10 हरे पत्ते पीस कर आधा कप पानी में घोलकर, छानकर नित्य दो बार पियें। खिचड़ी खायें।

दस्त—(1) कैसे भी तेज दस्त हों, जामुन के पेड़ की 4 पत्तियाँ, जो न ज्यादा मोटी हों और न ज्यादा मुलायम, लेकर पीस लें, फिर उसमें जरा-सा सेंधा नमक मिलाकर उसकी गोलियाँ बना लें। एक गोली सुबह, एक गोली शाम को लेने से दस्त तुरन्त बन्द हो जाते हैं। जामुन की पत्तियाँ और नमक मिलाकर चबायें, रस चूसें, गूदा थूक दें। इससे भी लाभ

होगा। (2) जामुन और आम की गुठली को सुखाकर समान मात्रा में पीस लें। दस्त लगने पर दो चम्मच सुबह-शाम इसे पानी के साथ फाँकें, आँव, पतले दस्त बंद हो जायेंगे। (3) समान मात्रा में जामुन व आम की गुठली (अन्दर की मींगी) तथा सौंफ और गुलाब के गुलाबी रंग वाले फूल, सबको पीसकर दो-दो चम्मच चूर्ण छाछ से नित्य फंकी लें। नये, पुराने कैसे भी दस्त हों, लाभ होगा। (4) बार-बार होने वाले दस्तों में जामुन के कोमल पत्तों का दस ग्राम रस लेकर थोड़े से शहद में मिलाकर दिन में तीन बार लेने से काफी लाभ होता है। (5) जामुन का रस पीने से दस्त बन्द हो जाते हैं।

पथरी—पका जामुन खाने से पथरी रोग में आराम होता है। पथरी गलकर निकल जाती है। जामुन की गुठली का चूर्ण दो चम्मच, आधा कप दही और इतना ही पानी मिलाकर लस्सी बनाकर नित्य तीन बार पीने से पथरी पिघलकर निकल जाती है। यह एक माह तक लें। जामुन में पाया जाने वाला अम्ल तत्त्व पेशाब में होने वाली पथरी को गलाने की क्षमता रखता है।

जामुन के तीन चम्मच रस में स्वादानुसार सेंधा नमक मिलाकर नित्य तीन बार पीने से मूत्राशय की पथरी निकल जाती है।

जामुन के बताये गये उपयोगों में जामुन और पत्ते नहीं मिलने पर जामुन की छाल इसी तरह काम ले सकते हैं।

जामुन में पाये जाने वाले तत्त्व—पानी 78.2%, प्रोटीन 0.7%, फॉस्फोरस 0.1%, लोहा 1.0%, कैल्शियम 0.3%, वसा 0.1%, लवण 0.4%, कार्बोहाइड्रेट 19.7%, रेशा 0.9%, विटामिन 'सी', विटामिन 'बी' समूह के फोलिक एसिड आदि।

सावधानी—*जामुन में वातज गुण होने के कारण इसे भूखे पेट खाना उचित नहीं है।*

जामुन खाना खाने के बाद खाना लाभदायक है। अति-मात्रा में जामुन खाने से हानि होती है। सूजन, वमन, प्रसूति तथा उपवास में जामुन या इसका रस न दें। हमेशा जामुन का पका हुआ फल ही खायें। अधपके फल के सेवन से पाचन संस्थान में घाव हो सकते हैं। अधिक जामुन खाने से शरीर में जकड़ाहट तथा बुखार हो सकता है, इसलिए अधिक नहीं खाना चाहिए। स्वाद के लिए जामुन पर नमक लगाकर खायें। जामुन पर नमक लगाकर खाने से किसी प्रकार का उपद्रव नहीं होता और जल्द ही हजम हो जाता है। जामुन खाने से पहले इसे एक घण्टा ठण्डे पानी में डालकर खाने से अधिक गुणकारी होगा।

जामुन का शर्बत—जामुन का शर्बत पीने से **थकान** दूर होकर ताजगी अनुभव होती है। बच्चों को बदहजमी, खून के साथ उल्टी और साधारण **उल्टी, दस्त** लगे हों तो यह जामुन का शर्बत प्रयोग में लायें।

जामुन का सिरका—यह सौंदयवर्धक है। जामुन का सिरका नियमित पीने से स्त्री, पुरुष, बच्चों का सौन्दर्य बढ़ता है। एक कप पानी में एक चम्मच सिरका मिलाकर पियें।

पेट के रोग—कंठ में दाह हो रहा हो और खट्टी और कड़वी **उल्टी** हो रही हो तो सिरके का प्रयोग नहीं करना चाहिए।

जामुन का सिरका तिल्ली और वायु गोला, **पेट की गैस** को दूर करने वाला, पौष्टिक, संकोचक और शांतिदायक होता है।

जामुन का सिरका **यकृत को ताकत** देता है। यह **सूजन** को दूर करता है। खूनी और तेजाबी दस्तों में लाभप्रद है।

तिल्ली—जामुन का सिरका एक चम्मच की मात्रा में दिन में 3 बार देते रहने से कुछ ही दिनों में तिल्ली ठीक हो जाती है। यकृत वृद्धि भी ठीक होती है।

मसूढ़े सूजना—जामुन के सिरके की चौथाई चम्मच पानी में डालकर 3 बार कुल्ला करने से मसूढ़ों की सूजन दूर हो जाती है और हिलते हुए **दाँत भी मजबूत** हो जाते हैं।

सिरके का प्रयोग—सिरका स्वाद में खट्टा होता है। अतः सिरके को पीने योग्य बनाने के लिए आवश्यकतानुसार पानी मिलायें। इससे **भूख बढ़ती** है और पुराने उदर विकार भी ठीक हो जाते हैं। **कमजोरी दूर** होती है। सिरका बाजार में मिलता है।

जामुन का रस—जामुनों को दो घंटे पानी में पड़ी रखने के बाद गुठलियाँ निकाल कर रस निकालें।

मात्रा—जामुन की गुठली के पाउडर की मात्रा एक बार में एक चाय चम्मच है।

होम्योपैथी में जामुन—सिजिजियम जम्बोलेनम (Syzygium jambolanum) नामक होम्योपैथिक औषधि जामुन से बनी है। यह मार्टेसी (Myrtacae) जाति का पेड़ है। इसका अन्य नाम इयुजेनिया जम्बोलेनम (Eugenia jambolanum) है।

बहुमूत्र—बहुमूत्र रोग में यह औषधि बहुतायत में प्रयोग की जाती है। बार-बार बहुत अधिक मात्रा में पेशाब होता है, इसके साथ प्यास अधिक लगती है। जितना अधिक पानी पिया जाता है, पेशाब भी उतनी ही अधिक मात्रा में आता है। पेशाब का आपेक्षिक गुरुत्व भी बहुत अधिक होता है। यह सिजिजियम जम्बो का प्रमुख लक्षण है। रक्तशर्करा और मूत्रशर्करा को यह बहुत जल्दी कम करती है।

शरीर के ऊपरी भागों में चुभनयुक्त गर्मी मालूम पड़ना; छोटे-छोटे लाल दानों में बहुत खुजली; पेशाब अस्वाभाविक और अत्यधिक मात्रा में होने के साथ यदि ज्वर या कोई अन्य ही रोग हो तो भी सिजिजियम जम्बो से लाभ होता है।

सेवन—इसका मूलार्क (मदर टिंचर) होम्योपैथिक दवा विक्रेता से लेकर एक खुराक में दस बूँद चार चम्मच पानी में मिलाकर नित्य चार बार पियें। कुछ दिन इसे देकर यही दवा 200 पोटेन्सी में गोली नम्बर 40 में चार गोली की एक मात्रा नित्य चूसें। यदि होम्योपैथी का मूलार्क उपलब्ध नहीं हो तो जामुन की गुठली के पाउडर की एक-एक चम्मच तीन बार सेवन करके लाभ उठा सकते हैं। दोनों में से कोई एक काम में ले सकते हैं।

केला (BANANA, PLANTAIN)

लेटिन नाम—म्यूजा सेपीएन्टम (Musa sapientum)

केला धोकर खायें—केले को पकाने के लिए इथीयान एवं कैल्शियम कार्बाइड रसायन का पानी में घोल बना लें। इस घोल में केले को कुछ देर डूबोकर निकाल लें। इससे केले पक जाएँगें। ये रसायन स्वास्थ्य के लिए हानिकारक हैं और इनसे केले के पौष्टिक तत्त्व भी नष्ट हो जाते हैं इसलिए केला प्राकृतिक तरीके से या बर्फ से पकाया ही खाना चाहिए। चित्तलीदार केला रसायनों से पकाया जाता है। अतः यह नहीं खाना चाहिये। सदा धोकर

ही खायें, बिना धुले केला खाना हानिकारक है। इसी तरह आम, सेब, अनन्नास, पपीता, चीकू आदि को पकाने में भी इन रसायनों का प्रयोग किया जाता है। ये भी धोकर ही खायें। बिना धोये कोई भी फल, सब्जी नहीं खायें।

केले ताजा कैसे रखें?—कमरे के तापमान में केला जल्दी पकता है। कागज की थैली में केलों के साथ एक टमाटर रखकर रेफ्रिजरेटर में रख दिया जाए तो एक सप्ताह तक केले बिल्कुल ताजा रहते हैं।

भूखे पेट केला कम ही खाना चाहिए। कमजोर पाचन-शक्ति वाले केला कम खायें। भूखे पेट केला खाने से भूख कम होती है। भोजन के बाद खाने से यह ताकत देता है। माँस-पेशियाँ मजबूत होती हैं।

एक समय में तीन से अधिक केले नहीं खाने चाहिए। रात को केला खाने से गैस पैदा होती है। त्रिदोष-शान्ति के लिए केला और शक्कर खायें। केले से अजीर्ण होने पर इलायची खायें। केला पूर्ण आहार है। इसका नियमित प्रयोग करते रहने से शरीर स्वस्थ और स्फूर्तिवान रहता है तथा त्वचा कांतिमय बनी रहती है। इससे **रोग-प्रतिरोधक शक्ति** बढ़ती है।

पौष्टिक पदार्थ—केला वीर्यवर्धक, शुक्रवर्धक है; नेत्र रोगों में लाभदायक है। केला शक्तिदायक खाद्य है। केला फल नहीं है। इसे रोटी की जगह खाना चाहिए। केले में स्टार्च और शर्करा अधिक होती है। छोटे बच्चों को इसे दूध में मिलाकर दे सकते हैं। केला कफ व रक्तपित्त नाशक है।

केले में प्राकृतिक शर्करा सुक्रोस, फ्रक्टोस, ग्लूकोस एवं रेशा होता है। केला पर्याप्त मात्रा में तत्काल ऊर्जा प्रदान करता है। शोध से सिद्ध हुआ है कि 90 मिनट के कठोर व्यायाम से खर्च होने वाली ऊर्जा की पूर्ति दो केले खाकर कर सकते हैं। इसलिए दुनियाभर के एथलीटों में केला नम्बर एक फल के रूप में जाना जाता है। इसमें सेब से चार गुणा प्रेसिन, दोगुना कार्बोहाइड्रेट, तीन गुणा फॉस्फोरस, पाँच गुणा विटामिन 'ए' एवं लौह तत्त्व और दोगुने विटामिन तथा मिनरल्स होते हैं।

अच्छे स्वास्थ्य के लिए नित्य 300 ग्राम कार्बोहाइड्रेट लेने का प्रयत्न करें। एक केले में 27 ग्राम कार्बोहाइड्रेट मिलता है।

पके हुए ताजा केले खाना ही सर्वोत्तम है। यदि केला उपलब्ध न हो, बच्चों को खिलाने, पिलाने में कठिनाइयाँ आती हों तो केले का पाउडर एलोपैथिक (अंग्रेजी) दवा विक्रेता के बेनालोना (Banalona) नाम से मिलता है। इस पाउडर का प्रयोग करके केले का लाभ उठाया जा सकता है।

तत्त्व—पके केले में आयोडीन, शक्कर और प्रोटीन पाई जाती है। कच्चे केले में कैल्शियम अधिक होता है। कच्चे केले की सब्जी बनाकर खाई जाती है। नित्य केला खाने से सभी विटामिनों की पूर्ति हो जाती है। अतः प्रातः नाश्ते में दो पके केले खाकर गर्म दूध पियें। केला नित्य खाने वाला व्यक्ति सदा स्वस्थ रहता है। चित्तलीदार केला खाना अधिक लाभदायक है लेकिन इसे अच्छी तरह धोकर ही खायें।

केले के तत्त्व

कैलोरी मि.ग्रा.	प्रोटीन मि.ग्रा.	कैल्शियम मि.ग्रा.	लोहा मि.ग्रा.	विटामिन-'ए' मि.ग्रा.	थायोमिन मि.ग्रा
116	1.2	17	0.9	78	0.05
रिबोफ्लाविन मि.ग्रा.	**नियासीन मि.ग्रा.**	**विटामिन-'सी' मिग्रा**	**वसा ग्राम**	**कार्बोहाइड्रेट ग्राम**	**फॉस्फोरस मि.ग्रा.**
0.08	0.5	7	0.1	24.7	30
मैग्नेशियम मि.ग्रा.	**सोडियम मि.ग्रा.**	**पोटेशियम मि.ग्रा.**	**कॉपर मि.ग्रा.**	**सल्फर मि.ग्रा**	**निकोटानिक एसिड**
34	36.6	88	0.40	7	0.3
जल का अंश		**चिकनाई (फेट्स)**			
64.3%		8.3%			

शक्तिवर्धक—एक गिलास गर्म दूध में एक चम्मच घी, स्वादानुसार पिसी हुई इलायची व शहद मिला लें। एक टुकड़ा केला खायें और साथ ही एक घूँट यह दूध पियें। इस प्रकार दो-दो केले नित्य तीन बार लम्बे समय तक खाने से शरीर सुन्दर और मोटा होगा। बल, वीर्य, **शुक्राणु** (Sperms), काम-शक्ति और मस्तिष्क शक्ति बढ़ेगी। स्त्रियों का प्रदर रोग ठीक होगा। दही में केला और पिसी हुई मिश्री मिलाकर खाने से भी **मोटापा बढ़ता** है।

मोटा होना—केला स्वप्नदोष और प्रमेह में लाभदायक है। यह शरीर मोटा करता है। केला खाने के बाद दो घण्टे तक कुछ न खायें। प्रात: दो केले खाकर ऊपर से एक पाव गर्म दूध नित्य तीन महीने तक सेवन करने से मोटे हो जाओगे। दूध और केला एक साथ खाने से शक्ति बढ़ती है। एक टुकड़ा केला खायें फिर दूध पियें या केले और दूध का शेक बनाकर पियें। पेट में आफरा (गैस) हो तो यह सेवन न करें।

बलवृद्धि के लिए व्यायाम तथा खेलकूद के बाद केले खाना चाहिए। केले में कार्बोहाइड्रेट बहुत अधिक होता है। यह सरलता से पच जाता है तथा छोटे बच्चों को आसानी से दिया जा सकता है। इसलिए यह छोटे बच्चों के लिए उत्तम आहार है। इसे मसलकर अथवा दूध में फेंटकर खिलाने से अधिक फायदा करता है। यह खून में वृद्धि करके शरीर की ताकत बढ़ाता है। प्रतिदिन केला खाकर दूध पिया जाए तो कुछ ही दिनों में स्वास्थ्य पर इसका अच्छा प्रभाव देखा जा सकता है।

केले में पाई जाने वाली पोटेशियम की मात्रा तनाव व दौरे को कम करती है, अत: अधेड़ लोगों के लिए केला एक औषधि के समान है।

अति सुन्दर त्वचा का पैक—केला अपने आप में ऐसा फल है जो बंद और कीटाणु रहित होता है। यह पोषक तत्त्वों से भरपूर होता है। इसमें प्रोटीन, विटामिन 'सी' और 'बी' होते हैं। यह बालों और चेहरे दोनों के लिए ही प्रयोग किया जा सकता है। इससे त्वचा में कसाव आता है और त्वचा मुलायम होती है।

निर्माण विधि—आधा केला मसला हुआ; 1 टी स्पून ग्लिसरीन; 1 टी स्पून दही या

दूध—इन सब चीजों को मिलाकर चेहरे पर लगा लें। आधा घंटे बाद धोयें, नित्य लगाने पर अलग ही निखार आएगा। यह पैक हर प्रकार की त्वचा के लिए उत्तम है।

मॉइस्चराइजर—त्वचा का सूखापन दूर करने के लिए क्रीम लगाना ठीक नहीं है। क्रीम से त्वचा चिपचिपी हो जाती है। मॉइस्चराइजर लगाने से त्वचा मुलायम, चिकनी हो जाती है। प्राकृतिक मॉइस्चराइजर स्वयं बनाकर लगायें। (1) केला, दही और शहद क्रमश: 3, 2, 1 भाग मिलाकर पेस्ट बनाकर त्वचा, चेहरे पर मलकर 15 मिनट बाद स्नान करें। (2) तिल के तेल की मालिश करके स्नान करें। त्वचा का सूखापन दूर हो जायेगा।

प्रोटीन—दूध के साथ केले का सेवन करने से पर्याप्त मात्रा में प्रोटीन प्राप्त होता है।

केले में सिरोटिन नामक रासायनिक तत्त्व पाया जाता है, जो आमाशय के हाइड्रोक्लोरिक अम्ल के अतिस्राव को कम करता है।

लोहा—केले में आयरन बहुतायत में होता है, जो कि हीमोग्लोबिन के उत्पादन को बढ़ाता है। इस तरह एनीमिया को ठीक करने में सहायता करता है। केला खाने से गर्भावस्था में रक्त की कमी पूरी हो जाती है। केले से प्राप्त लोहे एवं ताँबे के कारण शरीर में **हीमोग्लोबिन** की वृद्धि होती है।

यूरिक अम्ल—गाउट रोग में यह मूत्र की यूरिक अम्ल घुलाने की शक्ति बढ़ा देता है। इससे जोड़ों का दर्द दूर हो जाता है।

मूत्रस्रावक—प्रात: दो केले खाने से पेशाब खुलकर आता है। पेशाब सम्बन्धी सामान्य रोग ठीक हो जाते हैं।

कृमि—नित्य कच्चे केले की सब्जी खायें। केंचुए जैसे लम्बे कीड़े दस्त के साथ निकल जायेंगे।

कैंसर—केले के पेड़ में एक सफेद डंडा होता है। इस डंडे के रस से गर्मी के रोग तथा मस्तिष्क-सम्बन्धी रोग शांत होते हैं। कैंसर रोगी के लिए यह औषधि का कार्य करता है।

दूध छुड़ाना—जब बच्चे को माँ का दूध छुड़ाना हो तो केले में चीनी मिलाकर खिलाना चाहिए। कुपोषण से ग्रस्त बच्चों को भी नियमित रूप से केला खिलाना लाभदायक है। जिन बच्चों को कम भूख लगती है और बार-बार उल्टी करते हों, उन्हें केला खिलाना लाभकारी है। केले को नित्य दूध के साथ लेने से वजन बढ़ता है।

बवासीर—(1) बवासीर के में रक्त आता हो तो एक केले के टुकड़े में चने की दाल के बराबर कपूर (दवाई में काम में लिया जाने वाला) मिलाकर नित्य एक बार खाली पेट 7 दिन प्रयोग करें। लाभ होगा। (2) केले के गूदे में तीन खटमल रखकर रविवार या मंगलवार को रोगी को खिला दें। रोगी को नहीं बतायें। हर प्रकार के बवासीर ठीक हो जायेंगे।

आंत्रज्वर (Typhoid)—आंत्रज्वर तथा अन्य ज्वरों के रोगियों के लिए केला आदर्श भोजन है। यह भूख, प्यास कम करता है।

ज्वर—बुखार में केला खाने से गर्मी नहीं बढ़ती एवं शरीर की कमजोरी दूर होती है

बालकों की **मिट्टी खाने** की आदत पका हुआ केला और शहद मिलाकर खिलाने से छूट जाती है।

दाद, खाज, गंज हो तो केले के गूदे को नीबू के रस में पीस लें और लगायें, इससे

लाभ होता है। लगाने से, पहले दाद फूला हुआ लगेगा, लेकिन डरें नहीं, बाँधते रहें। दाद ठीक हो जायेगा।

सूजन—केला सब तरह की सूजन में हितकारी है। पेट की सूजन में दूसरे पदार्थ मुश्किल से पचते हैं, वहीं केला आसानी से पच जाता है। गले की सूजन में भी यह लाभकारी है।

घाव, चोट या रगड़ लगने पर—(1) केले के छिलके को बाँध देने से सूजन नहीं बढ़ती। (2) पका हुआ केला और गेहूँ का आटा पानी में गूँधकर गर्म करके लेप करें।

चोट से रक्तस्राव—चोट लगकर रक्त बहने लगे, तो केले के दांड (डण्ठल में जहाँ केले जुड़े रहते हैं) का रस लगा दें। रक्तस्राव बंद हो जायेगा। घाव में मवाद नहीं पड़ेगी। चोट का घाव जल्दी ठीक हो जायेगा।

घाव—केले के कोमल पत्तों को पीसकर घाव पर लगाने से घाव ठीक हो जायेगा। बाहरी घाव पर केले के पत्ते पर तिल का तेल लगाकर बाँधने से घाव जल्दी भरता है। **आँतों के घाव** में कच्चे केले की सब्जी खायें।

गर्भावस्था की उल्टी (Morning Sickness)—सुबह-शाम के खाने के बीच में केला खाने से रक्तशर्करा का स्तर कम नहीं होता तथा 'मॉर्निंग सिकनेस' की रोकथाम हो सकती है। अत: गर्भवती स्त्री केला खायें।

पेट के रोग—विभिन्न प्रकार के जठरान्त्र रोगों में भोजन के रूप में केला खाना रोग निवारण में सहायक है। यह बच्चों और दुर्बल लोगों के लिए पोषक आहार है। बच्चों और बड़ों के हर प्रकार के दस्त, जठर-शोथ (Gastritis), वृहदान्त्र-शोथ (Colitis) और आमाशय-व्रण (Gastric Ulcer) में भोजन के रूप में केला आरोग्यदायक है। यह अंतड़ियों की सूजन मिटाता है। पका केला कब्ज़, अतिसार, पेचिश आदि में लाभ पहुँचाता है। पका केला मल को बाँधता है।

केला कोमल तथा चिकना होता है। अत: केला अल्सर तथा आँत की गड़बड़ी में खाया जा सकता है। यह अति अम्लता (High Acidity) को निष्प्रभावित करता है। पेट में 'स्मूद कोटिंग' करता है। इससे जलन कम हो जाती है।

केले की शर्करा आँतों में पनपने वाले अनेक हानिकारक जीवाणुओं की प्रगति में बाधक सिद्ध होती है। केला जीवाणुओं द्वारा उत्पन्न की गई आँतों की व्याधियों में प्राकृतिक औषधि के रूप में काम में लाया जाता है। यह फल आँतों को सड़ने से भी रोकता है। यह रक्त की क्षारीयता को बढ़ाता है तथा अम्लता जनित रोगों को दूर करता है।

केला आँतों में पाए जाने वाले हानिकारक बैक्टीरिया को लाभदायक बैक्टीरिया में बदल देता है। पके हुए केले में ग्लूकोज होने से यह स्नायुओं को पोषण देता है। केले के नियमित सेवन से आँतों के कीड़े मर जाते हैं।

आमाशय-व्रण (Gastric Ulcer) में दूध और केला एक साथ खाने से बहुत लाभ होता है। केला खाते हुए दूध पियें। आँतों में घाव तथा दूसरे रोग हो जाने पर रोजाना छह से नौ केले खाने से लाभ होता है। यह अम्ल घटाकर सूजन कम करता है।

केला आमाशय के छालों को ठीक करता है। साथ ही आमाशय की आंतरिक सतह

को भी पोषण प्रदान करता है जिससे अम्ल नहीं बनता और अल्सर होने से बच सकते हैं। कच्चे हरे केले की सब्जी बिना नमक की बनाकर नित्य खाने से आमाशय के घाव ठीक हो जाते हैं। कच्चा केला भी खायें। कच्चा केला सुखाकर पीस लें। इसकी दो-दो चम्मच ठण्डे दूध में घोलकर नित्य सुबह-शाम पियें।

अल्सर के रोगियों को कच्चा केला लाभ पहुँचाता है। दही और चीनी के साथ पका हुआ केला खाने से पेट की जलन मिटती है और पेट सम्बन्धी अन्य रोग दूर होते हैं। जीभ के छालों के लिए भी केला लाभप्रद है। प्रतिदिन सुबह दही के साथ केला खाने से छाले मिटते हैं।

पाचन-शक्ति—भोजन के बाद दो केले खाने से पाचन-शक्ति बढ़ती है।

गैस—केला खाने के बाद अदरक खाने से गैस नहीं बनती तथा केला शीघ्र पच जाता है।

अम्लपित्त—पेट में जलन होना अम्लपित्त का लक्षण है। केले में प्राकृतिक 'एन्टासिड' होता है, अत: पेट में जलन होने पर केला ठण्डक पहुँचाता है।

जी मिचलाना, अम्लपित्त (पेट से कण्ठों तक जलन) होने पर—(1) दो केलों को मथकर चीनी और इलायची मिलाकर खाने से लाभ होता है। (2) पके हुए केले पर घी डालकर खाने से पित्त की अधिकता शान्त होती है।

भूख मिटाना—केला भूख मिटाने और पेट भरने में बहुत सहायता करता है। भूख की अवस्था में 3 से 4 केले खाने के बाद भूख को नियंत्रित कर सकते हैं। केले में प्रचुर मात्रा में कैलोरी पायी जाती है। इसमें पानी की मात्रा भी कम होती है।

पीलिया—एक चने के बराबर खाने का चूना एक पके केले में रखकर नित्य चार दिन प्रात: भूखे पेट (बिना अन्य चीज खाये) खायें। इससे पीलिया ठीक हो जाता है। केले में लोहा और ताँबा होता है जो पीलिया में लाभ करता है। दो कच्चे या अधपके केले खाने से भी पीलिया ठीक होता है।

दस्त—केला कब्ज़ करता है। दो केले आधा पाव दही के साथ कुछ दिन खाने से दस्त, पेचिश, संग्रहणी ठीक होती है। दस्तों में केवल केला भी खा सकते हैं। बच्चों के दस्त में पके केले को घोटकर मक्खन जैसा नरम और पतला करके नित्य चार बार चटायें।

पेचिश—एक गिलास गर्म दूध को फाड़कर छेना बना लें। इस छेने में पके हुए दो केले मथ लें और खा जायें। इससे पेचिश में लाभ होता है।

दस्त, पेचिश होने पर कच्चे केले की सब्जी बनाकर खाना लाभदायक है।

छाले—जीभ पर छाले होने पर दो केले दही या दूध के साथ प्रात:काल सेवन करें।

नकसीर—एक गिलास दूध में शक्कर मिलाकर दो केलों के साथ निरन्तर दस दिन तक सेवन करें। नकसीर में लाभ होगा।

रक्त की कमी—केले में लोहे की मात्रा अधिक होने के कारण यह **एनीमिया** के रोगी के लिये लाभदायक है।

श्वेत प्रदर—(1) दो केले खाकर ऊपर से दूध में शहद मिलाकर पीने से श्वेत प्रदर में लाभ होता है। (2) एक केला आठ ग्राम घी के साथ सुबह-शाम, दो बार दस दिन तक

खायें। केले की दूध में खीर बनाकर खाने से भी लाभ होता है। (3) कच्चे केलों को छाया में सुखाकर बारीक पीस लें और समान मात्रा में देशी खाँड मिला लें। इसकी दो-दो चम्मच सुबह-शाम गर्म दूध से फंकी लें। श्वेत प्रदर ठीक हो जायेगा। (4) श्वेत प्रदर, रक्त प्रदर, कष्ट के साथ होने वाले मासिक धर्म में केले का शाक, दूध के साथ केले की खीर और भोजन के साथ 1-2 केले लगातार 2 महीने खायें। 1 गिलास ठण्डे दूध में 2 चम्मच शहद घोल लें। केला छीलकर गूदे के गोल-गोल टुकड़े करके इसमें डाल लें। नाश्ते के तौर पर सुबह भोजन से ढाई घण्टे पूर्व या ढाई घण्टे बाद सेवन करें।

एल्ब्यूमिन तत्व कम हो जाए तो केला खाकर इसकी पूर्ति करें।

सुजाक—घी व शक्कर के साथ केला खाने से सुजाक ठीक हो जाता है।

पेशाब रुकना—केले के तने का रस चार चम्मच, घी दो चम्मच मिलाकर पीने से बन्द हुआ पेशाब खुलकर आता है। यह मूत्राघात के लिए उत्तम नुस्खा है। इस रस में मिला हुआ घी पेट में नहीं ठहर सकता और पेशाब शीघ्र आ जाता है।

स्वप्नदोष—(1) दो केलों में नित्य मिश्री लगाकर खाने से स्वप्नदोष दूर हो जाता है। (2) 21 दिन तक खाली पेट दो केलों पर शहद लगाकर सेवन करने से स्वप्नदोष में आश्चर्यजनक लाभ होता है।

बार-बार पेशाब—एक केला खाकर आधा कप आँवले के रस में स्वादानुसार शक्कर मिलाकर पियें। बार-बार पेशाब का आना बन्द हो जायेगा। अकेला केला खाने से भी बार-बार पेशाब आना कम होता है।

जूता पॉलिस—केले के छिलके का गूदे वाला भाग जूतों पर रगड़ें। सूख जाने के बाद कपड़े से रगड़े व साफ करें। जूतों की पॉलिस चमकने लगेगी।

क्षय—केले के पेड़ का ताजा रस या सब्जी बनाने वाला कच्चा केला क्षय रोग को दूर करने के लिए रामबाण है। जिसे क्षय रोग हो चुका है, कष्टदायक खाँसी होती हो, जिसमें अधिक मात्रा में बलगम निकलता हो, रात को इतना पसीना आता हो कि सब कपड़े भीग जायें, साथ ही बहुत तेज बुखार भी रहता हो, दस्त आते हों, भूख न लगती हो, वजन भी बहुत गिर चुका हो, उनको केले के मोटे तने के टुकड़े का रस निकालकर और छानकर एक-दो कप ताजा रस हर दो घण्टे बाद घूँट-घूँट करके पिलाया जाए। तीन दिन रस बराबर पिलाने से रोगी को बहुत लाभ होगा। दो माह तक इस चिकित्सा से क्षय रोग से छुटकारा मिल सकता है। केले के तने (Plantain Stem) का रस हर 24 घण्टे के बाद ताजा ही निकालना चाहिए। 8-10 ग्राम केले के पत्ते 200 मिलीलिटर पानी में डालकर पड़ा रहने दें। इस पानी को छानकर एक बड़ा चम्मच दिन में तीन बार पिलाते रहने से फेफड़ों में जमी गाढ़ी बलगम पतली होकर निकल जाती है। केले के पत्तों का रस मधु में मिलाकर क्षय के रोगी को पिलाते रहने से भी फेफड़ों के घाव भर जाते हैं। खाँसी बलगम कम हो जाती है और फेफड़ों से खून आना रुक जाता है।

सर्पदंश—साँप के काटते ही रोगी के कपड़े उतारकर केले के पत्तों के ऊपर रोगी को लिटा दें, जिससे केले का रस उसके चर्म छेदों से शरीर में पहुँचता रहे। इसके साथ ही केले के तने का ताजा रस 20 ग्राम निकालकर और छानकर उसमें पिसी हुई 12 कालीमिर्च

मिलाकर पिलायें। रोगी के बेहोश होने पर एक-एक चम्मच उसके मुँह में डालते रहें। होश में आने पर आधा-आधा गिलास केले का रस थोड़े-थोड़े समय बाद पिलाते रहें। इस चिकित्सा से रोगी के शरीर में साँप का विष प्रभावहीन हो जाता है और रोगी मरने से बच जाता है। जब तक रोगी को आशानुरूप लाभ न हो थोड़ी-थोड़ी देर से रस पिलाते रहें। रस निकालने से बचा हुआ छिलका सर्पदंश पर बाँध दें।

केले के तने न हों तो केले के पत्तों का रस इसी प्रकार काम में ले सकते हैं। केले के तने का रस पिलाने से पेट में पहुँचा विष नष्ट हो जाता है।

चेहरे के काले, सफेद, भूरे धब्बों पर केले के छिलके का सफेद भाग रगड़कर दस मिनट बाद धोने से धब्बे मिट जाते हैं।

उच्च रक्तचाप—केले में सोडियम कम होता है, पोटेशियम अधिक होता है जो उच्च रक्तचाप नियन्त्रण के लिए आवश्यक है। इस कारण से उच्च रक्तचाप की रोकथाम में यह सहायक होता है। यू.एस. फूड एण्ड ड्रग एडमिनिस्ट्रेशन ने हाल ही में वहाँ के केला उद्योग को यह कहने के लिए स्वीकृति प्रदान की है कि 'केला खाने से उच्च रक्तचाप तथा हृदयाघात होने की आशंका कम होती है।'

केला रक्तचाप कम करता है—प्रतिदिन दो केले एक सप्ताह तक खाने से रक्तचाप 10 प्रतिशत कम हो जाता है। यदि आपको उच्च रक्तचाप है तो दो केले प्रतिदिन खायें किन्तु आपको उच्च रक्तचाप के साथ मधुमेह भी है तो केले नहीं खायें।

हृदय रोग—केले में मैग्नेशियम धातु की मात्रा काफी होती है जो हृदय रोगियों के लिए लाभदायक है। मैग्नेशियम के सेवन से शरीर में कैल्शियम की मात्रा कम हो जाती है जिसमें शरीर की धमनियों में रक्त का बहाव रक्त पतला रहने के कारण सही रहता है। इसके अतिरिक्त पर्याप्त मात्रा में मैग्नेशियम लेने से कोलेस्ट्रॉल की मात्रा भी कम होती है। इसलिए हृदय धमनी रोग के मरीजों को केले का सेवन करना चाहिए।

नित्य एक केला खायें। इससे हार्ट-अटैक का खतरा पचास प्रतिशत तक कम हो जाता है। केले में पोटेशियम, कैल्शियम सहित और भी कई तरह के विटामिन्स होते हैं। केला एंटी ऑक्सीडेंट भी है और इसे खाने वालों को कैंसर से पीड़ित होने का खतरा भी बहुत कम हो जाता है।

दिल का दौरा पड़ने के फौरन बाद अगर मरीज को केले का सेवन कराया जाए तो उसकी अचानक मौत हो जाने की आशंका 55 प्रतिशत कम हो जाती है। नियमित रूप से केला खाने से हृदयाघात द्वारा मृत्यु होने के 40 प्रतिशत आसार कम हो जाते हैं।

दो पके केले, दो चम्मच शहद के साथ नित्य प्रात: खाने से हृदय को शक्ति मिलती है। उच्च रक्तचाप में लाभ होता है। हृदय के दर्द में आराम मिलता है।

कोलेस्ट्रॉल—केले खाने से कोलेस्ट्रॉल नहीं बढ़ता। केला चर्बी नहीं बढ़ाता। केले में कोलेस्ट्रॉल नहीं पाया जाता, इसलिए हृदय रोगियों के लिए भी इसका सेवन लाभदायक है।

शिशु-आहार—दूध पीने वाले शिशु के लिए नित्य विटामिन 'सी', नियासीन, राइबोफ्लेविन और थायोमीन की जितनी मात्रा चाहिए, उसका चौथाई भाग एक केले में मिल

जाता है। दो केले दूध के साथ बच्चों और बूढ़ों को तथा सबको प्रातः ही खाना चाहिए। दक्षिण अफ्रीका में शिशु-आहार में केले का पाउडर काम में लिया जाता है। जिन बच्चों का वजन नहीं बढ़ता उन्हें केला खिलाने से वजन में बढ़ोतरी होती है। केले का उपयोग करने पर लंबी हड्डियों को पुष्ट होने में सहायता मिलती है। शहद के साथ तीन केले नित्य खाना लाभदायक है। केला रक्त की कमी को दूर करता है।

दमा (अस्थमा)—(1) दमा के तेज दौरे के समय पका हुआ एक केला छिलके सहित सेंकें। इस सिके हुए केले का छिलका हटाकर केले के टुकड़े करके उन पर 15 कालीमिर्च पीसकर बुरका दें और दमा-रोगी को खिलायें। दमा के तेज दौरे में शीघ्र लाभ मिलेगा। केला गर्मा-गर्म ही खिलायें, ठण्डा होने पर लाभ नहीं करेगा। (2) केले का थोड़ा-सा छिलका हटा कर उसमें चाकू से छेद बनाकर चौथाई चम्मच नमक, कालीमिर्च मिश्रित करके भर दें। छेद पर गूदा लगाकर केले का छिलका लगाकर बन्द कर दें। इसे रात को खुली जगह रखें। रात को चन्द्रमा की चाँदनी में रखना अधिक लाभदायक है। प्रातः इस केले को सेंक लें और छीलकर गर्मा-गर्म ही खायें। दमा में आराम आयेगा।

दमा के रोगियों को केला कम खाना चाहिये और यह ध्यान रखना चाहिये कि केला खाने से दमा बढ़ता तो नहीं है। दमा यदि बढ़ता हुआ पाया जाये तो केला नहीं खाना चाहिये। दमे में केले से एलर्जी पाई जाती है।

खाँसी—(1) एक केले में दमा में बताये अनुसार साबुत आठ कालीमिर्च भर दें। वापस छिलका लगाकर छत पर या खुले स्थान पर रख दें। प्रातः पाखाना जाने के बाद कालीमिर्च निकालकर खायें और बाद में केला भी खायें। इस प्रकार कुछ दिन केला खाने से सूखी व पित्त वाली खाँसी ठीक हो जाती है। (2) केले का एक पत्ता लेकर छोटे-छोटे टुकड़े करके तवे पर रखकर सेंकें। ऊपर से तवे को थाली से ढक दें जिससे पत्तों से उठ रही भाप, धुआँ थाली पर जम जाये, बाहर नहीं निकले। जब पत्ते जल जायें तो पीसकर राख बना लें और उस राख को ढकी हुई थाली में डालकर रगड़ें, जिससे थाली पर जमा कालापन राख में मिल जाये। यह एक ग्राम एक पतासे या दूध की मलाई पर रखकर खायें। इससे हर प्रकार की खाँसी, कूकर खाँसी भी ठीक हो जायेगी।

कूकर खाँसी (Whooping Cough)—कूकर खाँसी में केले के पत्तों की राख आधा चम्मच शहद में मिलाकर सर्दी के मौसम में तथा नमक मिलाकर गर्मी के मौसम में चटायें। लाभ होगा।

जलना—यदि शरीर का कोई हिस्सा आग में जल गया हो तो केले को पीसकर उस पर लेप कर दें। इससे जलन कम हो जायेगी और फफोले नहीं पड़ेंगे।

मानसिक रोग (स्मरण-शक्ति दौर्बल्य, तनाव, अवसाद)—केले में पोटेशियम की उच्च मात्रा के कारण यह मस्तिष्क को सतर्क (Alert) रखता है तथा विद्यार्थियों को पाठ याद रखने में सहायक होता है।

मनुष्य जब तनाव में होता है, तो उसकी मेटाबॉलिक रेंट (चयापचय गति) ज्यादा होती है। इससे रक्त में पोटेशियम की मात्रा कम हो जाती है। पोटेशियम हृदयाघात को नियंत्रित रखता है, ऑक्सीजन को मस्तिष्क तक पहुँचाता है तथा शरीर में पानी के स्तर का नियमन

करता है। केला खाने से पोटेशियम की मात्रा बढ़कर सही हो जाती है। इस तरह तनाव में आराम मिलता है।

केला खाने से मानसिक अवसाद में आराम मिलता है। केले में **ट्रिप्टोफेन** नामक **प्रोटीन** होता है, जो शरीर में **सिरोटोनिन** में बदल जाता है। सिरोटोनिन मनुष्य को रिलेक्स करता है, उसकी मनोदशा सुधारता है तथा खुश करने में सहायक होता है।

टॉन्सिलाइटिस—केले का छिलका गर्म करके गले पर बाँधें।

सावधानी—*क्षीण पाचन शक्ति वाले और मधुमेह रोगी को केला नहीं देना चाहिए। केला खाने से अजीर्ण हो तो इलायची खायें।*

अनार (POMEGRANATE)

लेटिन नाम—प्यूनिका ग्रेनेटम (Punica granatum)

अनार गुठली रहित बेदाना अनार रसीला, सबसे मीठा और सबसे उत्तम होता है। अनार हर प्रकार के रोगों में दिया जा सकता है। अनार का रस पीना ज्यादा लाभदायक है।

यह थकान को तत्काल कम कर देता है, पुरुषों की कमजोरियों, बीमारी के बाद की कमजोरी, रक्त अल्पता आदि में भी अत्यन्त प्रभावी है। जिन बच्चों का विकास धीमा हो, कमजोर रहते हों, उन्हें तो अवश्य ही अनार का सेवन कराना चाहिए। इसको बीज सहित दाँतों से चबाकर खाना सबसे उत्तम रहता है। जो चबाकर नहीं खा सकें, उन्हें इसका रस लेना चाहिए। एक अनार का नियमित सेवन किसी भी मिनरल या विटामिन के कैप्सूल से सौ गुना अधिक लाभप्रद है। अनार खाने से भोजन के पाचन में भी अधिक सहायता मिलती है।

अनार स्मृति एवं स्फूर्ति को बढ़ाता है। दिल के रोगों में गुणकारी है। अनार में मुँह एवं गले के रोगों को नष्ट करने की पर्याप्त क्षमता होती है। वस्तुतया अनारदाना मीठे अनार का ही बीज है। अनारदाना भी खट्टा-मीठा होता है। अनारदाना प्राय: खाने में ज्यादातर लिया जाता है। अनार का शर्बत हृदय और आमाशय की जलन को दूर करता है। यह प्यास और वमन में हितकारी है।

रासायनिक संरचना की दृष्टि से अनार में मैग्नेशियम, फॉस्फोरस, आयरन, सोडियम, पोटेशियम, क्लोरीन, कैल्शियम, गंधक विटामिन 'बी' व 'सी' विटामिन 'बी' कॉम्पलेक्स आदि तत्त्व प्रचुर मात्रा में उपलब्ध होते हैं।

अनार शरीर में मौजूद अम्लीय तत्वों की निकाल देता है। इससे आपकी त्वचा में निखार पैदा हो जाता है। एंटीऑक्सीडेंट्स और पॉलीफेनल्स से भरपूर अनार में विटामिन 'सी' के साथ फॉलिक एसिड भी भारी मात्रा में पाया जाता है। अनार में हृदय, कैंसर, त्वचा को सुन्दर एवं जवान बनाये रखने के गुण हैं। लगातार अनार खाने से झुर्रियाँ तक ठीक हो सकती हैं।

अनिद्रा—अनार के ताजे पत्ते 30 ग्राम धोकर, आधा किलो पानी में उबाल कर, आधा पानी रहने पर छान लें। इसमें समान मात्रा में गर्म दूध मिलाकर पीने से शारीरिक और मानसिक थकान दूर हो जाती है तथा नींद अच्छी आती है। केवल उबाल कर छाने हुए पानी से कुल्ले करने से **छाले** ठीक हो जाते हैं।

हाथ-पाँवों में जलन—अनार के ताजा पत्ते पीसकर हाथ-पाँवों पर लेप करने से जलन में लाभ होता है।

खुजली—अनार के ताजा पत्ते पीस कर चटनी बनायें। दो चम्मच इस चटनी को चार चम्मच सरसों के तेल में मिलाकर मालिश करने से खुजली में लाभ होता है।

हृदय—हृदय रोगों में **'एथीरोस्कलेरोसिस'** ऐसा रोग है जिसमें धमनियों में जमाव (एथीरोमा) होने से धमनियों की दीवारें मोटी और कठोर हो जाती हैं, जिससे धमनी-रास्ता सकड़ा हो जाता है। इसमें रक्त के बहाव में रुकावट आती है। धमनी में प्लाक इतने जमा हो जाते हैं कि रक्त-प्रवाह के लिए बहुत कम खाली जगह बचती है।

अनार धमनियों के अवरोध (Blockage) **खोलता है।** यह तथ्य नवीनतम वैज्ञानिक खोजों से सिद्ध हो गया है। अनार रक्तवाहिनियों की आन्तरिक लाइनिंग (अस्तर) को अच्छा बनाते हुए रक्तचाप (Blood Pressure) को संतुलित रखकर तथा **एलडीएल** से होने वाली हानि से बचाकर हृदय और रक्तवाहिनियों को सुरक्षा प्रदान करता है। धमनियों के अवरोधों को खोलने के लिए अनार का रस सदा सालों-साल 50 मि.ली. (आधा कप) पियें। आरम्भ में एक बार फिर तीन बार पीते रहें या मीठे अनार खाते रहें। अनार के सेवन से ब्लड शुगर, एलडीएल या एचडीएल, कोलेस्ट्रॉल लेवल पर भी कोई फर्क नहीं पड़ता। हृदय, गुर्दे और यकृत के कार्यों में भी कोई बदलाव नहीं आता।

हृदय की धड़कन—15 ग्राम अनार के ताजे पत्ते बहुत बारीक पीस कर आधा गिलास पानी में घोलकर, छानकर पीने से हृदय की धड़कन में लाभदायक है। अनार का शर्बत नित्य पीने से भी लाभ होता है।

गर्भाशय बाहर आना, कृमि, सोरायसिस, दाद, रक्तविकार—अनार के पत्ते चार किलो पानी से धोकर साफ करके छाया में सुखाकर पीस कर मैदा की चलनी से छान लें। इसकी एक चम्मच, पानी से नित्य एक बार फंकी लेते रहना लाभप्रद है।

मिरगी—अनार के ताजे पत्ते 30 ग्राम, दो गिलास पानी में उबालकर, छानकर इसमें 2-2 चम्मच शक्कर और घी मिलाकर नित्य एक बार पीते रहने से मिरगी रोग में लाभ होता है।

टी.बी.—अनार का रस पीने से लाभ होता है। नित्य पियें।

पेशाब बन्द होने पर एक गिलास अनार के रस में दो पिसी इलायची और आधा चम्मच सौंठ घोल कर पिलायें।

कैंसर—नये अध्ययन से ज्ञात हुआ है कि अनार का रस कैंसर की वृद्धि और फैलाव को रोकने में प्रभावी ढंग से काम करता है। अनार उस प्रोटीन के असर को तेज कर देता है, जो कैंसरयुक्त कोशिकाओं के मारने की क्रिया को मरने से रोकता है। अनार से प्रोस्टेट स्पेसिफिक एंटीजन (पीएसए) का सीरम लेवल घट जाता है, जिससे प्रोस्टेट कैंसर की वृद्धि होती है।

अनार का रस प्रोस्टेट, आँतों, फेफड़े, स्तन आदि के कैंसर को रोकने में प्रभावशाली है। अनार में सारे आम कैंसरों के खिलाफ लड़ने की क्षमता है।

त्वचा सौंदर्य—अनार का रस त्वचा पर लगाने से त्वचा सुन्दर, स्वस्थ और जवान

बनी रहती है। अनार छीलकर दाने निकालकर, समान मात्रा में पपीता का गूदा मिलाकर बारीक पीसकर चेहरे पर लेप करके आधे घंटे बाद धोयें। अनार का सेवन नियमित करें और बढ़ती उम्र के प्रभावों से बचें।

सौंदर्यवर्धक—अनार के छिलकों को सुखाकर बारीक पाउडर बनाकर गुलाबजल के साथ मिलाकर उबटन की तरह लगाने से शरीर के दाग, चेहरे की झाँइयाँ भी नष्ट हो सकती हैं।

स्तन विकास एवं दृढ़ करना—200 ग्राम तिल के तेल में अनार के पत्तों का रस एक किलो मिलाकर उबालें। उबालने पर जब तेल ही बचे तब ठण्डा करके छानकर बोतल में भर लें। नित्य सोते समय इस तेल से स्तनों की मालिश दबाव देकर करें। इसके साथ एक चम्मच अश्वगंधा चूर्ण (पंसारी, अत्तार, आयुर्वेद दवा-विक्रेता के यहाँ उपलब्ध) गर्म दूध से सुबह-शाम फंकी लें। स्तन सुदृढ़ एवं बड़े हो जायेंगे।

स्तनों का ढीलापन—(1) अनार के छिलके पीसकर रात को स्तनों पर लेप करके सोयें। प्रात: धोयें। कुछ सप्ताह यह प्रयोग करने से स्तनों का ढीलापन दूर होकर स्तन नव-यौवना जैसे हो जायेंगे। (2) एक किलो अनार के ताजा हरे पत्ते पानी से धोकर साफ करके पीसकर उसकी चटनी को पतले कपड़े में डालकर रस निकालकर, जितना रस हो, उसका 1/3 भाग सरसों का तेल मिलाकर मंद आँच पर उबालें। उबलते हुए जब केवल तैलीय भाग ही रहे, तब छानकर रख लें। इस तेल को नित्य सोते समय स्तनों पर मालिश करने से ढीले स्तन कठोर होकर सुन्दर लगने लगते हैं। त्वचा व माँस का ढीलापन, झुर्रियाँ दूर हो जाती हैं।

शक्तिवर्धक—नित्य अनार खाना उत्तम स्वास्थ्य का खजाना है। यदि अनार खाना सम्भव नहीं हो तो अनार का शर्बत पियें। इससे स्मरण-शक्ति बढ़ती है। शरीर बलिष्ठ रहता है, हृदय-रोगों से बचाव होता है। भूख अच्छी लगती है। ज्वर, दस्त, टाइफाइड, यकृत, आमाशय, गले के रोगों में भी यह लाभकारी है।

अनार का शर्बत एक गिलास नित्य पीने से शरीर में शक्ति का संचार होता है। अनार का शर्बत स्वास्थ्यवर्धक, गर्मी की जलन मिटाने वाला, ज्वर के बाद की दुर्बलता दूर करता है।

गर्भावस्था की उल्टी—गर्भावस्था में अनार खायें, अनार का शर्बत पियें, उल्टियाँ होना बन्द हो जायेंगी। प्रात:काल अनार का रस पीने से उल्टी नहीं होती।

श्वेत प्रदर (Leucorrhoea)—श्वेत प्रदर में अनार की 15 पत्तियों को 5 कालीमिर्च के साथ पीसकर आधा कप पानी में मिलाकर दिन में दो बार पीने से आराम होता है।

दाँत निकलना—बच्चे के हाथ में खेलने के लिए अनार के छिलके दिये रखें। बच्चा छिलकों को चबायेगा, मुँह में लेता रहेगा। इससे दाँत सरलता से निकल आते हैं।

जूँ—अनार के छिलके पीसकर एक बोतल में रख लें। इसको छ: चम्मच पानी में गूँधकर लेप बनाकर बालों की जड़ों में लगायें। एक घण्टे बाद सिर धोयें। जुएँ मर जायेंगी। सावधानी रखें कि लगाते, धोते समय पानी आँखों में नहीं जाये।

टॉन्सिलाइटिस—टॉन्सिल्स बढ़ने पर अनार की पाँच पत्तियाँ जरा-से नमक के साथ

नित्य प्रातः खाली पेट चबाकर रस चूसते रहें, रस थूकें नहीं। ऐसा एक माह तक नित्य करें। टॉन्सिल्स में आशातीत लाभ होगा।

आँखें दुखना, नेत्र रोग—अनार की हरी पत्तियाँ पीसकर आँखों की पलकों पर व चारों ओर लेप करने से आँखें दुखना एवं अन्य सामान्य सभी रोग ठीक हो जाते हैं।

हृदय का दर्द—अनार के रस में पिसी मिश्री मिलाकर नित्य पीने से या अनार खाने से हृदय का दर्द, जकड़न दूर होती है। अनार हृदय के लिए टॉनिक का काम करता है।

नकसीर—नथुनों में अनार का रस डालने से नाक से रक्त आना बन्द हो जाता है। इससे पेट दर्द बन्द हो जाता है। सात दिन से अधिक रहने वाला ज्वर, ऐपेन्डीसाइटिस (Appendicitis) में अनार लाभदायक है।

गर्भस्राव—100 ग्राम अनार के ताजा पत्ते पीसकर पानी में छानकर पिलाने और पत्तों का रस पेड़ू पर लेप करने से गर्भस्राव बन्द हो जाता है, रुक जाता है।

अत्यधिक मासिक स्राव—अनार के सूखे छिलके पीसकर छान लें। इसकी एक चम्मच की फंकी ठण्डे पानी से तीन बार लेने से रक्तस्राव बन्द हो जाता है।

रक्तस्रावी बवासीर, रक्तस्राव हो, शरीर के किसी भाग में रक्त निकल रहा हो तो उसे रोकने में भी छिलकों का अच्छा प्रभाव होता है। अनार का रस भी लाभप्रद है।

दाँतों से रक्तस्राव—अनार के फूल छाया में सुखाकर बारीक पीस लें। इससे नित्य दो बार मञ्जन करें। दाँतों से रक्तस्राव बन्द हो जायेगा तथा हिलते दाँत भी मजबूत हो जायेंगे।

अनार के सूखे पत्तों का मञ्जन बहुत गुणकारी है। इस मञ्जन से दाँतों का हिलना बंद हो जाता है। दाँत मजबूत होते हैं। इस मञ्जन को सुबह-शाम नियमित करने से मसूढ़ों से रक्त एवं पीप आना बंद हो जाता है।

मुँह की दुर्गन्ध, मुँह से पानी आता हो तो चार ग्राम अनार के पिसे हुए छिलकों की फंकी सुबह-शाम पानी से लें, छिलके उबालकर कुल्ले करें। इससे छाले भी ठीक हो जाते हैं।

दाँत हिलते हों तो अनार के पिसे छिलकों से नित्य दो बार मञ्जन करने से दाँत मजबूत हो जाते हैं।

ज्वर (Fever)—ज्वर कैसा भी हो, अनार का सेवन लाभप्रद है।

खाँसी—(1) आठ भाग अनार का छिलका एक भाग सेंधे नमक में पानी डालकर गोलियाँ बना लें। एक-एक गोली तीन बार चूसने से खाँसी ठीक हो जाती है। (2) अनार का छिलका चूसने से या पानी में भिगोकर बच्चों को पिलाने से खाँसी में लाभ होता है। अनार के छिलके को दूध में उबालकर पीने से खाँसी खत्म होती है।

मूत्र की अधिकता—पाँच ग्राम अनार के छिलके की फंकी ताजा पानी से सुबह-शाम लेने से अधिक मूत्र आना कम हो जाता है। पेशाब की जलन बन्द होती है। इसे सेवन करते समय चावल नहीं खायें।

स्वप्नदोष—अनार का पिसा हुआ छिलका पाँच-पाँच ग्राम सुबह-शाम पानी के साथ फंकी लें।

मोटापा—अनार रक्तवर्धक है, इससे त्वचा चिकनी बनती है। रक्त का संचार बढ़ता है। यह शरीर को मोटा करता है। अनार मूर्च्छा में लाभदायक, हृदय बल-कारक और खाँसी नष्ट करने वाला होता है। इसका शर्बत **हृदय की जलन और बेचैनी, आमाशय की जलन, मूत्र की जलन, उल्टी, जी मिचलाना, खट्टी डकारें, घबराहट, प्यास** आदि शिकायतों को दूर करता है। अनार का रस निकालकर पीने से शरीर की शक्ति बढ़ती है और रक्त की वृद्धि होती है। प्रतिदिन मीठा अनार खाने से पेट मुलायम रहता है तथा कामेन्द्रियों को बल मिलता है।

होम्योपैथी में अनार से बनी औषधि ग्रेनेटम (Granatum) काम में ली जाती है।

गंजापन—अनार के पत्ते पानी में पीसकर सिर पर लेप करने से गंजापन दूर हो जाता है। 250 ग्राम अनार के हरे पत्ते चटनी की तरह पीसकर, 250 ग्राम पानी में डालकर उबालें। उबलना आरम्भ होते ही 100 ग्राम सरसों का तेल इसमें डालकर उबलता हुआ रखें। सारा पानी जलकर जब केवल तेल ही बचे तब छानकर शीशी में भर लें। इस तेल की नित्य एक बार सिर में एक महीने तक मालिश करें। गंजे स्थान पर बाल आ जायेंगे।

गर्मी-नाशक—अनार गर्मी को दूर करता है। गर्मी के मौसम में अनार का शर्बत पीना चाहिए।

हिस्टीरिया, पागलपन—15 ग्राम अनार के पत्ते, 15 ग्राम गुलाब के ताजे फूल, 500 ग्राम पानी में उबालें। चौथाई पानी रहने पर छानकर 20 ग्राम देशी घी मिलाकर नित्य पियें। इससे हिस्टीरिया, पागलपन के दौरों में लाभ होता है।

घाव—अनार के छिलकों को पानी में उबालकर, छानकर उस पानी से घावों को धोने से घाव जल्दी भरते हैं। अनार के रस से भी घाव धो सकते हैं।

अनार के छिलकों को लहसुन के साथ पीसकर पेस्ट बना लें तथा शरीर पर **खाज, खुजली, दाद** आदि पर लगायें। इससे त्वचा रोग ठीक हो जाते हैं। अनार के छिलकों को सुखाकर इसका महीन चूर्ण बना लें फिर इसे गुलाबजल के साथ मिलाकर पेस्ट बना लें। इस पेस्ट का लेप करने से त्वचा स्निग्ध, चमकदार व कांतिमय होती है। **कोढ़ के घाव, दाद, बिच्छू, बर्र** आदि के डंक पर अनार के पत्तों को पीसकर लगाने से लाभ होता है।

अरुचि—(1) कालीमिर्च आधा चम्मच, सेंका हुआ जीरा एक चम्मच, सेंकी हुई हींग चने की दाल के बराबर, सेंधा नमक स्वादानुसार, अनारदाना 70 ग्राम लेकर सबको पीस लें। यह स्वादिष्ट अनारदाने का चूर्ण बन जायेगा। इसके खाने से अरुचि नष्ट हो जाती है। मन प्रसन्न हो जाता है। (2) अनार के 100 ग्राम रस में थोड़ा सा सेंधा नमक और शहद मिलाकर दिन में दो बार पिया जाए तो भोजन के प्रति उत्पन्न अरुचि नष्ट हो जाती है। रोगी को अधिक भूख लगती है और पाचन क्रिया तीव्र होती है।

अपच—सुबह पूरा दस्त न आये और दस्त को रोका न जा सके, अपच के कारण रंग बदल-बदलकर दस्त आये तो अनार का सेवन करें। लाभ होगा।

कृमि—अनार का रस नित्य पीने से कृमि नष्ट हो जाते हैं।

यकृत रोगों में अनार का रस लाभदायक है।

पेट के रोग—अनारदाना, सौंफ, धनिया और मिश्री—प्रत्येक 50-50 ग्राम मिलाकर

चूर्ण कर लें। इसकी एक-एक चम्मच दिन में चार बार देने से **खूनी दस्त, खूनी आँव** में आराम मिलता है।

मेदा, तिल्ली और यकृत की कमजोरी, संग्रहणी, दस्त और कै, पेट दर्द अनार खाने से ठीक हो जाते हैं। यह कब्ज़ करता है। अनार खट्टा-मीठा होने से पाचनशक्ति बढ़ाता है, मूत्र लाता है। इससे भोजन के रस का निर्माण पर्याप्त मात्रा में होता है।

गुदाभ्रंश और गर्भाशय भ्रंश में—अनार के 100 ग्राम ताजे पत्तों को एक किलो पानी में उबालें। आधा पानी शेष रहने पर छानकर दिन में 3 बार इस पानी से गुदा धोने से गुदाभ्रंश रोग दूर हो जाता है। गर्भाशय के बाहर निकल आने पर भी यह प्रयोग लाभदायक है। साथ ही रुग्णा को छाया में सुखाये अनार के पत्तों का कपड़छान चूर्ण 1-1 चम्मच प्रातः-सायं ताजे जल के साथ सेवन करना चाहिए।

गुदा (काँच) निकलना—गुदा धोकर, गुदा पर अनार के छिलके पीसकर लगायें या अनार के पिसे हुए छिलकों का पाउडर डाल दें। गुदा निकलना बन्द हो जायेगा।

शरीर में जलन, बार-बार प्यास लगना अनार खाने से बन्द हो जाता है।

पीलिया—(1) अनार के दानों पर मिश्री डालकर खायें या रस में मिश्री मिलाकर पियें। इसका नियमित सेवन करने से पीलिया में लाभ होगा। (2) मीठे अनार का शर्बत पीने से भी पीलिया में लाभ होता है।

दस्त—एक अनार पर चारों ओर मिट्टी का लेप करें और उसे भून लें। भूनने के बाद दाने निकालकर रस निकाल लें। इसमें शहद मिलाकर पियें। हर प्रकार के दस्त ठीक हो जायेंगे। दस्तों में अनार का रस पीना लाभदायक है।

बच्चों के अतिसार में अनार की छाल घिसकर पिलायें, बड़ों को अनार की छाल का काढ़ा बनाकर, उसमें लौंग और सोंठ डालकर दें।

रक्तस्रावी बवासीर—पिसे हुए अनार के 8 ग्राम छिलके ताजा पानी से नित्य तीन बार लें। लाभ होगा।

बवासीर और दस्त जैसे रोगों के उपचार हेतु अनारदाना और उससे दुगुनी मात्रा में गुड़ लेकर मिश्रण कर चूर्ण बनाकर दिन में तीन बार एक-एक चम्मच इस चूर्ण का सेवन लाभप्रद है।

50 ग्राम अनारदाना पीसकर 100 ग्राम गुड़ में मिलाकर 1-1 चम्मच दिन में तीन बार लेने से बवासीर, अजीर्ण, दस्त ठीक हो जाते हैं।

दस्त, पेचिश—15 ग्राम अनार के सूखे छिलके और दो लौंग, दोनों को पीसकर एक गिलास पानी में तेज उबालें, फिर छानकर आधा-आधा कप नित्य तीन बार पियें। दस्त और पेचिश में लाभ होगा। जिन व्यक्तियों के पेट में आँव की शिकायत बनी रहती है या डिसेंटरी अथवा संग्रहणी के रोग की शिकायत रहती है, उन्हें इसका नियमित सेवन विशेष लाभकारी रहता है। अनार का रस पियें, पिसे छिलके आधा चम्मच, दो बार फंकी लें।

पेट दर्द—(1) अनार के दानों पर कालीमिर्च और नमक डालकर चूसें। इससे पेट दर्द बन्द हो जाता है, प्रातः लेने से भूख लगती है। पाचनशक्ति बढ़ती है। (2) अनार के रस में कालीमिर्च का चूर्ण और सेंधा नमक मिलाकर सेवन करने से पेट दर्द दूर हो जाता है।

भूख की कमी, भोजन का अच्छा न लगना, भोजन न पचना आदि रोगों में अनारदाना 100 ग्राम में कालीमिर्च 25 ग्राम, कलौंजी 25 ग्राम, जीरा 25 ग्राम, सेंधा नमक 25 ग्राम मिलाकर पीस लें। इस चूर्ण की दो चाय वाली चम्मच सुबह-शाम गर्म पानी के साथ फंकी लें।

100 ग्राम अनारदाना में दालचीनी, इलायची, तेजपत्ता सभी 50-50 ग्राम, मिश्री 100 ग्राम मिलाकर पीस लें। यह चूर्ण एक-एक चम्मच की मात्रा में तीन बार पानी के साथ लेने से सीने में जलन, अरुचि, मन्दाग्नि, अपच, पेट फूलना आदि में लाभप्रद है।

अनारदाना 100 ग्राम, दालचीनी, इलायची, तेजपत्ता 20-20 ग्राम, सोंठ, कालीमिर्च, पीपल सभी 40-40 ग्राम लेकर इसमें 250 ग्राम गुड़ मिलाकर चूर्ण बना लें। 1-1 चम्मच की मात्रा में यह चूर्ण सुबह-शाम खाने के बाद सेवन करने से, अरुचि, भूख की कमी, गले की खराश, अपच, कब्ज़, खाँसी आदि रोग नष्ट होते हैं।

अधिक प्यास लगने, जी मिचलाने पर अनार के रस में आधा नीबू निचोड़कर पियें।

सूखा अनारदाना पानी में भिगो दें। तीन घण्टे बाद इस जल में मिश्री मिलाकर थोड़ा-थोड़ा कई बार पीने से उल्टी, जलन, अधिक प्यास आदि रोग नष्ट होते हैं।

अनार के रस में नीबू तथा कालीमिर्च का पाउडर मिलाकर पीने से उल्टी आना, जी मिचलाना और चक्कर आना जैसे रोगों में लाभ मिलता है।

अमरूद (GUAVA)

लेटिन नाम—सीडीयम गुयायावा (Psidium guayava)

अमरूद भारी और ठण्डा होता है। रात को अमरूद नहीं खायें। अमरूद में विटामिन-'सी' सेब तथा नारंगी से अधिक पाया जाता है। इसमें विटामिन बी-1 तथा निकोटीन भी पाये जाते हैं। अमरूद में खनिज जैसे—कैल्शियम, लोहा, फॉस्फोरस तथा मिनरल्स पाये जाते हैं। इससे रेशा (Fibre) मिलता है, जो कि हमारे शरीर के लिए आवश्यक है। भोजन को पचाने में भी अमरूद उपयोगी है।

कच्चा अमरूद खाने से पेट दर्द होता है। मीठा, पका अमरूद खाने से पेचिश, अपच में लाभ होता है। कुछ लोग अमरूद को जामफल भी कहते हैं।

प्रकृति—न ठण्डा न गर्म।

नशा—अमरूद खाने से अफीम, गाँजा, चरस का नशा उतर जाता है।

सिगरेट, पान मसाला खाने की आदत छुड़ाने के लिए अमरूद के तीन-तीन पत्ते, नित्य तीन बार चबाकर रस चूस जायें और पत्तों का चूरा थूक दें।

स्वस्थ सन्तान—अमरूद पौष्टिक भोजन है। गर्भावस्था में नियमित अमरूद खायें। बच्चा हृष्ट-पुष्ट जन्मेगा।

हड्डियाँ कमजोर—अमरूद नियमित खाते रहने से हड्डियाँ मजबूत बनती हैं तथा मजबूत रहती हैं।

हर्निया—यूकेलिप्टस के 5 पत्ते, जामुन के 5 पत्ते, अमरूद के 5 पत्ते और आम के 5 पत्ते—इनको धोकर एक किलो पानी में टुकड़े करके उबालें। उबलते हुए 250 ग्राम

(चौथाई भाग) रहने पर छानकर ठण्डा करें। नित्य एक बार पियें। दो सप्ताह प्रयोग करके देखें। हर्निया में लाभ होगा।

गुदा निकलना—शौच के समय किसी-किसी की गुदा (Anus) बाहर आती है। गुदा को अन्दर करके अमरूद के पत्तों को पीसकर इसकी लुगदी मलद्वार पर बाँधने से गुदा बाहर निकलना बन्द हो जाता है।

उन्माद (Mania)—(1) इलाहाबादी मीठे अमरूद पाव भर प्रात: और इतने ही पुन: शाम को पाँच बजे नित्य छ: सप्ताह खायें। चाहें तो साथ में नीबू, कालीमिर्च, नमक स्वाद के लिए अमरूद पर डाल सकते हैं। इससे मस्तिष्क की माँस-पेशियों को शक्ति मिलेगी, गर्मी निकल जायेगी, उन्माद दूर होगा। अमरूद खाने से मानसिक चिन्ताएँ भी दूर होती हैं। (2) दो अमरूद पानी के भरे भगोने में रात को डाल दें और इन्हें प्रात: भूखे पेट खायें। इससे उन्माद, मस्तिष्क की गर्मी ठीक हो जाती है।

अमरूद खाने से मस्तिष्क के स्नायुओं को भरपूर शक्ति मिलती है। यह मस्तिष्क को शान्त रखता है। नित्य अमरूद खाने से मस्तिष्क का संतुलन ठीक रहता है।

दाद, खुजली, फोड़े, फुंसी, रक्त-विकार हो गया हो, खुजली हो तो चार सप्ताह तक नित्य दोपहर में एक पाव अमरूद खायें। इससे पेट साफ होगा, बढ़ी हुई गर्मी दूर होगी, रक्त साफ होगा और फोड़े, फुंसी, खुजली ठीक हो जायेगी।

पुराने दस्त—(1) अमरूद की 20 कोमल पत्तियाँ टुकड़े करके एक गिलास पानी में उबालकर, छानकर पीने से पुराने से दस्त ठीक हो जाते हैं। (2) दस्तों में आँव आती हो, आँतों में सूजन आ जाए, घाव हो जाए तो 2-3 महीने लगातार 250 ग्राम अमरूद खाते रहने से दस्त ठीक हो जाते हैं। अमरूद में टेनिक अम्ल होता है, जिसका प्रधान काम है—घाव भरना, इससे आँतों के घाव भरकर आँतें स्वस्थ हो जाती हैं।

दस्त—पके हुए दो अमरूद और मिश्री नित्य तीन बार खाने से पतले दस्त बन्द हो जाते हैं।

पेट दर्द में अमरूद की कोमल पत्तियाँ पीसकर पानी में मिलाकर पीने से आराम होता है। अपच, अग्निमांद्य और आफरा के लिए अमरूद उत्तम औषधि है। इन रोग वालों को 250 ग्राम अमरूद खाना खाने के बाद खाना चाहिए। अन्य लोगों को खाने से पहले खाना चाहिए।

कफयुक्त खाँसी हो तो एक अमरूद को आग में भूनकर खाने से लाभ होता है।

सूखी खाँसी—इसमें पके हुए अमरूद चबा-चबाकर खाने से लाभ होता है।

खाँसी—अमरूद के दस ताजा, कोमल, हरे पत्तों के टुकड़े करके एक गिलास पानी में चाय की तरह उबालकर, छानकर दूध, शक्कर डालकर नित्य सुबह और शाम पियें। खाँसी ठीक हो जायेगी।

कूकर खाँसी—एक अमरूद को भूभल (गर्म रेत या राख) में सेंककर खाने से कूकर खाँसी में लाभ होता है।

बहुत पुरानी सर्दी-जुकाम हो तो तीन दिन तक केवल अमरूद खाकर रहने से ठीक हो जाती है।

सर्दी-जुकाम—जुकाम होने पर एक अमरूद बिना बीज के खाकर एक गिलास पानी पी लें। दिन में ऐसा तीन बार करें। पानी पीते समय नाक से साँस न लें और न छोड़ें। नाक बंद करके पानी पियें और मुँह से ही साँस बाहर फेंकें। इससे नाक बहने लगेगा। नाक बहना शुरू होते ही अमरूद खाना बंद कर दें। एक-दो दिन में जुकाम खूब झड़ जाये तब रात को सोते समय पचास ग्राम गुड़ खाकर बिना पानी पिये सिर्फ कुल्ला करके सो जायें। जुकाम ठीक हो जायेगा।

एक अमरूद भूनकर, काटकर नमक डालकर खाने से जुकाम ठीक हो जाता है।

अश्रुस्राव—दो अमरूद आग में भूनकर खाने से आँखों से पानी बहना बन्द हो जाता है।

गठिया—अमरूद के हरे पत्तों को पीसकर जहाँ जोड़ों पर गठिया बाय की सूजन हो, लेप करें। पानी में पत्ते उबालकर, बफारा दें। धोयें।

भंग का नशा अमरूद खाने से या इसके पत्तों का रस पिलाने से उतर जाता है।

दन्तपीड़ा—अमरूद के पत्तों को चबाने से दाँतों की पीड़ा दूर होती है। मसूढ़ों में दर्द, सूजन, दाँतों में दर्द होने पर अमरूद के पत्तों को उबालकर कुल्ले करें।

दस्त, कब्ज़ हो तो 250 ग्राम तक अमरूद नित्य खायें। इससे मल पतला और नरम आता है, सूखकर कठोर नहीं होता।

आँतों की सूजन, पेट दर्द, पेचिश—अमरूद के सात पत्ते काटकर छोटे-छोटे टुकड़े करके दो कप पानी में आधा नीबू निचोड़कर उबालें। उबलते हुए आधा पानी रहने पर छानकर स्वादानुसार चीनी मिलाकर सुबह-शाम पियें। लाभ होगा।

कब्ज़—(1) अमरूद खाने से आँतों में तरावट आती है और कब्ज़ दूर होती है। इसे भोजन से पहले खाना चाहिए, क्योंकि भोजन के बाद खाने से यह कब्ज़ करता है। कब्ज़ वालों को नाश्ते में अमरूद लेना चाहिए। पुरानी कब्ज़ के रोगियों को प्रातः, शाम अमरूद खाना चाहिए। इससे दस्त साफ आएगा। **अजीर्ण** और गैस दूर होगी। भूख लगेगी। अमरूद पर सेंधा नमक डालकर खाने से पाचन-शक्ति बढ़ती है। (2) पर्याप्त मात्रा में अमरूद खाने से मल सूखा और कठोर नहीं हो पाता और सरलतापूर्वक शौच हो जाने से कब्ज़ नहीं रहता। अमरूद काटने के बाद उस पर सोंठ, कालीमिर्च और सेंधा नमक डाल लें। फिर इसे खाने से स्वाद बढ़ता है और पेट का आफरा, गैस तथा अपच दूर होता है। इसे सुबह निराहार (खाली पेट) खाना चाहिये या भोजन के साथ खाना चाहिये। (3) 250 ग्राम अमरूद खाकर ऊपर से गर्म दूध पीने से कब्ज़ दूर हो जाती है।

मधुमेह—पतझड़ के दिनों में पीले होकर गिरने वाले अमरूद के पत्ते धोकर छाया में सुखा कर कूट लें। इसकी दो चम्मच एक गिलास पानी में डालकर उबालें। उबालते-उबालते आधा पानी रहने पर छानकर नित्य एक बार पियें। इससे मधुमेह में लाभ होता है।

शक्तिप्रद—100 ग्राम अमरूद में 299 से 450 मिलिग्राम तक 'विटामिन सी' होता है। यह हृदय को बल देता है, स्फूर्ति और शक्ति देता है। प्यास हटाता है। मस्तिष्क को शक्ति देता है।

बवासीर, अर्श के कब्ज़ को दूर करने के लिए प्रातः भूखे पेट अमरूद खाना उत्तम

है। शौच करते समय बाएँ पैर पर जोर देकर बैठें। इससे अर्श नहीं होते और मल साफ आता है।

अर्श (Piles)—कुछ दिनों तक नित्य प्रातः भूखे पेट 250 ग्राम अमरूद खाने से अर्श (बवासीर) ठीक हो जाते हैं।

स्वप्नदोष—कब्ज़ व शरीर की गर्मी से होने वाले स्वप्नदोष में नित्य दो बार अमरूद खायें।

मलेरिया—मलेरिया में अमरूद लाभ करता है। मलेरिया के रोगी को अमरूद खिलाना चाहिए। 3-4 दिन से आने वाले मलेरिया में नित्य अमरूद खायें।

पेट दर्द—अमरूद पर नमक डालकर खाने से पेट दर्द में लाभ होता है।

सूर्यावर्त सिरदर्द—सिरदर्द जो सूर्योदय से आरम्भ हो, सूर्यास्त के साथ बन्द हो जाये, उसमें सूर्य उगने से पहले एक पका हुआ अमरूद नित्य खायें।

सेवन विधि—छोटे बच्चों को अमरूद पीसकर या पानी में घोलकर पिलाना चाहिए। अमरूद पर नमक और कालीमिर्च लगाकर खाने से कफ-कारक दुर्गुण दूर होते हैं।

पपीता (PAPAYA)

लेटिन नाम—केरिका पपाया (Carica papaya)

होम्योपैथी में पपीता से बनी औषधि केरिका पपाया नाम से प्रयोग की जाती हैं। पपीता भोजन के पहले खाना चाहिए। पाचन संस्थान के रोगों में पपीता खाना उपयोगी है।

पपीता खाने का समय—प्रातः पपीता खाना अधिक लाभदायक है। इससे **भूख** अच्छी लगती है, **कब्ज़** दूर होती है। दोपहर में खाना खाने के बाद पपीता खाने से भोजन का पाचन अच्छा होता है। शाम को भी भूख लगी हो तो पपीता खायें। पपीता नित्य खाने से स्वास्थ्य अच्छा रहता है। पपीते का सेवन **बुढ़ापे** में शक्ति बनाये रखता है, **बुढ़ापे** की दुर्बलताओं को रोकता है।

पोषक तत्त्वों की दृष्टि से पपीते में 0.6% प्रोटीन तथा 0.5% खनिज पाये जाते हैं। पपीते में विटामिन 'ए' की मात्रा सेब, अंगूर, लीची, अनार से 20 गुणा से भी अधिक होती है। इसके अलावा विटामिन, थायोमिन, राइबोफ्लोविन, तथा नियासिन भी इसमें पाये जाते हैं। इसके फलों में एक प्रकार का एन्जाइम पाया जाता है, जिसे 'पपेन' कहते हैं, जो प्रोटीन के पाचन में सहायक होता है। पपेन का उपयोग दवा के रूप में किया जाता है।

औषधियों के दुष्प्रभाव, जो अत्यधिक औषधियाँ खाने, निरन्तर दवाइयाँ लेते रहने से उत्पन्न होते हैं, पपीता खाने से दूर हो जाते हैं।

डिप्थीरिया (Diptheria), **टेपवर्म** होने पर पका हुआ पपीता खाना लाभदायक है।

कैंसर व टी.बी. रोग में पपीता खाना लाभदायक है।

मूत्रल—पपीता खाने से पेशाब अधिक आता है। जहाँ पेशाब अधिक लाना हो, पपीता खिलायें।

उच्च-रक्तचाप (High Blood Pressure)—नित्य प्रातः भूखे पेट चार फाँक (250 ग्राम) पका हुआ पपीता दो-तीन महीने खाते रहें। उच्च रक्तचाप ठीक हो जायेगा।

वात—जोड़ों के दर्द के रोगी पपीता नित्य खायें। यह वातदर्द का शमन करता है।

मुँहासे, बवासीर (Piles)—हर प्रकार के बवासीर और मुँहासों में पका हुआ पपीता नित्य प्रात: भूखे पेट एक माह तक खाने से लाभ होता है।

दम घुटना—उद्योग, यातायात में डीजल आदि के धुएँ से वायु-मण्डल दूषित होता है। साँस लेने में दम घुटता है। पपीते के ताजा बीज रूमाल में रखकर सूँघते हुए यात्रा करें। ताजा बीज नहीं हों तो सूखे बीज पानी में भिगोकर काम में लें। पपीता खायें। पपीता प्रदूषण के दुष्प्रभावों से बचाता है।

पुत्रोत्पत्ति—रूसी वैज्ञानिकों के अनुसार पपीते में प्लेटिनम होता है जो पुत्र उत्पन्न करने के जीन बढ़ाता है। पुत्र चाहने वाले दम्पत्ति पपीता खायें। पति गर्भाधान के तीन माह पहले से ही 200 ग्राम पपीता नित्य खायें। पत्नी गर्भाधान के बाद तीन माह नित्य 100 ग्राम पपीता खायें। **इससे अधिक नहीं खायें।** पति, पत्नी दोनों ही इस अवधि में मीठा नहीं खायें। मिठाई का परहेज रखें। बछड़े वाली लाल गाय का दूध तीन माह पियें। लाल या काली साड़ी पहनें और कमर पर नित्य धूप डालें। इससे 92% पुत्र-जन्म की सम्भावना होती है।

मासिक-धर्म अनियमित है, बन्द है, देर से या जल्दी आता है, मासिक स्राव में दर्द होता है तो पपीते के सूखे बीज पीसकर आधा-आधा चम्मच सुबह-शाम गर्म पानी के साथ फंकी मासिक-स्राव आने के एक सप्ताह पहले से आरम्भ करके मासिक-धर्म का स्राव बन्द होने तक दो-तीन महीने लेते रहने से मासिक-धर्म के दोष दूर होकर मासिक-धर्म ठीक आने लगता है। नित्य कच्चे पपीते की सब्जी खाने से मासिक-धर्म नियमित आने लगेगा।

गर्भपात—दक्षिण भारत की औरतों का विश्वास है कि पपीते में गर्भ गिराने के शक्तिशाली गुण हैं। **गर्भावस्था में पपीता खाते समय सावधान रहना चाहिए।**

—*Science Reporter, Sep., 1979*

अपच, अम्लपित्त, प्लीहा (Spleen) बढ़ जाये तो खाली पेट पका हुआ पपीता स्वाद के लिए कालीमिर्च, काला नमक, सेंधा नमक डालकर कुछ सप्ताह खायें। पेट के रोगों में लाभ होगा।

गर्मी दूर करना—पके हुए पपीते के गूदे को मथकर दूध में घोल लें। इसमें स्वाद के अनुसार चीनी मिलायें और पियें। इससे गर्मी दूर होती है।

दूध-वृद्धि—कच्चे पपीते की सब्जी खाने से स्तनों में दूध की वृद्धि होती है। पका हुआ पपीता खाने से भी दूध बढ़ता है। पपीता खाकर गर्म दूध पियें। इससे **स्तनों का भी विकास** होगा।

तिल्ली व पीलिया में नियमित पपीता खाने से लाभ होता है।

लकवा (Paralysis)—पपीते के सूखे बीज 50 ग्राम पीसकर तिल का तेल 50 ग्राम में मिलाकर, उबालकर, छानकर इस तेल की लकवाग्रस्त अंगों पर मालिश करने से लाभ होता है।

यकृत (Liver)—पपीता पेट साफ करता है। यकृत को ताकत देता है। छोटे बच्चे जिनका यकृत खराब रहता है, उन्हें पपीता खिलाना चाहिए। बिस्कुट नहीं देना चाहिए। पेट के रोगों के लिए पपीता अच्छा है।

खाज, दाद व बिच्छू काटने पर—पपीते का दूध लगाने से लाभ होता है।

दस्त—कच्चा पपीता उबालकर खाने से पुराने दस्त ठीक हो जाते हैं।

कमर का सौंदर्य—लम्बे समय तक नित्य पपीता खाने से कमर का सौंदर्य बढ़ता है।

चेहरे का सौंदर्य—पके हुए पपीते का गूदा कुछ सप्ताह चेहरे पर मलने से झाँइयाँ व मुँहासे साफ हो जाते हैं।

मुख-सौंदर्य—आधा पका पपीता पीसकर चेहरे पर नित्य लेप करके एक घण्टे बाद धोयें। प्रातः भूखे पेट पपीता खायें। कील, मुँहासे, झुर्रियाँ दूर होकर चेहरा सुन्दर हो जायेगा। ऐसा दो माह करें।

कब्ज़—प्रातः पपीता खाकर दूध पीने से कब्ज़ दूर होता है।

कब्ज़, अजीर्ण और रक्तस्रावी बवासीर में पका हुआ पपीता लाभदायक है। पपीता भूखे पेट खायें।

कृमि—पपीते के दस बीज पानी में पीसकर चौथाई कप पानी में मिलाकर पीने से पेट के कीड़े मर जाते हैं। यह नित्य सात दिन लें।

पथरी—पपीते के पेड़ की जड़ को छाया में सुखाकर छोटे-छोटे टुकड़े कर पीस लें। इसकी दो चम्मच रात को आधा गिलास पानी में भिगो दें। प्रातः छानकर उस पानी को पी जायें। 21 दिन में पेशाब के साथ पथरी बाहर आ जायेगी। —*अमृतसागर*

अनन्नास (PINE APPLE)

लेटिन नाम—अनन्नास कोमोसस (Ananas comosus)

अनन्नास कृमिनाशक है। अनन्नास के रस में प्रोटीनयुक्त पदार्थों को पचाने की क्षमता है। इसमें से पेप्सीन से मिलता-जुलता एक 'ब्रोमेलिन' नामक तत्त्व निकाला गया है। अनन्नास का स्वादिष्ट पेय बनाने हेतु अन नास व सेब का मिश्रित रस बनाकर एक चम्मच शहद, चौथाई चम्मच अदरक का रस मिलाकर पियें। इससे आँतों में से म्युकस (अम्लता) बाहर आ जाती है। उच्च-रक्तचाप, दमा, खाँसी, अजीर्ण, मासिक धर्म की अनियमितता दूर हो जाती है।

अनन्नास पर नमक, ज़ीरा और कालीमिर्च के साथ सेवन करने पर बेहद लजीज और मजेदार लगता है। फल को काटने और नमक आदि लगाने के बाद तुरन्त सेवन करना आवश्यक होता है अन्यथा अनन्नास की फाँकों से रस बाहर निकल आता है। इसका सेवन पाचन, उदर रोगों, वायुविकार, पीलिया, बुखार, अम्लपित्त, अजीर्ण, डिप्थीरिया, पेट दर्द आदि रोगों में बेहद लाभप्रद है।

इसके नियमित सेवन से हृदय सम्बन्धी सामान्य रोगों से मुक्ति मिलती है। इसका अम्लीय गुण शरीर में बनने वाले अनावश्यक पदार्थों को बाहर निकाल देता है और शारीरिक शक्ति में वृद्धि करता है।

कैंसर—इसमें ब्रोमोलेन तत्त्व होता है, जो कैंसर से लड़ने की स्वाभाविक शक्ति को बढ़ाता है।

हृदय शक्ति बढ़ाने के लिए अनन्नास का रस नित्य पीना लाभदायक है।

टॉन्सिल, गले में सूजन होने पर अनन्नास खाने पर लाभ होता है।

रोहिणी (Diphtheria)—अनन्नास का रस रोहिणी की झिल्ली को काट देता है, गले को साफ रखता है। यह इसकी प्रमुख औषधि है। ताजे अनन्नास में 'पेप्सीन' (पित्त का एक प्रधान अंश) होता है। इससे गले की खराश में लाभ होता है।

बवासीर—मस्सों पर अनन्नास पीसकर लगाने से लाभ होता है।

फुंसियाँ—अनन्नास का गूदा फुंसियों पर लगाने से लाभ होता है। इसका रस पीने से शरीर के अस्वस्थ तन्तु ठीक हो जाते हैं।

अजीर्ण—अनन्नास की फाँक पर नमक और कालीमिर्च डालकर खाने से अजीर्ण दूर हो जाता है।

शक्तिवर्धक—अनन्नास घबराहट को दूर करता है। प्यास कम करता है, शरीर को पुष्ट करता है और तरावट देता है। कफ को बढ़ाता है, परन्तु खाँसी-जुकाम नहीं करता। दिल और दिमाग को बहुत ताकत देता है। खाली पेट अनन्नास खाने से पाचन-शक्ति बढ़ती है। गर्मियों में अनन्नास का शर्बत पीने से तरी, ताजगी, ठण्डक मिलती है, प्यास बुझती है। पेट की गर्मी शान्त होती है।

पथरी—एक गिलास अनन्नास का रस नित्य पीते रहने से पथरी निकल जाती है। पेशाब खुलकर आता है। इसलिए यह पथरी में लाभकारी है।

सूजन—शरीर की सूजन के साथ पेशाब कम आता हो, मूत्र में एल्ब्यूमिन जाता हो, यकृत बढ़ गया हो, मन्दाग्नि हो, नेत्रों के आसपास और चेहरे पर विशेष रूप से सूजन हो तो नित्य पकी हुई अनन्नास खायें और केवल दूध पर रहें। तीन सप्ताह में लाभ हो जायेगा।

आलूबुखारा (PRUNE)

लेटिन नाम—प्रूनस डोमेस्टिका (Prunus domestica)

प्यास—आलूबुखारे को मुँह में रखने से प्यास कम होती है। गला सूखना ठीक होता है।

दस्त—यह मलरोधक है लेकिन कब्ज़ नहीं करता। कब्ज़ दूर करता है, **यकृत** को ताकत देता है। **पीलिया** ठीक करता है। आलूबुखारा रुचिकारक, बवासीर, ज्वर, वायु को दूर करता है।

सीताफल (CUSTARD APPLE)

लेटिन नाम—अन्नोना रेटीकुलाटा (Annona reticulata)

प्रकृति—शीतल

दो सीताफल नित्य खायें। इससे शरीर स्वस्थ और नीरोग रहेगा, साथ ही पुराने दस्त, संग्रहणी, कब्ज़, भूख की कमी, उल्टी, गठिया, हृदय रोग, कूकर खाँसी, रक्तवृद्धि, यौनशक्ति वृद्धि, स्मरणशक्ति का विकास, माँसपेशियाँ सुदृढ़, स्फूर्ति, सर्दी, कफ, प्लूरिसी, टी.बी. आदि रोगों में लाभ होगा।

नारू रोग होने पर सीताफल की पत्तियों को पीसकर नित्य तीन बार लेप करने से लाभ होता है।

भूख अधिक लगती हो तो दो सीताफल नित्य, दो बार खाने से भूख कम लगने लगती है।

चीकू (SAPODILLA)

लेटिन नाम—मनीलकारा जपोटा (Manilkara zapota)

गर्मी से बचाव—चीकू गर्मी के प्रभावों से बचाता है, शरीर को शीतलता एवं ताजगी देता है। शरीर में जलीयांश की कमी की सतत एवं तात्कालिक आपूर्ति करता है।

प्यास—बार-बार पानी पी लेने पर भी नहीं बुझने वाली प्यास चीकू खा लेने से शान्त हो जाती है। चीकू सरस फल है। इसकी सरसता प्यास का शमन कर शरीर को शीतलता देती है।

थकान—चीकू में विद्यमान 'शर्करा' शरीर को नवीन चैतन्य, स्फूर्ति एवं शक्ति प्रदान करती है, चीकू का सेवन करने से पाचन संस्थान को बल मिलता है, थकान दूर होती है।

फालसा

लेटिन नाम—ग्रूइया हेन्सियाना (Grewia hainesiana)

फालसा शरीर के दूषित मल को बाहर निकालता है। मस्तिष्क की गर्मी, खुश्की को दूर करता है। फालसा हृदय, आमाशय और यकृत को बल देता है। कब्ज़ करता है। **मूत्र की जलन, सुज़ाक** और स्त्रियों के **श्वेत प्रदर** में लाभदायक है। आमाशय और छाती की गर्मी, गर्मी, बेचैनी, वीर्यस्राव और स्वप्नदोष में अच्छे पके हुए फालसे खाना उपयोगी है।

जलन—फालसे का शर्बत पीने से शरीर की जलन या दाह मिट जाती है।

रक्ताल्पता (Anaemia) में फालसा खाने से रक्त बढ़ता है।

अरुचि में फालसा सेंधा नमक और कालीमिर्च के साथ खाना उत्तम है।

पीलिया—फालसे के शर्बत में सेंधा नमक डालकर पीने से पीलिया में लाभ होता है।

पित्त विकार और हृदय रोग में पके फालसे का रस पानी, सोंठ और शक्कर मिलाकर पीना चाहिए।

पेट दर्द—फालसे के रस में चीनी मिलाकर पीने से पेट दर्द में लाभ होता है।

शरीर में **गर्मी, भभका, दाह** होने पर पका फालसा शक्कर के साथ खाना चाहिए।

लीची (LITCHI)

लेटिन नाम—लीची चाइनेन्सिस (Litchi chinensis)

लीची उत्तम स्वास्थ्यवर्धक फल है। यह **प्यास** कम करती है तथा **हृदय,** मस्तिष्क और यकृत को शक्ति देती है।

लीची पित्त और कब्ज़नाशक है। जिन लोगों को पित्त और कब्ज रहती हो, वे लोग लीची का सेवन कर इनसे मुक्ति पा सकते हैं। लीची **यकृत** के लिए टॉनिक है। इसके नियमित सेवन से यकृत मजबूत होता है और अच्छे ढंग से कार्य करता है। भूख तेज लगती है।

अरुचि रहती हो तो नित्य लीची का सेवन करें। यह लू से बचाव करती है और शरीर में पानी की कमी को भी दूर करती है। इसमें कैल्शियम, फॉस्फोरस और विटामिन-सी पर्याप्त मात्रा में होता है, इसलिए शरीर को पर्याप्त मात्रा में पोषक तत्त्व मिलते हैं।

मूत्र-विकार—लीची गुर्दों को बल प्रदान कर उनकी क्रियाशीलता बढ़ाती है। यही कारण है कि लीची का सेवन करने वाले को कभी मूत्र-विकार नहीं होता है।

जिन लोगों को **पथरी** की शिकायत रहती हो, पेशाब सही ढंग से नहीं आता हो, **पसीने से दुर्गंध** आती हो, उन लोगों को लीची का प्रयोग भरपूर मात्रा में करना चाहिए। इससे खुलकर पेशाब आता है और मूत्रविकार दूर हो जाता है। पेट गर्म हो गया हो, खून की कमी हो गयी हो तो लीची के फल का सेवन करें। यह आँतों को बल प्रदान करती है और पेट को ठंडक पहुँचाती है जिससे रात को चैन की नींद आती है।

नाशपाती (PEAR)

लेटिन नाम—पाइरस मेलस (Pyrus malus)

यह **वायुनाशक** और **शुक्रवर्धक**, ठण्ड, कब्ज़ दूर करने वाली है। यह हृदय, मस्तिष्क, आमाशय और यकृत को बल देती है। कब्ज़ में नित्य प्रात: नाशपाती खाने से लाभ होता है। स्त्री के **गर्भाशय से पानी** निकलने लगे तो नाशपाती खिलाने से लाभ होता है।

सावधानी—*नाशपाती गला बैठने और ज्वर में हानिकारक है, विशेषकर आन्त्रिक ज्वर (Typhoid) में।*

नारियल (COCONUT)

लेटिन नाम—कोकोस न्यूसीफेरा (Cocos nucifera)

दस्त—सूखा नारियल खाने से दस्तों में लाभ होता है।

कृमिनिस्सारक (Vermifuge)—(1) नारियल का पानी पीकर, कच्चा नारियल खाने से कृमि निकल जाते हैं। नारियल का पानी पीने से पाचन क्रिया ठीक होती है। (2) नारियल का तेल एक चम्मच नित्य रात को सोते समय पिलाते रहने पर बच्चों के पेट के कीड़े नष्ट हो जाते हैं। पेट में कृमि हों, उल्टियाँ होती हों तो नारियल के पानी में नीबू निचोड़कर पिलायें।

फरास—एक चम्मच सुहागा तवे पर गर्म करके फुलाकर, पीसकर दो चम्मच नारियल का तेल और दो चम्मच दही में मिलाकर बालों की जड़ों में लगायें, मालिश करें। आधे घण्टे बाद सिर धोयें। फरास दूर हो जायेगी।

बाल गिरना—नारियल का तेल सिर में लगाने से बाल गिरना बन्द होकर बाल लम्बे होते हैं।

खुजली—50 ग्राम नारियल के तेल में दो नीबू का रस मिलाकर मालिश करने से खुजली कम होती है। साथ में सूखा नारियल खायें।

सिरदर्द—नारियल की 25 ग्राम सूखी गिरी और इतनी ही मिश्री सूर्य उगने से पहले खाने से सिरदर्द बन्द हो जाता है।

नकसीर—प्रातः भूखे पेट 25 ग्राम नारियल खाने से नकसीर आना बन्द होता है। यह सात दिन तक खायें।

आँखों के सामान्य रोग—नारियल की 25 ग्राम सूखी गिरी और शक्कर 60 ग्राम प्रतिदिन एक सप्ताह खाने से लाभ होता है। आँख दुखने पर नमक न खायें या कम खायें। घी, बूरा या शक्कर, कालीमिर्च से रोटी खायें। नारियल का सेवन नेत्र-ज्योति बढ़ाता है।

कृमि—बच्चे के मल में कृमि हो और उल्टी होती हो तब उसे नारियल के पानी में नीबू का रस मिलाकर पिलाना चाहिये।

जीभ फटना—पान खाने से जीभ फट गई हो तो सूखे नारियल की गिरी और मिश्री मिलाकर चबाने से लाभ होता है।

अम्लपित्त—नारियल का जल दिन में एक-दो बार पियें।

जलाभाव (De-hydration)—उल्टी, दस्त, तेज ज्वर किसी भी कारण से जलाभाव हो जाए तो कच्चे नारियल के पानी में स्वादानुसार नीबू निचोड़कर घूँट-घूँट पानी बार-बार पिलाते रहने से जलाभाव नहीं होता। रोगी को लाभ होता है। जिस प्रकार बड़े लोग पूरे नारियल का पानी पी लेते हैं, वैसे बच्चों को नहीं देना चाहिये। शिशुओं के लिये एक-एक चम्मच बार-बार देना पर्याप्त है।

दूध (कमी) की वृद्धि—माता को दूध कम आता हो तो दूध में नारियल का पानी मिलाकर शिशुओं को पिला सकते हैं। जिन शिशुओं को दूध नहीं पचता, वे नारियल के पानी को दूध में मिलाकर पिलाने से दूध को पचा लेते हैं।

टाइफाइड, कोलाइटिस, चेचक, पेचिश, अतिसार या डिप्थीरिया आदि में नारियल का पानी अधिक हितकारी होता है।

शरीर में दाह, गर्मी—नारियल शरीर में ठण्डक लाता है। प्रातः भूखे पेट नारियल के पानी में नीबू का रस मिलाकर पीने से शरीर की सारी गर्मी मूत्र एवं मल के साथ निकल जाती है और रक्त शुद्ध होता है।

चेहरे के दाग-धब्बे—चेहरे पर नारियल का पानी नित्य दो बार लगाते रहने से चेहरे के कील, मुँहासे, दाग, धब्बे, चेचक के निशान आदि दूर हो जाते हैं।

छोटे बच्चों को शक्कर या गुड़ के साथ खोपरा खिलाने से उनका दुबला पतला शरीर हृष्ट-पुष्ट और मोटा हो जाता है।

सुन्दर सन्तान—नित्य एक नारियल का पानी गर्भावस्था में पीते रहने से सुन्दर सन्तान का जन्म होता है।

गोरे रंग की संतान—मक्खन में पिसी हुई मिश्री समान मात्रा में मिलाकर दो चम्मच इच्छानुसार चाट लें। फिर चौथाई गोला कच्चा नारियल व मिश्री को खूब चबा-चबाकर 5 माह तक खायें। इसके बाद दो चम्मच सौंफ खायें। यह पूरे गर्भकाल में खाती रहें। इससे माँ और शिशु दोनों हृष्ट-पुष्ट होंगे। शिशु गोरे रंग का होगा चाहे माता-पिता काले हों।

गर्भवती महिलाओं को नारियल खिलाने से जन्म लेने वाले बच्चे की आँखें सुन्दर होती हैं व नेत्र-ज्योति बढ़ती है।

बेर (PLUM)

लेटिन नाम—ज़िज़िफस मौरीशियाना (Ziziphus mauritiana)

बेर ठण्डा, **रक्तशोधक, नेत्रज्योति** बढ़ाता है। रक्तातिसार और आँतों के घाव ठीक करता है। **भूख** और वीर्य बढ़ाता है। **नाक के अन्दर, बाहर फुंसियाँ** निकलने पर बेर सूँघना और उसका गूदा लगाना चाहिए। बेर यक्ष्मानाशक है।

पसीना—बेर के पत्तों को पानी में पीसकर शरीर पर मालिश करने से शरीर से निकलने वाले पसीने की बदबू दूर हो जाती है।

बील

लेटिन नाम—ऐग्ले मार्मेलॉस (Aegle marmelos)

मधुमेह—15 पत्ते बीलपत्र (जो शिवजी के चढ़ाते हैं) और 5 कालीमिर्च पीसकर चटनी बनाकर, एक कप पानी में घोलकर पीने से मधुमेह (पेशाब और रक्त में शक्कर आना) ठीक हो जाता है। यह लम्बे समय एक-दो साल लेने से स्थायी रूप से मधुमेह ठीक हो जाता है। नित्य प्रातः बीलपत्र का रस 30 ग्राम पीने से भी लाभ होता है।

दस्त—बील का सूखा हुआ गूदा पीसकर दो-दो चम्मच सुबह-शाम ठण्डे पानी से लें। दस्त रुक जायेंगे।

पेचिश, दस्त—बील का गूदा पानी में मथकर शक्कर मिलाकर शर्बत बनाकर एक-एक कप नित्य तीन बार पियें।

पेचिश—(1) सूखा बील, धनिया समान मात्रा में पीसकर इनकी दुगुनी मात्रा में पिसी हुई मिश्री मिला लें। इसकी एक-एक चम्मच सुबह-शाम ठण्डे पानी के साथ फंकी लें। दस्तों में रक्त आना बन्द हो जायेगा। (2) बील का सूखा हुआ गूदा और सौंफ प्रत्येक 15-15 ग्राम तथा सोंठ आठ ग्राम सबको पीसकर एक गिलास पानी में उबालकर आधा पानी रहने पर छानकर पियें। ऐसी दो खुराक रोजाना सुबह-शाम लें।

आँव—बील गिरी और आम की गुठली दोनों को समान मात्रा में पीसकर एक-एक चम्मच चावलों के माँड से सुबह-शाम फंकी लें। आँव आना बन्द हो जायेगा।

कब्ज़—15 ग्राम बील का गूदा और 15 ग्राम इमली दोनों को आधा गिलास पानी में मसलकर एक कप दही और स्वादानुसार बूरा (Sugar) मिलाकर लस्सी बनाकर पियें। कब्ज़ दूर होकर पेट साफ हो जायेगा। बील का शर्बत तो अंतड़ियों में जरा भी मल नहीं रहने देगा।

अम्लपित्त—एक चम्मच सूखे या ताजा बेल के गूदे में चौथाई चम्मच हरड़ का चूर्ण तथा एक चुटकी सेंधा नमक मिलाकर खाने से अम्लपित्त में आराम मिलता है।

गाजर (CARROT)

लेटिन नाम—डॉकस केरोटा (Daucus carota)

प्रकृति—शीतल, तर और गर्म। इसका रस शरीर व आत्मबल बढ़ाता है।

गाजर में शरीर के लिए पोषक तत्त्व होते हैं। इनमें कोशों एवं धमनियों को संजीवन

करने की क्षमता होती है। गाजर के रस में जीवनदायिनी शक्ति है। बीमारियाँ जिनमें मीठा लेना निषेध होता है, जैसे मधुमेह आदि को छोड़कर प्राय: प्रत्येक रोग में गाजर सेवन की जा सकती है। गाजर खाने की अपेक्षा इसका रस पीना अधिक लाभदायक है। गाजर क्षार-प्रधान एवं पौष्टिक गुणों से सम्पन्न है। गाजर के हरे पत्तों की सब्जी बनती है। गाजर की सब्जी बनाते समय पानी नहीं फेंकें।

फल-सब्जियों में मिलने वाले खनिज लवण फल-सब्जियों को खाने से कुदरती रूप में हमारे शरीर में पहुँच जाते हैं। शरीर के कोशाणुओं का निर्माण खाद्य पदार्थों से प्राप्त होने वाले खनिज लवणों से होता है। हमारे शरीर की सफाई शरीर से निकलने वाले पसीने, मल, मूत्र, कफ से होती है। शरीर में खनिज लवण नहीं पहुँचने से शरीर की सफाई पूर्ण-रूपेण नहीं होती।

सब्जियाँ जैसे गाजर, मूली, टमाटर से प्राप्त खनिज लवण पाचक, रोग-निवारक और सौन्दर्यवर्धक होते हैं। इनके लवण अम्लता के दुष्प्रभावों को नष्ट करते हैं और क्षारीयता बढ़ाते हैं। क्षारीय होने से गाजर रक्त साफ करती है। क्षार शरीर को स्वस्थ रखते हैं। इन सब्जियों में शरीर के लिए आवश्यक सभी खनिज लवण मिलते हैं।

कच्ची गाजर चबाकर खाने से सर्वाधिक लाभ होता है। गाजर की पत्तियों की सब्जी खानी चाहिये। गाजर की पत्तियों में गाजर से 6 गुना अधिक लोहा होता है। गाजर के गुण दूध, कॉड लिवर ऑयल और लाल पाम के तेल के गुणों के समान होते हैं। जो लोग कॉड लिवर ऑयल लेना नहीं चाहते हों, वे गाजर से समान लाभ ले सकते हैं। गाजर और सेब के गुण भी मिलते-जुलते हैं।

गाजर की आरोग्य शक्ति—सदा काम करते रहने से शरीर क्षीण होता रहता है। इस क्षीणता की पूर्ति गाजर में निहित तत्त्वों से हो जाती है फलत: रोग अनायास ही दूर हो जाते हैं। गाजर का रस पीने से पाचन संस्थान मजबूत होता है। मल में दुर्गन्ध और विषैले कीटाणु नष्ट हो जाते हैं। — *'रस पीओ और कायाकल्प करो' : लेखक कांति भट्ट, मनहर डी. शाह।*

गाजर के गूदे के बीच में सख्त लम्बी लकड़ी होती है, जिसे गाजर की हड्डी कहते हैं, इसमें **बीटा-कैरोटिन** नामक औषधीय तत्त्व पाया जाता है। यह कैंसर पर नियंत्रण करने में उपयोगी है। लम्बी बीमारी भोगने के बाद उसकी क्षतिपूर्ति करने में गाजर का रस बहुत ही प्रभावकारी है। इससे रोगी चुस्त, ताजगी से भरपूर और शक्तिशाली बनता है।

गाजर कई रंग की होती है। सभी प्रकार की गाजरों के गुण समान होते हैं। काली गाजर में लोहा अधिक होने से यह सबसे अच्छी होती है। पतली और छोटी गाजर स्वादिष्ट, पौष्टिक और गुणों से भरपूर होती है।

गाजर का रस—गाजर और पालक के रस में सिका हुआ जीरा, काला नमक मिलाकर पीने से गुणवत्ता बढ़ जाती है। गाजर का रस हर प्रकार के ज्वर, दुर्बलता, नाड़ी सम्बन्धी रोग, निराशा की अवस्था में लाभदायक है। सर्दी के मौसम में गाजर के सेवन से शरीर गर्म रहता है और सर्दी से बचाव होता है। विभिन्न रोगों से ग्रस्त लोग भोजन के रूप में जब गाजर का रस लेते हैं तो उनके स्वास्थ्य में तेजी से सुधार होता है।

गाजर में दूध के समान गुण हैं। गाजर का रस दूध से भी उत्तम है। दूध नहीं मिलने पर गाजर सेवन करके दूध के सारे गुण प्राप्त किये जा सकते हैं। गाजर में माता के दूध के समान ही खनिज लवण होते हैं।

यौन शक्तिवर्धक—गाजर वीर्यवर्धक है। गाजर पौरुष-शक्ति को बढ़ाती है तथा वीर्य को गाढ़ा करती है। गाजर सर्दी के मौसम में आती है। प्रकृति के उपहार गाजर का रस नित्य पियें। दम्पत्ति के मिलन के लिए सर्दी का मौसम ही सुहावना होता है। गाजर का नित्य सेवन करें और विवाहित जीवन के आनन्द का भोग करें। (1) गाजर के रस में शहद मिलाकर पीने से यौन-शक्ति बढ़ती है, वीर्य गाढ़ा होकर **शुक्राणु** सशक्त हो जाते हैं। इसे नित्य खाने से शरीर स्वस्थ रहता है। (2) गाजर के छोटे-छोटे टुकड़े 150 ग्राम, तीन कली लहसुन, पाँच लौंग लेकर सबकी चटनी बनाकर नित्य एक बार सुबह खायें। रात को सोते समय एक गिलास दूध पियें। (3) गाजर, आँवला के मिश्रित रस में काला नमक मिलाकर नित्य पियें। इससे पेशाब के साथ लेसदार पदार्थ भी नहीं निकलेगा। (4) गाजर कद्दूकस करके दूध में उबालकर नित्य लें।

रक्तवर्धक—गाजर, पालक, चुकन्दर का मिश्रित रस एक-एक गिलास नित्य दो बार पीने से रक्त बढ़ता है।

नेत्रज्योति कम होना—विटामिन 'ए' की कमी से नेत्रज्योति कमजोर होते-होते व्यक्ति अंधा भी हो सकता है। गाजर विटामिन 'ए' का भण्डार है। लम्बे समय तक गाजर, पालक का एक गिलास रस पीते रहने से चश्मा भी हट सकता है। पालक और गाजर, प्रत्येक का रस समान मात्रा में मिलाकर नित्य दो बार पियें। केवल गाजर का रस पीने से भी लाभ होगा।

गुहेरी (Stye)—एक-एक गिलास गाजर का रस नित्य दो बार पियें। गुहेरी ठीक हो जायेगी तथा बार-बार गुहेरी होना भी बन्द हो जायेगा।

बाल झड़ना—गाजर, प्याज, हरा धनिया की सलाद नित्य खाने से बाल झड़ना बन्द हो जाता है। इस सलाद से फॉस्फोरस अधिक मिलता है, जो बाल झड़ना रोकता है। गाजर+पालक के रस का एक गिलास नित्य पीने से बहुत लाभ होता है।

गर्भपात (Abortion)—एक गिलास दूध और एक गिलास गाजर का रस मिलाकर उबालें। उबलते हुए आधा रहने पर नित्य पीती रहें। गर्भपात नहीं होगा। जिनको बार-बार गर्भपात होता हो, वे गर्भधारण करते ही इसका सेवन आरम्भ कर दें।

विस्तार से जानने हेतु लेखक की पुस्तक **'गाजर मूली और टमाटर'** पढ़ें।

मूली (RADISH)

लेटिन नाम—रेफेनस सेटाइवस (Raphanus sativus)

गंध—मूली खाने के बाद जरा-सा गुड़ खाने से डकार में गंध नहीं आती। गुड़ खाने के बाद कुछ कच्चे पत्ते भी खायें।

पथरी, पित्त पथरी—(1) मूली में क्षारता इतनी है कि यह पथरी को भी गला देती है। पत्तों सहित मूली का रस निकालकर एक गिलास रस में एक नीबू, चौथाई चम्मच

कालीमिर्च मिलाकर नित्य प्रातः पियें। मूली लम्बे समय, जब तक मिलती रहे, सेवन करते रहें। मूली व इसके पत्तों में पथरी निकालने के गुण हैं।

गुर्दे की अक्षमता, पेशाब बन्द—(1) वृक्क-दोष, गर्मी, कब्ज़ के कारण मूत्र आना बन्द हो जाता है। आधा चम्मच मूली के बीज पीसकर एक गिलास पानी में मिलाकर, चौथाई कप मूली का रस मिलाकर छानकर तीन बार पिलायें, पेशाब खुलकर आयेगा। जलन भी दूर होगी। (2) मूली का रस आधा कप हर दो घण्टे से पिलायें। पेशाब खुलकर आयेगा। जलन भी दूर होगी। (3) वृक्क-दोष से पेशाब आना बन्द हो जाए, तो पत्तों सहित मूली का रस एक-एक कप नित्य दो बार पीने से पेशाब पुनः बनने लगता है और पेशाब आने लगता है। जलन दूर हो जाती है।

पेशाब बंद—मूली के पत्तों के 50 ग्राम रस में चौथाई चम्मच सोडा बाई कार्ब मिलाकर पीने से मूत्र का अवरोध नष्ट होकर मूत्र खुलकर आता है। मूली खाने से पेशाब खुलकर आता है।

पौरुष ग्रन्थि प्रदाह (Prostatitis)— दो कप मूली के रस में 3 चम्मच शहद मिलाकर नित्य प्रातः पियें। इससे पौरुष ग्रन्थि की सूजन कम होगी, मूत्र की रुकावट दूर होकर पेशाब खुलकर आयेगा।

विस्तार से जानने हेतु लेखक की पुस्तक **'गाजर मूली और टमाटर'** पढ़ें।

टमाटर (TOMATO)

लेटिन नाम—लाइकोपर्सिकम एस्क्यूलेन्टम (Lyscopersicum esculentum)

गर्मी से बचाव—प्रातः टमाटर का रस पीने से गर्मी शान्त रहती है। गर्मी से जी नहीं घबराता। कमजोरी में टमाटर का रस पीते रहना लाभदायक है। **एण्टी-ऑक्सीडेण्ट्स** चीजें खाने से रोगों से बचाव होता है। टमाटर, गाजर में एण्टी-ऑक्सीडेण्ट्स पाये जाते हैं। टमाटर शक्ति और सौन्दर्य का भण्डार है। खाद्य पदार्थों का सेवन उनकी प्राकृतिक अवस्था में करने से लाभ अधिक होता है। टमाटर, गाजर, मूली कच्ची ही खाना अधिक लाभदायक है।

सलाद—टमाटर, गाजर, मूली, खीरा, प्याज आदि में से जो भी मिले, उन्हें काटकर धनिया, पोदीना, काला नमक, नीबू, नीबू के बदले ताजा दही, मीठा करने के लिए प्याज के स्थान पर कच्चा नारियल, गुड़ या शहद मिलाकर सौ ग्राम खाने से पौष्टिक भोजन मिल जाता है। दोपहर के भोजन में सलाद खानी चाहिए। टमाटर से अधिकाधिक लाभ लेने के लिए इसे सलाद में खायें।

चटनी—टमाटर, हरा धनिया की पत्ती, दो कली लहसुन नमक मिलाकर पीसकर चटनी बनाकर दिन में भोजन के समय खाने से भूख अच्छी लगती है, भोजन जल्दी पचता है, खनिज लवण और विटामिन मिल जाते हैं। टमाटर रक्त साफ करता है। छाछ (मट्ठा) और टमाटर के गुण समान हैं। टमाटर भोजन और औषधि दोनों ही है। टमाटर खट्टा होने से नहीं खाया जाये तो चीनी मिला लें।

लाइकोपिन लाल-पीले रंग के फलों व सब्जियों में पाया जाता है। टमाटर में लाइकोपिन भरपूर मात्रा में मिलता है। लाइकोपिन **'फ्री रेडिकल्स'** को समाप्त कर देता है।

लाइकोपिन बहुत शक्तिशाली **एन्टीआक्सीडेंट** है जो विटामिन-'सी' से ज्यादा प्रभाव वाला होता है और गम्भीर बीमारियों, जैसे—कैंसर को रोकता है और कैंसर होने पर हर अंग के कैंसर में लाभदायक है। लाइकोपिन से फेफड़े, हृदय और पेट की कार्यप्रणाली सुचारु रूप से चलती है। लाइकोपिन इम्यून सिस्टम की कार्यप्रणाली को तेज करता है और डिजेनरेटिव बीमारियों के पनपने की गति को धीमा करता है।

टमाटरों से प्राप्त **एंटीआक्सीडेंट्स** सीधे रक्त में जाने के लिए टमाटर कच्चे नहीं खायें। टमाटरों को पकाकर खायें। टमाटर के प्रोसेस्ड भोज्य पदार्थ—टोमेटो सॉस, सूप आदि लें। अपने भोजन में नित्य टमाटर खायें और जानलेवा बीमारियों से बचें। टमाटर हर प्रोस्टेट कैंसर में लाभदायक है।

टमाटर में **ताँबे** की अधिकता होती है जो रक्त में स्थित लाल कणों को बढ़ाता है। टमाटर भूख बढ़ाता है तथा शक्तिवर्धक है। टमाटर में लोहा दूध से दुगुना होता है। एक बड़ा, ताजा लाल टमाटर नित्य खाने से व्यक्ति अनेक रोगों से बचा रहता है।

चूना (Lime)—चूना टमाटर में अन्य फल-सब्जियों की अपेक्षा अधिक पाया जाता है। चूना हड्डियों को मजबूत बनाता है। दाँतों एवं हड्डियों की कमजोरी दूर करने के लिए टमाटर का सेवन उपयोगी है।

लोहा (Iron)—टमाटर में लोहा तत्त्व बहुत अधिक परिमाण में पाया जाता है। गर्भावस्था में लौह तत्त्व की प्रतिदिन आवश्यकता होती है। टमाटर का सेवन इसलिए लाभदायक है। टमाटर में लोहा **अण्डे** से पाँच गुना अधिक होता है। एक गिलास टमाटर का रस पीने से रक्तहीनता दूर होकर रक्त-वृद्धि होती है।

फरास—एक कप लाल टमाटर के रस में एक चम्मच चीनी मिलाकर नित्य बालों की जड़ों में लगाकर पन्द्रह मिनट बाद सिर धोयें। एक सप्ताह में फरास हट जायेगी।

चेहरे के काले दाग धब्बे, झाँइयाँ व मुँहासे—टमाटर का रस 100 ग्राम, गाजर का रस 100 ग्राम, पालक का रस 100 ग्राम, शहद 50 ग्राम या आवश्यकतानुसार, सभी को मिलाकर प्रातःकाल खाली पेट नित्य पीने से त्वचा के दाग-धब्बे, मुँहासे, झाँइयाँ आदि दूर होकर मुखड़ा टमाटर के समान सुर्ख हो जाता है। इस प्रयोग के आगे सारे सौन्दर्यप्रसाधन पूर्णतः विषाक्त हैं। लाल टमाटर काट कर, पिसी हल्दी बुरककर नित्य तीन बार चेहरे को मलें। 15 मिनट बाद धोयें।

सौंदर्यवर्धक—टमाटर के रस में नीबू के रस की कुछ बूँदें मिलाकर चेहरे पर लगायें और इससे चेहरा रगड़कर 15 मिनट बाद धोयें। चेहरा साफ होकर मुलायम व चमकदार हो जायेगा।

चेहरे के काले दागों को मिटाने के लिए टमाटर के रस में रुई या गाज भिगोकर दागों पर मलें। काले धब्बे साफ हो जायेंगे।

दमा—टमाटर फेफड़ों की कार्यक्षमता को बढ़ाते हैं। जो लोग दमा (अस्थमा) या अन्य किसी श्वास रोग से पीड़ित हों, उनके लिए टमाटर रामबाण हैं।

कूकर खाँसी, कफ (बलगम)—कफ गला और फेफड़ों में जम जाता है। घर्र-घर्र की आवाज साँस के साथ निकलती है। टमाटर का सूप पिसी हुई कालीमिर्च या लालमिर्च

डालकर बनाकर गर्मा-गर्म चार बार नित्य पीने से लाभ होता है। टमाटर का सूप कफनाशक है।

जुकाम, खाँसी—(1) तीन लौंग, ज़रा-सी अदरक डालकर टमाटर का सूप बनाकर गर्मा-गर्म नित्य तीन बार पीने से जुकाम, खाँसी ठीक हो जाती है। (2) टमाटर, अदरक का गर्म सूप नित्य दो बार पियें।

पाचन-शक्तिवर्धक—टमाटर बड़ी आँत को ताकत देता है, आँखों के घाव दूर करता है एवं पाचन-शक्ति ठीक करता है। टमाटर का निरन्तर सेवन करने से कब्ज़ नहीं होती तथा दस्त साफ होता है; आफरा दूर होता है। आमाशय साफ रहता है। आमाशय के विष को बाहर निकालकर हमें नीरोग रखता है। यूरोप तथा अमेरिका में दूध पीने वाले बच्चे को टमाटर का रस पिलाया जाता है।

कृमि-नाशक—भूखे पेट सुबह-शाम दो बार, 21 दिन तक लाल टमाटर पर पिसी हुई कालीमिर्च, नमक डालकर खाने से पेट के कृमि मर जाते हैं।

मधुमेह—इसके लिए टमाटर बहुत लाभदायक है। टमाटर की खटाई शरीर में शर्करा की मात्रा घटाती है। मूत्र में शक्कर जाना धीरे-धीरे कम हो जाता है। होम्योपैथिक औषधियों से चिकित्सा करने के लिए लेखक की पुस्तक **'होम्योपैथिक व्यावहारिक चिकित्सा सार'** पढ़ें।

विस्तार से जानने हेतु लेखक की पुस्तक **'गाजर मूली और टमाटर'** पढ़ें।

खीरा (CUCUMBER)

लेटिन नाम—क्युकूमिस सैटाइवस (Cucumis sativus)

प्रकृति ने खीरे का स्वभाव ठण्डा तथा तर बनाया है। यह गर्मी तथा तृष्णानाशक है।

खीरा कब्ज़ दूर करता है। पीलिया, प्यास, ज्वर, शरीर की जलन, गर्मी के सारे दोष, चर्मरोग में लाभदायक है। खीरा भारी और पेट में गैस पैदा करने वाला है।

खीरे के रस को स्वादिष्ट बनाने के लिए इसमें एक चम्मच शहद और आधा नीबू मिला लेना चाहिए।

खीरा मीठा होता है लेकिन सभी खीरे मीठे नहीं होते, कुछ खीरे बहुत कड़वे भी होते हैं। कड़वे खीरे को टुकड़े करने से पहले ऊपर से छोटा-सा डाँड वाला भाग काटकर, उसी कटे खीरे पर कुछ देर रगड़ने से झाग के रूप में उसका कड़वापन निकल जाता है। खीरे के टुकड़े पर नमक लगाकर भी रगड़ सकते हैं। इस तरह से कड़वापन दूर करें।

पथरी—खीरे का रस पथरी में लाभदायक है। इसका रस 250 ग्राम दिन में नित्य तीन बार पीना चाहिए। पेशाब की जलन, रुकावट और **मधुमेह** में भी लाभदायक है। इसका रस पीने से पेशाब की जलन दूर होती है। यह मूत्राशय की पथरी में अधिक लाभ करता है। खीरे के रस को गर्म करके पीने से गुर्दे के दर्द में बहुत आराम मिलता है।

घुटनों का दर्द दूर करने के लिए भोजन में खीरा अधिक खायें और एक पोथिया लहसुन खायें। खीरा **जोड़ों का दर्द** भी दूर करता है।

नेत्रों की लालिमा—धूप में अधिक घूमने-फिरने से नेत्रों में जलन होने लगती है।

धूप की उष्णता नेत्रों में लालिमा देने लगती है। ऐसे में खीरे को छीलकर उसके टुकड़े पलकों पर रखे जाएँ तो 20 मिनट में नेत्रों की लालिमा और उष्णता की जलन नष्ट हो जाती है।

आँखों की थकान—जब आँखों में थकान महसूस हो, तो आँखों को आराम पहुँचाने के लिए खीरे के टुकड़ों को दस मिनट तक अपनी पलकों पर रखें। आँखों पर ठण्डे पानी के छींटे मारें।

इसके गोल टुकड़े काटकर 20 मिनट तक आँखों की पलकों पर रखने से **आँखों के काले घेरे** दूर होते हैं। इसके टुकड़े को चेहरे पर मलने से चेहरे के दाग-धब्बे, झाँइयाँ तथा झुर्रियाँ दूर हो जाती हैं। खीरा खाने से शरीर के अन्दर जमा विषाक्त पदार्थ बाहर निकल जाता है व त्वचा में कांति आती है।

सौंदर्यवर्धक—चेहरे की त्वचा के लिए खीरा एक अच्छा टॉनिक है। इसका नियमित उपयोग करते रहने से फोड़े-फुंसियाँ, झुर्रियाँ तथा त्वचा का रूखापन दूर हो जाते हैं। इसके साथ ही यह त्वचा को चमकदार तथा प्राकृतिक ताजगी प्रदान करता है। एक खीरे के रस में चौथाई चम्मच गुलाबजल और चौथाई चम्मच नीबू का रस मिलाकर शीशी भर लें तथा नित्य चेहरे और हाथों पर लगायें। यह मिश्रण त्वचा का उत्तम टॉनिक है।

सौंदर्य वृद्धि के लिए—खीरे के स्लाइस बनाकर कुछ देर तक कच्चे दूध में डालकर रखने के बाद चेहरे, पलकों पर चिपकाने से त्वचा में निखार आता है। धूप से विकृत त्वचा भी सुंदर बनती है।

मुँहासों के निशान मिटाने हेतु खीरा, नीबू और मूली का रस समान मात्रा में मिलाकर लगायें।

चौथाई कप खीरे के रस में इतना ही दूध मिलाकर चेहरे तथा हाथों पर लगाने से त्वचा साफ होती है। एक बड़े चम्मच खीरे के रस में चौथाई चम्मच नीबू का रस और एक चुटकी हल्दी पाउडर मिलायें। इसे त्वचा पर मलें। आधा घण्टे बाद स्वच्छ पानी से धो लें। ये लोशन हर प्रकार की त्वचा के दाग-धब्बे हटाकर सुन्दर बनाता है। धूप के सम्पर्क में आने के कारण चेहरे की त्वचा का रंग गहरा होने पर चेहरे पर खीरा अथवा खीरे का रस लगाने से चेहरा साफ हो जाता है।

मोटापा—खीरा खाने और इसका रस पीने से मोटापा घटता है।

मधुमेह—प्रतिदिन खीरे की सलाद बनाकर खाने और 100 ग्राम रस सुबह-शाम पीने से मधुमेह में बहुत लाभ होता है।

जलना—आग से जलने पर खीरे को पीस कर जले भाग पर लेप करने से जलन व पीड़ा तुरन्त नष्ट हो जाती है।

उच्च रक्तचाप—उच्च रक्तचाप में खीरे की सलाद खाने व खीरे का रस पीने से रक्तचाप सामान्य स्थिति में लौट आता है।

भूख कम लगना—पाचन क्रिया की विकृति से कुछ स्त्री-पुरुष अरुचि के शिकार होते हैं। उन्हें कुछ भी खाना-पीना अच्छा नहीं लगता। ऐसे में खीरे को काटकर, उस पर नीबू का रस, कालीमिर्च का चूर्ण, सेंधा नमक डालकर खाने से अरुचि नष्ट होती है और अधिक भूख लगती है।

मूत्र की जलन—खीरे का रस पीने से कुछ ही दिनों में मूत्रत्याग के समय होने वाली जलन की विकृति नष्ट हो जाती है।

मूत्र में अवरोध—ग्रीष्म ऋतु में विभिन्न कारणों से मूत्र में अवरोध की विकृति हा जाती है। ऐसे में रोगी को बहुत पीड़ा और बेचैनी होती है। ऐसी स्थिति में खीरे के 100 ग्राम रस में 5 ग्राम धनिए का चूर्ण मिलाकर सेवन कराने से मूत्र का अवरोध शीघ्र नष्ट हो जाता है।

लोहा—रक्ताल्पता (एनीमिया) के रोगी को खीरे का अधिक मात्रा में सेवन करना चाहिए क्योंकि खीरे में लौह तत्त्व (आयरन) अधिक मात्रा में होता है। गर्भावस्था में स्त्रियों को लौह तत्त्व की अधिक आवश्यकता होती है और खीरे में अधिक मात्रा में लौह तत्त्व होता है।

खीरे में पानी 96% तथा फॉस्फोरस 0.03% होता है।

खीरे का सेवन करने से मस्तिष्क को बहुत लाभ होता है। इससे बुद्धि विकसित होती है और **स्मरणशक्ति** प्रबल होती है।

चुकन्दर (BEET, PARSNIP)

लेटिन नाम—बीटा वल्गेरिस वार राप (Beta vulgaris var rapa)

चुकन्दर में लोहा होने से यह **रक्त बढ़ाता** है; स्त्रियों का दूध बढ़ाता है; **जोड़ों का दर्द** दूर करता है; **यकृत** को शक्ति देता है। मस्तिष्क को ताजा रखता है। यह मीठा, विरेचक, पुष्टिकर और मानसिक विकृतियों को ठीक करता है।

दूध-वृद्धि—नियमित चुकन्दर की सब्जी खाने से दूध बढ़ता है। इसे कच्चा भी खा सकते हैं, रस पी सकते हैं।

मासिक धर्म कष्टप्रद और बन्द हो तो नित्य चुकन्दर का सेवन लाभप्रद है।

उच्च रक्तचाप में चुकन्दर, गाजर का रस 1-1 कप, पपीता और नारंगी का रस आधा-आधा कप मिलाकर नित्य दो बार पीने से लाभ होता है।

पथरी—चुकन्दर का रस या चुकन्दर को पानी में उबालकर उसका सूप पीने से पथरी गलकर निकल जाती है। मात्रा 30 ग्राम दिन में 4 बार। यह कुछ सप्ताह लें। इससे गुर्दे की सूजन भी दूर होती है। यह पेशाब ज्यादा लाता है। यह गुर्दे के रोगों में लाभदायक है।

चुकन्दर **बलगम** निकालकर श्वास-नली को साफ रखता है।

फरास-जुएँ—चुकन्दर के पत्तों को पानी में उबालकर सिर धोने से फरास दूर होती है तथा जुएँ भी मर जाती हैं।

बाल गिरना—(1) चुकन्दर के पत्ते मेहन्दी के साथ पीसकर सिर पर लेप करने से बाल गिरना बन्द हो जाते हैं और तेजी से उगते हैं तथा बढ़ते भी हैं। (2) चुकन्दर के पत्तों को पीसकर उसमें थोड़ी-सी हल्दी मिलाकर सिर में लेप करने से बाल उग आते हैं।

दाद—इसके पत्तों के रस में शहद मिलाकर लगाने से दाद ठीक हो जाता है।

आमवात—चुकन्दर खाने से जोड़ों का दर्द दूर होता है।

हाइपोग्लाइसीमिया (रक्त में शुगर की कमी)—यह चुकन्दर खाने से दूर होती है।

गैस्ट्रिक अल्सर—दो चम्मच चुकन्दर के रस में एक चम्मच शहद मिलाकर नित्य कुछ दिन पीने से लाभ होता है।

पाचन संस्थान के रोग—दो चम्मच चुकन्दर के रस में एक चम्मच नीबू का रस मिलाकर नित्य पियें। इससे उल्टी, दस्त, हैजा, पेचिश, लीवर-इन्फेक्शन और टी.बी. में लाभ होता है।

बवासीर के मस्से चुकन्दर खाते रहने से झड़ जाते हैं।

कैंसर—चुकन्दर का रस नित्य पीने से कैंसर में लाभ होता है।

गाँठ (Tumour)—चुकन्दर में 'बिटिन' तत्त्व पाया जाता है जो शरीर में गाँठ तथा कैंसर होने से बचाता है। गाँठ के रोगी को प्रारम्भ के दो दिन मौसम के फल व सब्जियों के रस पर रखें। तीसरे दिन प्रात: एक गिलास पानी में एक नीबू का रस व चार चम्मच शहद मिलाकर पिलायें। दिन में अंगूर का रस एक-एक कप चार बार और मौसमी का रस एक-दो बार दें। रोगी आराम करता रहे। शारीरिक श्रम नहीं करें। रोगी को चौथे दिन से लगातार कुछ दिन तक आधा गिलास गाजर का रस आधा गिलास चुकन्दर का रस मिलाकर चार बार दिया जाए। सामान्य हल्का अंकुरित अन्न दें। कुछ ही दिनों में गाँठ पिघल जायेगी।

मासिक धर्म, श्वेत प्रदर, जननांगों के रोगों में गाजर का रस पौन गिलास में चौथाई गिलास चुकन्दर का रस मिलाकर नित्य दो बार पिलायें। इससे प्राय: स्त्रियों सम्बन्धी रोग ठीक हो जाते हैं।

यह **सनबर्न** से झुलसी त्वचा में लाभ पहुँचाता है। चुकंदर में भरपूर मात्रा में पोषक तत्त्व होते हैं।

प्राकृतिक सुन्दरता—आप नेचुरल लुक का अपनी ओर से पसंद करने का मानस बनाकर देखें तो पायेंगे कि सॉफ्ट और टेन्डर लुक की त्वचा की बात ही अलग होती है। यही आपके व्यक्तित्त्व की आभा है।

(1) *मालिश*—रात को हमारी त्वचा की कोशिकाएँ पुन: बनती हैं। सोने से पहले शरीर पर तेल की मालिश करके सोयें।

(2) स्नान से पहले किसी तेल की मालिश करके स्नान करें।

(3) नेचुरल पिंक लुक हेतु चुकन्दर काटकर हल्के हाथों से अपना चेहरा मलें। इससे चेहरे में गुलाबी निखार आ जाता है।

नाखूनों की विकृतियाँ—नित्य सौ ग्राम चुकन्दर का रस पीने या 150 ग्राम चुकन्दर खाने से नाखून का फटना, उखड़ना, बदरंग होना, मोटे होना ठीक हो जाता है।

पित्ती (Urticaria), **पुराना घाव, मधुमक्खी के काटे** डंक पर चुकन्दर का रस लगाने से लाभ होता है।

मुख सौन्दर्य—कील, मुँहासे, झाँइयाँ, दाग-धब्बे चेहरे पर हों तो चुकन्दर, टमाटर का रस आधा-आधा कप तथा एक गिलास गाजर का रस मिलाकर पीने से लाभ होता है।

गोरापन—चुकन्दर, टमाटर का रस 1-1 कप में दो चम्मच कच्ची हल्दी का रस या एक चम्मच पिसी हल्दी मिलाकर सुबह-शाम 15 दिन तक पीने से त्वचा का रंग गोरा हो जाता है।

पालक (SPINACH)

लेटिन नाम—स्पिनेसिया ओलिरेसिया (Spinacia oleracea)

प्रकृति—पाचक, तर और ठण्डी। पालक में दालचीनी डालने से इसकी ठण्डी प्रकृति बदल जाती है। पालक को पकाने से इसके गुण नष्ट नहीं होते।

पालक में विटामिन ए, बी, सी, लोहा, कैल्शियम, अमीनो अम्ल तथा फोलिक अम्ल अधिकता से पाया जाता है। कच्चा पालक खाने से कड़वा और खारा लगता है, परन्तु गुणकारी होता है। दही के साथ कच्चे पालक का रायता बहुत स्वादिष्ट और गुणकारी होता है। गुणों में पालक का शाक सब शाकों से बढ़-चढ़कर है। इसका रस यदि पीने में अच्छा न लगे तो इसके रस में आटा गूँधकर रोटी बनाकर खानी चाहिए। पालक रक्त में लाल कण बढ़ाता है। कब्ज़ दूर करता है। पालक, दाल व अन्य सब्जियों के साथ खायें।

शरीर क्रिया विज्ञान (Physiology)—सम्पूर्ण पाचन-तंत्र की प्रणाली (पेट, छोटी-बड़ी आँतें) के लिए पालक का रस सफाई-कारक एवं पोषण-कर्ता है। कच्चे पालक के रस में प्रकृति ने हर प्रकार के शुद्धिकारक तत्त्व रखे हैं। पालक संक्रामक रोग तथा विषाक्त कीटाणुओं से उत्पन्न रोगों से रक्षा करता है। पालक में पाया जाने वाला विटामिन 'ए' म्युकस मेम्ब्रेन्स की सुरक्षा के लिए उपयोगी है।

बाल गिरना—पालक में विटामिन (ए) विशेष मात्रा में होता है, जो सिर के बालों के लिए अत्यन्त जरूरी होता है। जिसके सिर के बाल झड़ते हों, उन्हें प्रतिदिन कच्चे पालक का सेवन करना चाहिए, जिससे बालों का झड़ना बन्द हो जाता है।

खाँसी—एक चम्मच कच्चे पालक का रस, एक चम्मच अदरक का रस और एक चम्मच शहद तीनों मिलाकर नित्य तीन बार पीने से खाँसी ठीक हो जाती है। यह अनुभव करके रोगियों ने बताया है।

दमा, खाँसी, गले की जलन, फेफड़ों की सूजन और यक्ष्मा हो तो पालक के रस के कुल्ले करने से लाभ होता है। इसके साथ ही दो चम्मच दाना मेथी कूटकर दो कप पानी में तेज उबालते हुए एक कप पानी रहने पर छानकर इसमें एक कप पालक का रस और स्वादानुसार शहद मिलाकर नित्य दो बार पीने से इन सभी रोगों में लाभ होता है। फेफड़ों को शक्ति मिलती है। बलगम पतला होकर बाहर निकल जाता है।

रक्तविकार और शरीर की **खुश्की** पालक के सेवन से दूर होती है।

रक्तक्षीणता—आधे गिलास पालक के रस में दो चम्मच शहद मिलाकर 50 दिन पियें। शरीर में इससे रक्त की वृद्धि होगी। गर्भिणी स्त्रियों में इससे लोहे की पूर्ति होती है।

रक्तक्षय—रक्त की कमी दूर करने हेतु पालक सर्वोत्तम है। रक्तक्षय सम्बन्धी विकृतियों में यदि प्रतिदिन पालक का रस नित्य 3 बार 125 ग्राम की मात्रा में लिया जाए तो समस्त विकार दूर होकर चेहरे पर लालिमा, शरीर में स्फूर्ति, उत्साह एवं शक्ति का संचार, रक्तभ्रमण तेजी से होता है। निरन्तर सेवन से चेहरे के रंग में निखार आ जाता है। रक्त बढ़ता है। इसका रस, कच्चे पत्ते या छिलके सहित मूँग की दाल में पालक की पत्तियाँ डालकर सब्जी खानी चाहिए। यह रक्त साफ और बलयुक्त करता है।

पालक पीलिया, उन्माद, हिस्टीरिया, प्यास, जलन और पित्त ज्वरों में लाभ करता है।

पायोरिया—पालक का रस दाँतों और मसूढ़ों को मजबूत बनाता है। पायोरिया के रोगी को कच्चा पालक दाँतों से चबाकर खाना चाहिए। प्रातः भूखे पेट पालक का रस पीने से पायोरिया ठीक हो जाता है। इसमें गाजर का रस मिलाने से मसूढ़ों से रक्तस्राव होना बन्द हो जाता है।

नेत्रज्योति पालक का रस पीने से बढ़ती है।

पथरी—कई लोग यह मानते हैं कि पालक खाने से पथरी होती है, लेकिन यह निश्चित समझ लें कि कच्चे पालक के रस के सेवन करने से कदापि पथरी नहीं होती।

—'रस पीओ कायाकल्प करो'—कांति भट्ट, मनहर डी. शाह

पालक में ऑक्जेलिक अम्ल पाया जाता है जो पानी में घुल जाता है। पालक में कैल्शियम और फॉस्फोरस होता है जो मिलकर कैल्शियम फॉस्फेट बनाता है जो पानी में घुलता नहीं है जिससे पथरी बन जाती है। इसलिए पथरी के रोगियों को केवल पालक की सब्जी नहीं खाना चाहिए। पालक और हरी पत्ते वाली मेथी मिलाकर साग बनाकर खाने से पथरी नहीं बनती।

एड़ियाँ फटना, बिवाइयाँ—कुछ लोगों की एड़ियाँ फटती हैं, बिवाइयाँ होती हैं। पैरों में चीर-चीर दरारें होती हैं। पालक को कच्चा ही पीसकर पैरों में लेप करें। दो-चार घण्टे बाद धोयें, लाभ होगा।

पुराने दस्त—दस्त जो कई महीनों से हो रहे हों, अच्छी, प्रभावशाली दवाओं से भी पूर्ण लाभ नहीं होता हो, ऐसे पुराने दस्त शरीर में लोहा, फोलिक अम्ल की कमी से होते हैं। पालक का रस आधा-आधा कप नित्य चार बार पीने से पुराने दस्त बन्द हो जाते हैं। शरीर में शक्ति का संचार होता है।

पेशाब कम होना—शरीर में पोटेशियम और नाइट्रेट की पर्याप्त मात्रा पहुँचती रहे तो पेशाब खुलकर और पर्याप्त मात्रा में आता है। हरे नारियल के पानी में पालक का रस समान मात्रा में मिलाकर नित्य दो बार पीने से पेशाब खुलकर आता है। उपर्युक्त बताये गये तत्त्व इनमें मिल जाते हैं।

ग्रहणी रोग (Duodenal Ulcer) में पालक का रस लाभप्रद है।

पाचन-संस्थान के रोग—कच्चे पालक का रस आधा गिलास प्रातः पीते रहने से कब्ज़ कुछ ही दिनों में ठीक हो जाता है। आँतों के रोगों में इसकी सब्जी लाभदायक है। पालक और बथुआ की सब्जी खाने से भी कब्ज़ दूर होती है। कुछ दिन लगातार पालक अधिक मात्रा में खाने से पेट के रोगों में लाभ होता है। **आमाशयिक व्रण, आँतों के घाव** आदि में पालक का रस लाभदायक है।

रात को बार-बार पेशाब जाना शाम को पालक की सब्जी खाने से कम हो जाता है।

गले का दर्द—पालक के पत्ते उबालकर पानी छान लें और पत्ते भी निचोड़ लें। इस गर्म-गर्म पानी से गरारे करने से गले का दर्द ठीक हो जाता है।

भोज्य पदार्थ के पौष्टिक गुण

(प्रत्येक 100 ग्राम पालक में पाये जाने वाले, मि.ग्रा. में)

कैलोरी	प्रोटीन	कैल्शियम	लोहा	विटामिन-'ए'	विटामिन-'सी'	फॉस्फोरस
26	2.0	73	10.9	5580	28	21
थायोमिन	**रिबोफ्लाविन**	**नियासीन**	**पानी**	**फेट्स (ग्राम)**	**खनिज लवण**	
0.03	0.26	0.5	92.1	0.7	73	

ककड़ी (CUCUMBER)

लेटिन नाम—कुकुमिस मेलो वार युटिलिस्सीमस

(Cucumus melo var utilissimus)

प्रकृति—इसका स्वभाव ठण्डा होता है। यह एक क्षारप्रधान फल है।

इसमें सोडियम भी पाया जाता है, जिसकी सहायता से शरीर में लौह तत्त्व पहुँचते हैं और पेशियाँ लचीली बनती हैं। शीतल होने के कारण यह तृष्णानाशक तो होती ही है साथ ही **अम्लपित्त** (Acidity) भी भगाती है। ककड़ी खाने से पेशाब की जलन दूर होती है।

मूत्रस्रावक—ककड़ी का रस लेने से मूत्र अधिक बनता है तथा मूत्र अधिक मात्रा में आता है। गर्मी से होने वाले पेशाब के कष्ट में ककड़ी काटकर शक्कर डालें, फिर उस पर नीबू निचोड़कर खायें।

शराब का नशा ककड़ी खाने से उतर जाता है।

चेहरे की त्वचा चिकनी (Oily Skin) हो तो तर ककड़ी या खीरा रगड़ें फिर पानी से धोयें। चेहरे की चिकनाई दूर हो जायेगी।

ककड़ी भारी और पेट में **गैस पैदा** करने वाली होती है।

पायोरिया—ककड़ी खाने, इसका रस पीने से लाभ होता है।

आँखों के काले घेरे—ककड़ी का रस सुरक्षित तरीके से सूखी, गहरी और मृत त्वचा कोशिकाओं को हटाता है। आँखों के नीचे की त्वचा अति संवेदनशील होती है। आयु, वातावरण और तनावयुक्त जीवनशैली से बहुत-से नकारात्मक प्रभाव पड़ते हैं, जिससे इस संवेदनशील क्षेत्र में सूखापन और पिगमेंटेशन बढ़ता है। आँखों के आसपास जहाँ कहीं भी काले घेरे हों, उन पर ककड़ी का रस नित्य तीन बार लगायें। सावधानी रखें कि रस आँखों में नहीं जायें। ककड़ी नित्य लम्बे समय तक खायें। आँखें के काले घेरे ठीक हो जायेंगे।

वृक्क (Kidney)—गाजर व ककड़ी, ककड़ी और शलजम का रस पीने से वृक्क रोग ठीक हो जाते हैं।

दाग, धब्बे—ककड़ी का रस त्वचा का रंग साफ करता है। चेहरे पर दाग, ताँबे के रंग के धब्बे, मुँहासे हों तो नित्य ककड़ी का एक गिलास रस पियें।

केशवर्धक—ककड़ी में सिलिकॉन (Silicon) और सल्फर अधिक मात्रा में मिलते हैं जो बालों को बढ़ाते हैं। ककड़ी के रस से बालों को धोयें। ककड़ी, गाजर, सलाद (Lettuce) और पालक, सबको मिलाकर रस पीने से बाल बढ़ते हैं। यदि ये सब उपलब्ध नहीं हों तो जो मिलें वे ही मिलाकर रस बना लें। इससे नाखून गिरना भी बन्द हो जाते हैं।

वात (Rheumatism)—**यूरिक अम्ल** शरीर में अधिक होने से वात रोग हो तो ककड़ी और गाजर का रस आधा-आधा गिलास मिलाकर पीने से लाभ होता है। केवल ककड़ी का रस भी पी सकते हैं।

रक्तचाप—ककड़ी में पोटेशियम तत्त्व बहुत मिलते हैं। ककड़ी का रस उच्च एवं निम्न, दोनों रक्तचापों में पीना लाभदायक है।

ककड़ी छिलके सहित कच्ची ही खानी चाहिए। ककड़ी पर नमक न डालें। ककड़ी खाने से पाचन-क्रिया अच्छी रहती है।

गाँठगोभी

गाँठगोभी मीठी और कच्ची खाने में स्वादिष्ट है। गाँठगोभी में पाया जाने वाला कैल्शियम **रक्तचाप** को नियंत्रित करता है। पकाकर खाने की जगह गाँठगोभी कच्ची खाना ज्यादा अच्छा है। इसे काटकर अन्य कच्ची खाई जाने वाली चीजों के साथ खा सकते हैं। गाँठगोभी में **ग्लूकोसिनोलेट जैव रसायन** पाया जाता है, जो कुछ प्रकार के **कैंसरों** को रोकता है।

फूल-गोभी (CAULIFLOWER)

लेटिन नाम—ब्रासिका ओलेरेसिया (Brassica oleracea)

प्रकृति—शीतल और तर। गोभी सफेद और पीले रंग की होती है। पीले रंग की गोभी अच्छी होती है।

गोभी में **गंधक** अधिक पाया जाता है। गंधक खुजली, कुष्ठ आदि चर्म रोगों में लाभदायक है। गोभी **रक्तशोधक** है। अत: इसे भाप में उबालकर खाना चाहिए। यह पानी में उबालने से गैस उत्पन्न करती है।

ज्वर—फूल-गोभी की सब्जी बिना तेल या कम-से-कम तेल का छौंक लगाकर बनाकर खाने से ज्वर ठीक हो जाता है।

रक्त की उल्टी—फूल-गोभी की सब्जी खाने से या कच्ची खाने से रक्त की उल्टी होना बन्द हो जाता है। क्षय रोगी इसे लें।

बवासीर (रक्तस्रावी तथा **अरक्तस्रावी)** दोनों प्रकार की बवासीर को फूलगोभी ठीक कर सकती है। फूलगोभी को घी में भूनकर सेंधा नमक डालकर खायें।

पेशाब की जलन में फूलगोभी की सब्जी खाना उपयोगी है।

लोहा—गर्भवती महिलाओं को लौह तत्त्व की पूर्ति के लिए फूलगोभी अच्छा स्रोत है।

कोलाइटिस, कैंसर, ग्रहणी व्रण (Duodinal Ulcer)—प्रात: भूखे पेट तीन चौथाई कप गोभी का रस नित्य पीते रहने से लाभ होता है।

अल्झाइमर्स—अल्झाइमर्स वृद्ध लोगों में होने वाली बीमारी है जिसमें याददाश्त, सोचने व बोलने की शक्ति पर नियंत्रण करने वाले मस्तिष्क के एक बड़े हिस्से को नुकसान पहुँचता है। स्मरणशक्ति कमजोर हो जाती है।

लंदन स्थित किंग कॉलेज में हुए एक शोध के अनुसार अल्झाइमर्स से बचाव एवं उपचार में फूलगोभी खाना मददगार हो सकता है। फूलगोभी के अलावा आलू, संतरा, सेब और मूली में वे तत्त्व होते हैं जो अल्झाइमर्स के इलाज में काम आने वाली दवा की तरह प्रभाव देते हैं। फूलगोभी में इनकी मात्रा सर्वाधिक होती है। वृद्धावस्था में फूलगोभी खाना लाभदायक है।

कब्ज़—रात को सोते समय गोभी का रस पीने से लाभ होता है।

रक्तशोधक—गोभी में क्षारीय (Alkaline) तत्त्व होते हैं। गोभी में पाया जाने वाला सल्फर और क्लोरीन का मिश्रण म्युकस मेम्ब्रेन तथा आँतों की सफाई करता है। ये सब क्षार शरीर व रक्त को साफ करते हैं। इससे **चर्म रोग, गैस,** नाखून और बालों के रोग नष्ट होते हैं।

कच्ची गोभी का रस ही लाभ करता है। पकाने पर लाभ नहीं करता। इसका रस पीने से गैस बनती है। इससे बचने के लिए गोभी के रस में समान मात्रा में गाजर का रस मिलाकर पियें। एनिमा लगायें। फिर गैस नहीं बनेगी। गोभी का रस पीते रहने से **जोड़ों** और **हड्डियों का दर्द, अपच, आँखों की कमजोरी** और **पीलिया** में लाभ होता है।

पत्तागोभी, करमकल्ला (CABBAGE)

लेटिन नाम—ब्रासिका ओलेरेसिया वार केपिटेटा (Brassica oleracea var capitata)

यह पत्तागोभी या करमकल्ला के नाम से पुकारी जाती है। प्रतिदिन पत्तागोभी का सेवन उच्च रक्तचाप व रक्त के थक्के जमने से रोकता है, साथ ही घाव (Ulcer) और कैंसर से भी बचाव करता है। इसके पत्ते कच्चे सलाद के रूप में खायें, सब्जी खायें।

पायोरिया—पत्तागोभी के कच्चे पत्ते 50 ग्राम नित्य खाने से पायोरिया व दाँतों के अन्य रोगों में लाभ होता है।

बाल गिरना—पत्तागोभी के 50 ग्राम पत्ते खाने से गिरे हुए बाल उग आते हैं। बाल गिरते हों, गंज हो गई हो तो पत्तागोभी के रस से बालों को तर करके मलें और 10 मिनट बाद सिर धोयें। नित्य कुछ सप्ताह करने से लाभ होगा।

घाव—इसका रस पीने से घाव ठीक होते हैं। इसके रस का आधा गिलास 5 बार पानी मिलाकर पीना चाहिए। घाव पर इसके रस की ही पट्टी बाँधें।

अम्लपित्त—आधा कप पत्तागोभी का रस और 5 चम्मच पानी मिलाकर सुबह-शाम पीने से अम्लपित्त में लाभ होता है।

परिणाम शूल (Peptic Ulcer)—पत्तागोभी का रस पीने से परिणाम शूल ठीक हो जाता है। एक-एक कप तीन बार पियें। इसके कच्चे पत्ते भी खा सकते हैं। इसका ताजा रस ही लाभ करता है। यह कम-से-कम दो सप्ताह पियें।

कब्ज़—पत्तागोभी के कच्चे पत्ते नित्य खाने से पुराना कब्ज़ दूर हो जाता है। शरीर में व्याप्त विजातीय पदार्थ, दोषपूर्ण पदार्थ बाहर निकल जाते हैं।

मोटापा घटाना—पत्तागोभी का रस एक कप में आधा कप पानी मिलाकर नित्य दो

बार पियें। भोजन के साथ पत्तागोभी के कच्चे पत्ते खायें। पत्तागोभी में एक ऐसा क्षार तत्त्व विद्यमान होता है जो कार्बोहाइड्रेट और शर्करा को वसा में बदलने से रोकता है। इसलिए मोटे व्यक्ति इसका प्रयोग करके मोटापा से बच सकते हैं। सब्जी के अतिरिक्त यदि इसे सलाद के रूप में टमाटर, मूली, नीबू आदि भोजन के साथ लिया जाए तो इसके रेशे के कारण शरीर को अधिक लाभ मिलता है। पत्तागोभी को टमाटर आदि के सूप के साथ भी प्रयोग में लाया जा सकता है।

कैंसर—प्रातः खाली पेट सर्वप्रथम कम-से-कम आधा कप पत्तागोभी का रस नित्य पियें। इससे आरम्भिक अवस्था में कैंसर, बड़ी आँत का प्रदाह ठीक हो जाता है।

नींद की कमी, पथरी और **मूत्र की रुकावट** में पत्तागोभी लाभदायक है। इसकी सब्जी घी से छौंककर बनानी चाहिए।

कोलाइटिस (वृहद आंत्रिक प्रदाह)—इस रोग में आँत में सूजन आ जाती है। रोगी को भ्रम हो जाता है कि उसे भोजन नहीं पचता। बात-बात में निराश होने वालों को यह रोग प्रायः हो जाता है। एक गिलास छाछ में चौथाई कप पालक का रस, एक कप पत्तागोभी का रस मिलाकर नित्य दिन में दो बार पियें। कुछ ही दिनों में कोलाइटिस ठीक हो जाती है।

अन्य उपचार हैं—दो दिन उपवास रखें। तीसरे दिन एक गिलास पानी, तीन चम्मच शहद, आधे नीबू का रस मिलाकर पियें। नाश्ते में एक कप गाजर का रस, भोजन में दही, एक कप गाजर का रस, चौथाई कप पालक का रस मिलाकर पियें। शाम के भोजन में पपीता खायें।

हृदय-शक्तिवर्धक—एक कप पत्ता गोभी के रस में दो चम्मच शहद मिलाकर नित्य दो बार पीने से सीढ़ियाँ चढ़ते समय **दम फूलना, धड़कन तेज होना**, हृदय की दुर्बलता आदि ठीक हो जाते हैं। यह लम्बे समय यानि एक-दो महीने तक लें।

खरबूजा (MUSK MELON)

लेटिन नाम—कुकुमिस मेलो (Cucumis melo)

यह तृप्तिकारक, मूत्रल, बलवर्धक, कब्ज़ दूर करने वाला, शीतल, वीर्यवर्धक, उन्माद का नाश करने वाला है। यह पसीना लाता है; पेशाब को साफ करता है। दूध को बढ़ाता है। **जलोदर, पीलिया** में उपयोगी है। यह पेट की गर्मी और खराबी निकालता है। गुर्दे के रोगों को मिटाता है। **पथरी** को निकाल देता है। सीने का दर्द और **यकृत** की सूजन मिटाता है। गले की जलन दूर करता है। इसके बीजों का चेहरे पर लेप करने से कांति बढ़ती है।

पथरी—पथरी के कारण यदि पेट में दर्द रहता हो तो खरबूजे के छिलके सुखाकर पीस लें। इसकी तीन चम्मच एक गिलास पानी में अच्छी तरह उबालें। फिर इसे छानकर इसमें स्वादानुसार शक्कर डालकर आधा सुबह और आधा शाम को नित्य दो बार पियें।

कब्ज़—पका हुआ खरबूजा खाने से कब्ज़ दूर होता है।

उच्च रक्तचाप (High Blood Pressure)—100 ग्राम पिसी मिश्री, 50 ग्राम चन्दन पाउडर, 100 ग्राम चार मंगज (प्रत्येक 25 ग्राम खरबूजा, तरबूज, खीरा, ककड़ी का छिला

हुआ बीज) इनके बीजों की गिरी या छिलका बीज मंगज होता है।) 10 ग्राम छोटी इलायची—इन सबको बहुत बारीक पीसकर मैदा की चलनी से छानकर मिला लें। इस मिश्रण की दो-दो चम्मच सुबह-शाम खाकर गर्म दूध पियें। उच्च रक्तचाप ठीक हो जायेगा। मधुमेह के रोगी नहीं लें। शरीर में शक्ति आयेगी।

चक्कर (Vertigo)—खरबूजे, तरबूजे के बीजों की मिंगी समान मात्रा में देशी घी डाल कर तवे पर भून लें। चार चम्मच नित्य मिश्री के साथ खाने से चक्कर आने में लाभ होता है। मस्तिष्क को ठण्डक और बल मिलता है तथा शरीर पुष्ट होता है।

फोड़ा—खरबूजे की मिंगी को पानी से पीसकर जरा-सा घी डालकर गर्म करके फोड़ों पर लगायें। फोड़ा पककर फूट जायेगा।

सावधानी—खरबूजे के अधिक सेवन से पेट और आँतें कमजोर होती हैं। हैजे के दिनों में ज्यादा खाने से हैजा होने का डर रहता है। गर्म प्रकृति वालों को अधिक सेवन से आँखें दुखनी आ जाती हैं। खाने से पहले और खाना खाने के बाद खरबूजा नहीं खाना चाहिए। दोनों समय के भोजनों के मध्यकाल में खाना अच्छा है।

यदि खरबूजा औषधि के रूप में खाया जा रहा हो तो नित्य हर तीन घन्टे से चार बार लें। एक दिन में डेढ़ किलो से अधिक खरबूजा नहीं खायें। खरबूजा खाने के बाद शर्बत पीने से खरबूजा जल्दी पचता है। इसके खाने से गर्मी के प्रभाव, लू आदि नहीं लगती है।

तरबूज (WATERMELON)

लेटिन नाम—सिट्रुलस लेनेटस (Citrullus lanatus)

प्रकृति—गर्म। तरबूज **वीर्यवर्धक** है।

प्यास—तरबूज खाने से प्यास लगना कम होता है।

मस्तिष्क शक्तिवर्धक—तरबूज की मींगी पौष्टिक एवं मस्तिष्क-शक्तिवर्धक है। तरबूज वीर्यवर्धक है।

कैंसर—लाल फल-सब्जियों में लाइकोपिन होता है। जिसमें जितनी अधिक ललाई होगी, उसमें उतना अधिक लाइकोपिन होगा। तरबूज में कैंसररोधी तत्त्व लाइकोपिन टमाटर से 40% अधिक होता है। तरबूज कैंसर से बचाव करता है।

सिरदर्द—यदि सिरदर्द गर्मी के कारण हो तो तरबूज का गूदा मलमल के कपड़े में डालकर निचोड़ें और रस को काँच के गिलास में भर लें। इसमें मिश्री मिलाकर प्रात: पिलायें।

वहम और पागलपन—यदि वहम की तीव्रता से पागलपन हो तो तरबूज के रस का एक कप, गाय का दूध एक कप, मिश्री तीस ग्राम मिलाकर एक सफेद बोतल में भरकर रात को खुले में चाँदनी में किसी खूँटी से लटका दें। प्रात: भूखे पेट रोगी को पिला दें। ऐसा 21 दिन करने से वहम दूर हो जायेगा।

पागलपन—तरबूज के बीज की मींगी दो चम्मच रात को चौथाई कप पानी में भिगो दें। इसे पीसकर तीस ग्राम मिश्री, दो चम्मच घी और पाँच पिसी हुई कालीमिर्च मिलाकर प्रात: खाली पेट खायें। इससे मस्तिष्क की गर्मी निकल जाती है। पागलपन ठीक हो जाता है।

उल्टी—खाने के बाद कलेजा जले फिर पीली-पीली उल्टी हो तो प्रात: एक गिलास तरबूज के रस में मिश्री मिलाकर पियें। इससे प्यास भी कम लगती है।

जोड़ों के दर्द में तरबूज का रस पीना लाभकारी है।

कब्ज़—ओस में रखे हुए तरबूज का रस निकालकर प्रात: शक्कर मिलाकर पीने से कब्ज़ में लाभ होता है।

तरबूज खाने का समय—तरबूज भोजन करते हुए बीच में या खाने के एक घण्टे बाद खाना चाहिए।

उच्च रक्तचाप (High Blood Pressure)—(1) तरबूज के बीजों के रस में एक तत्त्व जो 'कुरकुरबोसाइट्रिन (Curcurbocitrin)' कहलाता है, मिलता है जो रक्तकोशिका नली (Capillaries) को चौड़ा करता है। इसका प्रभाव गुर्दों पर पड़ता है, जिससे उच्च रक्तचाप कम हो जाता है। टखनों के पास की सूजन (Edema of the Ankles) ठीक हो जाती है। **तरबूज के बीजों का रस बनाने की विधि**—तरबूज के छाया में सुखाए हुए बीज दो चम्मच कूट-पीसकर एक कप उबलते हुए गर्म पानी में डालकर एक घण्टा भीगने दें। इसके बाद चम्मच से हिलाकर छानकर पी जायें। इस प्रकार चार खुराक नित्य पियें। तरबूज का रस पीने से भी लाभ होता है। (2) तरबूज (मतीरे) के बीज की गिरी और खसखस दोनों समान मात्रा में मिलाकर पीसकर नित्य तीन बार एक-एक चम्मच फंकी ठण्डे पानी से लें। इस तरह नित्य एक बार लेते रहने से उच्च रक्तचाप सामान्य रहता है। लम्बे समय तक लेते रहें।

वृक्कशोथ (Nephritis) में तरबूज खाना लाभदायक है।

—*Ben Charles Harris : 'Kitchen Medicines'.*

दमा—दमा के रोगियों को तरबूज का रस नहीं पीना चाहिए।

शकरकन्द (SWEET POTATO)

लेटिन नाम—इपोमोई बटाटा (Ipomoea batatas)

प्रकृति—गर्म और तर। इसे भोभल में सेंककर खाना लाभदायक है। शोध बताते हैं कि शकरकन्द में उच्च गुणवत्ता का प्रोटीन पाया जाता है, जो अण्डे के प्रोटीन के बराबर है। साथ ही इसमें बीटा-कैरोटीन, कॉपर, विटामिन-'सी' और 'ई' तथा रेशा की भरपूर मात्रा होती है। कार्बोहाइड्रेट की मात्रा इसमें बहुत कम होती है।

शक्तिवर्धक—शकरकन्द रक्त बढ़ाती है, शरीर मोटा करती है और काम-शक्ति बढ़ाती है। इसे चीनी के साथ खाना ज्यादा लाभप्रद है। शकरकन्द में कैरोटिन और विटामिन-'सी' अधिक होता है।

एड़ियाँ फटना—शकरकन्द उबालकर इस पानी से एड़ियाँ धोने से फटी हुई एड़ियाँ ठीक होने लगती हैं।

जमींकन्द

प्रकृति—गर्म और शीतल।

बवासीर (अरक्त-स्रावी)—जमींकन्द की सब्जी में कम मसाले डालकर खाने से लाभ होता है।

बवासीर (रक्त-स्रावी)—चावल और इमली के पत्तों के साथ जमींकन्द की सब्जी बनाकर खाने से लाभ होता है।

दाद, खुजली, कोढ़ भी जमींकन्द की सब्जी खाने से ठीक होते हैं। निरन्तर लम्बे समय तक इसकी सब्जी खानी चाहिए।

आलू (POTATO)

लेटिन नाम—सोलेनम ट्यूबरोसम (Solanum tuberosum)

प्रकृति—शुष्क और गर्म। यह रोटी से जल्दी पचता है। यह सम्पूर्ण आहार है।

आलू में कैल्शियम, लोहा, विटामिन 'बी' तथा फॉस्फोरस बहुतायत में होता है। आलू खाते रहने से रक्तवाहिनियाँ बड़ी आयु तक लचकदार बनी रहती हैं तथा कठोर नहीं होने पातीं। इसलिए आलू खाकर लम्बी आयु प्राप्त की जा सकती है। होम्योपैथी के डॉ. ई.पी. एन्शूज ने अपनी पुस्तक *'थेराप्यूटिक बाई-वेज'* में आलू के विभिन्न उपयोग बताए हैं। कुछ उपयोगी प्रयोग नीचे दिए जा रहे हैं—

बेरी-बेरी (Beri-Beri)—बेरी-बेरी का अर्थ है—चल नहीं सकता। इस रोग से जंघागत नाड़ियों में क्षीणता का लक्षण विशेष रूप से होता है। आलू पीसकर, दबाकर, रस निकालकर एक चम्मच की एक खुराक के हिसाब से नित्य चार बार पिलायें। कच्चे आलू को चबाकर रस को निगलने से भी समान लाभ मिलता है।

विटामिन 'सी'—आलू में विटामिन 'सी' बहुत होता है। इसको मीठे दूध में भी मिलाकर पिला सकते हैं। आलू को छिलके सहित गर्म राख में भूनकर खाना सबसे अधिक गुणकारी है या इसको छिलके सहित पानी में उबालकर खायें। पानी, जिसमें आलू उबाले गए हों, को न फेंकें बल्कि इसी पानी में आलुओं की सब्जी बना लें। इस पानी में मिनरल और विटामिन अधिक होते हैं।

सौंदर्यवर्धक—आलू का रस त्वचा को निखारने के लिए उपयोगी है, क्योंकि इसमें पोटेशियम, सल्फर और क्लोरीन की प्रचुर मात्रा होती है। आलू का रस त्वचा पर लगायें, धोयें।

रक्तपित्त (Scurvy)—यह रोग विटामिन 'सी' की कमी से होता है। इस रोग की प्रारम्भिक अवस्था में शरीर और मन की शक्ति क्षीण हो जाती है अर्थात् रोगी का शरीर निर्बल, असमर्थ, मन्द, कृश तथा पीला-सा दिखता है। थोड़े-से परिश्रम से साँस चढ़ जाता है, मनुष्य में सक्रियता के स्थान पर निष्क्रियता आ जाती है। रोग के कुछ प्रकट रूप में होने पर टाँगों की त्वचा पर रोम कूपों (Hair Follicles) के आस-पास आवरण के नीचे से रक्तस्राव होने लगता है, बालों के चारों ओर त्वचा के नीचे छोटे-छोटे लाल चकत्ते (Petchiae) निकलते हैं। फिर धड़ की त्वचा पर भी रोम कूपों के आस-पास ऐसे बड़े-बड़े चकत्ते (Ecchymoses) निकलते हैं। त्वचा देखने में खुश्क, खुरदरी तथा शुष्क लगती है। दूसरे शब्दों में अतिकिरेटिनता (Hyperkeratosis) हो जाता है। मसूढ़े पहले से ही सूजे

होते हैं और इनसे सरलता से रक्तस्राव हो जाता है। बाद में रोग बढ़ने पर टाँगों की माँसपेशियों विशेषत: प्रसारक (Extensor) पेशियों से रक्तस्राव होकर उनमें वेदनायुक्त तथा स्पर्शाक्षम ग्रन्थियाँ भी बन जाती हैं। हृदय-माँस में भी स्राव होकर हृदय-शूल का रोग हो सकता है। नासिका आदि से खुला रक्तस्राव भी हो सकता है। अस्थिक्षय (Caries) और पूयस्राव (Pyorrhoea) भी बहुधा इस विटामिन की कमी से प्रतीत होता है। कच्चा आलू रक्तपित्त को दूर करता है।

नीलें पड़ना (Bruises)—कभी-कभी चोट लगने पर नील पड़ जाती है। नील पड़ी जगह पर कच्चा आलू पीसकर लगायें।

जलना (Burns or Scalds)—(1) जले हुए स्थान पर कच्चा आलू पीसकर लगायें। (2) तेज धूप, लू से **त्वचा झुलस** (Sunburn) गई हो तो कच्चे आलू का रस झुलसी त्वचा पर लगाने से सौंदर्य में निग्वार आता है।

हृद्दाह (Heartburn)—इसमें आलू का रस पियें। यदि रस निकाला जाना कठिन हो तो कच्चे आलू को मुँह में चबाएँ तथा रस पी जायें और गूदे को थूक दें। इससे हृद्दाह में आराम मिलता है। हृद्दाह में रोगी को हृदय में जलन प्रतीत होती है। इसका रस पीने से तुरन्त ठण्डक प्रतीत होती है।

अम्लता (Acidity)—जिन बीमारों के पाचनांगों में अम्लता (खट्टापन) की अधिकता है, खट्टी डकारें आती हैं और वायु अधिक बनती है, उनके लिए गर्म-गर्म राख या रेत में भुना हुआ आलू बहुत लाभदायक है। भुना हुआ आलू गेहूँ की रोटी से आधी देर में पच जाता है और शरीर को गेहूँ की रोटी से भी अधिक पौष्टिक पदार्थ पहुँचाता है। पुरानी कब्ज़ और अँतड़ियों की सड़ाँध दूर करता है। आलू में पोटेशियम साल्ट होता है जो अम्लपित्त को रोकता है। आलू की प्रकृति क्षारीय है जो अम्लता को कम करती हैं। अम्लता के रोगी भोजन में नियमित आलू खाकर अम्लता को दूर कर सकते हैं।

वातरक्त (Gout)—वातरक्त होने पर कच्चा आलू पीसकर अँगूठे पर लगाने से दर्द कम होता है। दर्द वाले स्थान पर भी लेप करें।

गठिया—चार आलू सेंककर छिलके उतारकर नमक-मिर्च डालकर नित्य खायें। इससे गठिया ठीक हो जाती है।

आमवात (Rheumatism)—पजामे या पतलून की दोनों जेबों में लगातार एक छोटा आलू रखें तो यह आमवात से रक्षा करता है। आलू खाने से भी बहुत लाभ होता है।

कटिवेदना (Lumbago)—कच्चे आलू की पुल्टिस कमर में लगायें।

घुटना (Knee)—घुटने के श्लेषकला-शोथ (Synovitis) सूजन व इस जोड़ में किसी प्रकार की बीमारी हो तो कच्चे आलू को पीसकर लगाने से बहुत लाभ मिलता है।

विसर्प (Erysipelas)—यह एक ऐसा संक्रामक चर्म रोग है जिसमें सूजनयुक्त छोटी-छोटी फुंसियाँ हो जाती हैं, त्वचा लाल दिखाई देती है तथा साथ में ज्वर रहता है। पुरानी फुंसियाँ ठीक होती जाती हैं साथ ही साथ दूसरी जल्दी फैल जाती हैं। इस रोग पर आलू को पीसकर लगाने से लाभ होता है।

गुर्दे की पथरी (Renal Calculi)—एक या दोनों गुर्दों में पथरी होने पर केवल आलू

खाते रहने से बहुत लाभ होता है। पथरी के रोगी को केवल आलू खिलाकर और बार-बार अधिक पानी पिलाते रहने से गुर्दे की पथरी और रेत आसानी से निकल जाती है। आलू में मैग्नीशियम पाया जाता है जो पथरी को निकालता है तथा बनने से रोकता है।

गुर्दे या वृक्क (Kidney) के रोगी भोजन में आलू खायें। आलू में पोटेशियम की मात्रा बहुत पाई जाती है और सोडियम की मात्रा कम। पोटेशियम की अधिक मात्रा गुर्दों से अधिक नमक की मात्रा निकाल देती है, इससे गुर्दे के रोगी को लाभ होता है।

आलू खाने से पेट भर जाता है और भूख में संतुष्टि अनुभव होती है। आलू में वसा (चर्बी) या चिकनाई नहीं पाई जाती है। यह शक्ति देने वाला है, जल्दी पचता है। इसलिए इसे अनाज के स्थान पर खा सकते हैं।

मोटापा—आलू मोटापा नहीं बढ़ाता। आलू को तलकर तीखे मसाले, घी आदि लगाकर खाने से जो चिकनाई पेट में जाती है, वह चिकनाई मोटापा बढ़ाती है। आलू को उबालकर या गर्म रेत या राख में भूनकर खाना लाभप्रद और निरापद है।

उच्च रक्तचाप के रोगी भी आलू खायें तो रक्तचाप सामान्य बना रहता है। पानी में नमक डालकर आलू उबालें। छिलका होने पर आलू में नमक कम पहुँचता है और आलू नमकयुक्त भोजन बन जाता है। इस प्रकार यह उच्च रक्तचाप में लाभ करता है। आलू में मैग्नीशियम पाया जाता है जो उच्च रक्तचाप को कम करता है।

गोरा रंग—आलू को पीसकर त्वचा पर मलें। रंग गोरा हो जायेगा।

सूजन—कच्चे आलू सब्जी की तरह काट लें। जितना वजन आलुओं का हो, उसके डेढ़ गुने पानी में उसे उबालें। जब केवल एक गुना पानी रह जाए तो उस पानी से चोट आई सूजन वाले अंगों को धोएँ, सेंक करें, लाभ होगा।

आँखों में जाला एवं फूला—कच्चा आलू पत्थर पर घिसकर सुबह-शाम काजल की तरह लगाने से 5-6 वर्ष पुराना जाला और 4 वर्ष तक का फूला 3 माह में साफ हो जाता है।

बच्चों का पौष्टिक भोजन—आलू का रस दूध पीते बच्चों और बड़े बच्चों को पिलाने से वे मोटे-ताजे हो जाते हैं। आलू के रस में मधु मिलाकर भी पिला सकते हैं। आलू का रस निकालने की विधि यह है कि आलुओं को ताजे पानी में अच्छी तरह धोकर छिलके सहित कद्दूकस करके इस लुगदी को कपड़े में दबाकर रस निकाल लें। इस रस को एक घण्टे तक ढककर रख दें। जब सारा कचरा-गूदा नीचे जम जाए तो ऊपर का निथरा रस अलग करके काम में लें।

प्रोटीन—(1) सूखे आलू में 8.5% प्रोटीन होता है जबकि सूखे चावलों में 6.7% प्रोटीन होता है। इस प्रकार आलू में अधिक प्रोटीन पाया जाता है। (2) आलुओं में मुर्गी के चूजों जैसा प्रोटीन होता है। बड़ी आयु वालों के लिए प्रोटीन आवश्यक है। आलुओं का प्रोटीन बूढ़ों के लिए बहुत ही शक्ति देने वाला और बुढ़ापे की कमजोरी दूर करने वाला होता है।

त्वचा की झुर्रियाँ—सर्दी में ठण्डी-सूखी हवाओं से हाथों की त्वचा पर झुर्रियाँ पड़ने पर कच्चे आलू को पीसकर हाथों पर मलें। इससे झुर्रियाँ ठीक हो जायेंगी। नीबू का रस

भी समान लाभदायक है। कच्चे आलू का रस पीने से **दाद, फुंसियाँ, गैस, स्नायविक और माँसपेशियों** के रोग दूर हो जाते हैं।

मुँहासे—आलू उबालकर, छीलकर इसके छिलकों को चेहरे पर रगड़ें। इससे मुँहासे ठीक हो जाते हैं।

दाद, खुजली होने पर कच्चे आलू का रस लगायें या कच्चे आलू की चटनी पीसकर लेप करें। कच्चे आलू का रस चौथाई कप में इतना ही पानी मिलाकर नित्य दो बार पीने से लाभ होता है।

तुलसी (BASIL)

लेटिन नाम—ओसिमम सैन्कटम (Occimum sanctum)

तुलसी के रस से मलेरिया, कृमि, उल्टी, हिचकी, भूख अच्छी लगना, गुर्दे की कार्यशक्ति बढ़ाना, ब्लड कोलेस्ट्रॉल कम करना, अम्लपित्त, पेचिश, कोलाइटिस, स्नायविक दर्द, जुकाम, सिरदर्द, मेद वृद्धि, बच्चों के रोग, हृदय रोग आदि सभी में लाभ होता है। आधा चम्मच रस या दस पत्ते तुलसी के नित्य लें।

खाँसी—तुलसी के 25 पत्ते, 10 कालीमिर्च कुटी हुई 200 ग्राम पानी में डालकर इतना उबालें कि 150 ग्राम पानी रह जाये। इसे ठण्डा कर छानकर एक बोतल में भर लें। इसकी तीन-तीन चम्मच नित्य तीन बार पियें। खाँसी ठीक हो जायेगी। पुरानी खाँसी जो किसी भी तरह ठीक नहीं होती, वह भी ठीक हो जायेगी।

जुकाम-खाँसी—अदरक का रस आधा चम्मच, तुलसी का रस आधा चम्मच, शहद एक चम्मच मिलाकर नित्य तीन बार चाट लें। ऊपर से गुनगुना पानी पियें। जुकाम, खाँसी ठीक हो जायेगी।

कफ—तुलसी-रस से कफ निकल जाता है तथा श्वास-नलिका साफ हो जाती है।

शक्तिवर्धक—खाली पेट हर सुबह तुलसी का रस आधा चम्मच चार चम्मच पानी में मिलाकर लिया जाए तो तेज, शक्ति और स्मरण-शक्ति बढ़ती है।

तुलसी की पत्तियों के एक चम्मच रस में एक चम्मच नीबू का रस मिलायें और कोढ़, एग्जीमा तथा खाज-खुजली के स्थान पर लगायें। इन रोगों में इससे लाभ पहुँचता है।

स्वास्थ्यवर्धक—केन्द्रीय सुगंध पौध अनुसंधान संस्थान (सीमैन) लखनऊ में विशेषज्ञों ने तुलसी की एक विशेष प्रजाति ओसिमम सेंकट्म से चाय तैयार की है। इस चाय में एन्टी ऑक्सीडेंट तत्व प्रचुर मात्रा में उपलब्ध हैं जो शरीर के लिए लाभकारी माने जाते हैं। खासकर शरीर में रक्त को शुद्ध करने में इनका विशेष योगदान होता है।

सीमैन के वैज्ञानिकों ने चाय के क्लिनिकल ट्रायल भी किये हैं और दावा किया है कि यह स्वास्थ्यवर्धक चाय साबित होगी जिससे ताजगी, स्फूर्ति और ऊर्जा प्राप्त होगी और यह किसी भी दुष्प्रभाव से रहित होगी।

चाय—तुलसी की 10 हरी पत्तियाँ एक कप पानी में डाल कर उबालकर छानकर पियें। चाहें तो स्वाद के लिए चीनी डाल सकते हैं। तुलसी की हरी पत्तियों को सुखाकर पीसकर पाउडर बना कर भी रखा जा सकता है। इसे चाय के रूप में पिया जा सकता है।

सर्वगुणसम्पन्न—30 तुलसी की साफ पत्तियाँ पीसकर 20 ग्राम दही जो खट्टा न हो या एक-दो चम्मच शहद के साथ सेवन करें। इसके पश्चात् दो घंटे तक आगे-पीछे कुछ न खायें-पियें।

इसके तीन माह के प्रयोग से खाँसी, सर्दी, नया और पुराना जुकाम, जुकाम की प्रवृत्ति, जन्मजात जुकाम, श्वास-रोग, स्मरणशक्ति की कमी, सिर या नेत्रों की पीड़ा, उच्च या निम्न रक्तचाप, हृदय रोग, मोटापा, अम्लता, पेचिश, मंदाग्नि, कब्ज, गैस, गुर्दे की कमजोरी, पथरी या गुर्दे की अन्य बीमारियाँ, गठिया, विटामिन 'ए' और सी की कमी से होने वाले रोग, सफेद दाग, कुष्ठ, चर्म रोग, शरीर में झुर्रियाँ पड़ना, पुरानी बिवाइयाँ, बुखार, खसरा (चेचक) और महिलाओं की बहुत-सी बीमारियाँ दूर हो जाती हैं।

खाँसी, जुकाम व ज्वर—10 पत्ते तुलसी के तथा 4 लौंग लेकर एक गिलास पानी में उबालें। तुलसी पत्ते व लौंग के टुकड़े कर लें। पानी में उबाल कर जब आधा शेष बचे, तब थोड़ा-सा सेंधा नमक डालकर गर्म पी जायें। यह काढ़ा पीकर कुछ समय के लिए वस्त्र ओढ़कर पसीना लें। इस काढ़े को दिन में दो बार तीन दिन तक पियें।

अदरक (GINGER)

लेटिन नाम—जिंजीबर औफिसिनेलिस (Zinziber officinalis)

भूख—(1) अदरक के छोटे-छोटे टुकड़े काटकर उन पर नमक लगाकर खाने से 15 मिनट पहले सर्वप्रथम इन्हें खायें। स्वाद बढ़ाने के लिए चाहें तो नीबू का रस भी इन पर डाल सकते हैं। इन्हें खाने से भूख खुलकर लगेगी। एक चम्मच अदरक का रस और इतना ही शहद मिलाकर भी ले सकते हैं।

दस्त—(1) अदरक का रस 2 चम्मच गर्म करके नाभि के आस-पास लगायें, रस में रुई भिगोकर नाभि पर रख दें, दस्त बन्द हो जायेंगे। इसके साथ ही आधा कप उबलते हुए पानी में 1 चम्मच अदरक का रस मिलाकर गर्म-गर्म ही हर घण्टे से पियें। पानी की तरह हो रहे पतले दस्त बन्द हो जायेंगे। इसमें चीनी, मीठा नहीं मिलायें। ये दोनों प्रयोग एक साथ करने से दस्तों में शीघ्र लाभ होगा। (2) 1 चम्मच सोंठ की पानी से 3 बार फंकी लेने से दस्त बन्द हो जाते हैं।

गैस—पिसी हुई सोंठ दो चम्मच में स्वादानुसार नमक मिलाकर आधा-आधा चम्मच गर्म पानी से नित्य तीन बार फंकी लेने से गैस बनना बन्द हो जाता है।

उल्टी—(1) 1 चम्मच अदरक के रस में स्वादानुसार नमक, कालीमिर्च मिलाकर स्वाद लेते हुए चाटें। उल्टी, जी मिचलाना ठीक हो जाता है।

अम्लपित्त (Acidity)—पिसी हुई सोंठ व सूखा धनिया चार-चार चम्मच एक गिलास पानी में डालकर उबालें। आधा पानी रहने पर छानकर नित्य तीन बार इसी प्रकार बनाकर पियें। अम्लपित्त ठीक हो जायेगी।

दूध न पचना—यदि दूध नहीं पचता हो, दूध पीने से दस्त लगते हों तो सोंठ को पीसकर चौथाई चम्मच दूध में मिलाकर पियें। इससे दूध पचेगा।

इन्फ्लूएंजा—रोगी को गर्म स्थान पर रखें। 250 ग्राम दूध में चौथाई चम्मच पिसी

हुई सोंठ और दो पीपल कूटकर, डालकर, उबालकर स्वाद के अनुसार मीठा डालकर पिलायें।

खाँसी—(1) अदरक का रस 30 ग्राम, शहद 30 ग्राम मिलाकर नित्य तीन बार दस दिन तक पियें। दमा, खाँसी के लिए उपयोगी है। गला बैठ जाए, जुकाम हो जाए तो यह योग लाभदायक है। परहेज—खटाई, दही का प्रयोग न करें। दमा में अदरक को घी में तलकर भी ले सकते हैं। 12 ग्राम अदरक के टुकड़े करके एक पाव पानी, दूध, शक्कर मिलाकर चाय की तरह उबालकर पीने से खाँसी-जुकाम ठीक हो जाता है। घी में गुड़ डालकर गर्म करें। दोनों मिलाकर एक होने पर 12 ग्राम पिसी हुई सोंठ डालें। यह एक खुराक है। प्रातः भूखे पेट नित्य सेवन से जुकाम, खाँसी ठीक हो जाती है। अदरक कफ (बलगम) को कम करती है।

जुकाम—(1) जुकाम होने पर 2 कप पानी में 1 चम्मच अदरक के टुकड़े डालकर उबालते हुए एक कप पानी रख लें। इसे छानकर स्वादानुसार दूध व चीनी मिलाकर सुबह-शाम, गर्म-गर्म ही पियें। आधा कप गर्म पानी में एक चम्मच अदरक का रस, आधा चम्मच नीबू का रस मिलाकर पीने से नाक से पानी गिरना बन्द हो जाता है।

हृदय-शक्तिवर्धक—हृदय दुर्बल हो, धड़कन कम हो, दिल बैठता-सा लगे तो सोंठ का गर्म काढ़ा (क्वाथ) नमक मिलाकर एक प्याला प्रतिदिन पीने से लाभ होता है। हृदय रोगों में एक गिलास पानी में एक चम्मच अदरक का रस मिलाकर पीना लाभदायक है।

डकार—एक चम्मच अदरक का रस, चौथाई चम्मच काला नमक, आधा कप गर्म पानी मिलाकर सुबह-शाम पीने से खट्टी-कड़वी, डकारें आना बन्द हो जाती हैं।

कष्टार्तव (Dysmenorrhoea)—जिन अविवाहिताओं के मासिक धर्म में दर्द होता है उन्हें सोंठ और पुराने गुड़ का काढ़ा पीने से लाभ होता है। परहेज शीतल पेय तथा खट्टी चीजों का रखें।

यह विधि परीक्षित है।

गर्भपात—यदि बार-बार गर्भपात होता हो तो गर्भधारण होते ही नित्य आधा चम्मच सोंठ, चौथाई चम्मच मुलहठी को पाव भर (250 ग्राम) दूध में उबालकर पियें। गर्भपात की अचानक सम्भावना हो जाये तो भी इसी प्रकार सोंठ पियें। इससे गर्भपात नहीं होगा। प्रसव वेदना तीव्र हो रही हो तो इसी प्रकार सोंठ पीने से वेदना कम हो जाती है।

आँव (Mucus), **पेट के रोग**—आँव अर्थात् कच्चा, अनपचा अन्न। जब यह लम्बे समय पेट में रहता है तो अनेक रोग उत्पन्न हो जाते हैं। पाचन संस्थान बिगड़ जाता है। पेट के अनेक रोग पैदा हो जाते हैं! कमर दर्द, संधिवात, अपच, नींद न आना, सिरदर्द आँव के कारण होते हैं। ये सब रोग नित्य दो चम्मच अदरक का रस प्रातः भूखे पेट पीते रहने से ठीक हो जाते हैं।

पित्ती—एक चम्मच अदरक का रस और एक चम्मच शहद मिलाकर नित्य तीन बार सेवन करके दो घूँट पानी पियें। पित्ती निकलना बन्द हो जायेगा।

तौंद (पेट बढ़ना)—10 ग्राम अदरक के छोटे-छोटे टुकड़े तवे पर डालकर थोड़ा-सा पानी डालकर भूनें। भूनते हुए पानी जल जाने के बाद उस पर एक चम्मच घी डालकर

सेंकें। भली प्रकार सिकने पर भोजन के प्रारम्भ में इन्हें खायें। बढ़ी हुई तौंद अपने सामान्य आकार में आ जायेगी।

हर्निया—अदरक का मुरब्बा दस ग्राम नित्य प्रातः दो माह खाने से हर्निया (आँत उतरना) में लाभ होता है।

प्याज (ONION)

लेटिन नाम—ऐलियम सीपा (Allium cepa)

प्याज और घी का संयोग गुणकारी है। प्याज की सब्जी घी से छौंक कर बनाने से अधिक पौष्टिक और स्वादिष्ट हो जाती है। प्याज का रस और घी मिलाकर पीने से ताकत बढ़ती है। कच्चे प्याज के टुकड़ों पर नीबू निचोड़ कर खाने से भोजन जल्दी पचता है। प्याज नाड़ी संस्थान, शारीरिक, मानसिक, कामशक्ति को ताकत देता है। प्याज और शहद दोनों मिलकर गर्म प्रकृति के बन जाते हैं। अतः गर्भवती स्त्रियाँ दोनों मिलाकर सेवन नहीं करें, केवल प्याज ही लें।

प्याज लाभदायक होते हुए भी किसी-किसी को इससे हानि प्रतीत होती है। गैस बन जाती है। भोजन करने के बाद पेट दर्द होता है। भोजन करने से पहले पाकाशय में धँसते जाने (Sinking) की अनुभूति है, प्यास लगती है। प्याज खा ही नहीं सकता। इस तरह के दुष्प्रभावों को होम्योपैथिक दवा थूजा (Thuja) 200 की तीन खुराक रोजाना दो दिन देने से लाभ हो जाता है। वह प्याज खा सकता है, पचा सकता है। एक प्याज में दो अण्डों के बराबर शक्ति होती है।

सौंदर्यवर्धक—नित्य प्याज खाने से रूखी-सूखी त्वचा कोमल और चिकनी हो जाती है। रक्त साफ होता है, त्वचा के सारे विकार नष्ट हो जाते हैं। प्याज सौंदर्य बढ़ाता है। स्त्रियों के शरीर में तो प्याज ऐसा परिवर्तन लाता है कि शरीर में ललाई, गोरापन, अंग-अंग में भराव लाकर शरीर को सुडौल बना देता है। युवक-युवतियाँ पाँच चम्मच प्याज का रस और दस चम्मच शहद नित्य चाटें। चेहरा चमकेगा।

काले धब्बे—शरीर में कहीं भी काले धब्बे हों, धब्बे बढ़ते ही जा रहे हों तो नित्य प्याज का रस लगाते रहें। कालापन समाप्त हो जायेगा।

स्मरण-शक्तिवर्धक— प्याज और अदरक का रस और घी प्रत्येक 1-1 चम्मच मिलाकर नित्य दो बार कुछ सप्ताह पियें। इससे स्मरण-शक्ति बढ़ जायेगी।

पेट के रोग—पेट दर्द, अपच, गैस, भूख कम लगना आदि में प्याज, लहसुन, अदरक का रस सब एक-एक चम्मच, तीन चम्मच शहद मिलाकर खाना खाने से पहले नित्य दो बार चाट लें।

पेशाब बन्द, बार-बार आना—50 ग्राम प्याज के टुकड़े एक किलो पानी में उबालें। इसे छानकर स्वादानुसार शहद मिलाकर तीन बार पियें। लाभ होगा।

खाँसी—एक किलो पानी में आधा किलो प्याज के टुकड़े, चार सौ ग्राम बूरा मिलाकर अच्छी तरह उबालकर ठण्डा करके छानकर पचास ग्राम शहद मिलाकर बोतल भर लें। नित्य दो-दो चम्मच चार बार पियें। खाँसी ठीक हो जायेगी। खाँसी में कफ की गड़गड़ाहट हो

तो समान मात्रा में प्याज का रस और शहद मिलाकर दो-दो चम्मच चार बार पियें। कफ बाहर निकल आयेगा।

जुकाम, गले में खरास हो तो एक भूना हुआ प्याज सुबह-शाम नित्य खायें।

पीलिया—तीन चम्मच प्याज के रस में दो चम्मच शहद मिलाकर नित्य प्रातः भूखे पेट चाटें।

जलन—शरीर में कहीं भी जलन हो, प्याज की चटनी का लेप करें या रस लगायें।

दाँत निकलना—प्याज के सेवन से कैल्शियम की पूर्ति हो जाती है। दाँत निकलते समय कोई भी रोग हो, आधा-आधा चम्मच प्याज का रस और शहद मिलाकर नित्य एक बार पिलाने से लाभ होता है। लेखक की पुस्तक '**लहसुन एवं प्याज**' पढ़ें।

लहसुन (GARLIC)

लेटिन नाम—एलियम सैटाइवम (Allium sativum)

कच्चा लहसुन ही चिकित्सा में लाभ करता है। लहसुन ताजा, दो-तीन महीने पुराना ही अधिक लाभप्रद है। लहसुन में विटामिन 'सी', खनिज व अन्य तत्वों के अंश पाये जाते हैं। लहसुन का सेवन विश्व में सर्वत्र किया जाता है। अकेला लहसुन अनेक रोगों को दूर करता है।

लहसुन शरीर के **सारे रोगों** को ठीक करने में सक्षम है। यह रक्त को पतला करता है। यह प्राकृतिक एण्टीबायोटिक है। लहसुन एन्टी-फंगल और एन्टी बैक्टीरियल है।

आँतों, श्वास व फेफड़ों, गैस, पेट के कीड़े, त्वचा के रोग, घाव, उम्र के साथ होने वाले परिवर्तनों में लहसुन लाभदायक है।

लहसुन दर्दनाशक, बलगम, दमा, मधुमेह, दस्त, बुखार, कैंसर, पित्त पथरी, पथरी, कीटाणुनाशक, सूजन, कामशक्तिवर्धक, एन्टी-सेप्टिक, फोड़े-फुन्सी, सोरायसिस, गाँठों को पिघलाना, मूत्र अधिक लाना, कील-मुँहासे, रक्त की कमी, अम्लपित्त, एमोबायसिस, कमर-दर्द, बेरी-बेरी, जहरीले कीड़े, बिच्छू, कुत्ता काटने के दुष्प्रभाव, हड्डियों के रोग, मस्तिष्क के रोग, ब्रेन ट्यूमर, हृदय रोग, कब्ज, कोलाइटिस, मिरगी, श्वेत प्रदर, स्नायविक दर्द, पेट के रोग, टी.बी., टिटनिस आदि प्रायः समस्त रोगों को ठीक करने व बचाने में सहायता करता है।

सेवन विधि—स्वस्थ रहने, शरीर में कोई भी रोग हो, लहसुन की दो कली के छोटे-छोटे टुकड़े करके नित्य पानी से निगल जायें। यह लहसुन के सेवन की सरल लाभदायक विधि है। लहसुन पेट में जाकर रोग के कीटाणुओं को मारता है। विजातीय पदार्थों को बाहर निकाल कर आन्तरिक सफाई करता है। हर प्रकार के रेडियेशन के दुष्प्रभावों को नष्ट करता है। लहसुन के सेवन से भूख अच्छी लगती है, रक्त पतला रहता है। चेहरा रूप से भरा रहता है।

लहसुन की प्रकृति गर्म है। अतः कम मात्रा से आरम्भ करें। धीरे-धीरे मात्रा बढ़ाते जायें। रोगों को ठीक करने के लिए लहसुन का नित्य तीन बार सेवन करें। इसकी प्रारम्भ में 5 बूँद रस की लें। धीरे-धीरे बढ़ा कर बीस बूँद तक एक बार में ले सकते हैं। इसे पानी या शहद में मिलाकर लें। फल, सब्जियाँ, भोजन में अधिक लें।

कायाकल्प अमृत (Elixir of Rejuvenation)

25 नीबूओं का रस एक काँच के बर्तन में भर लें। इसमें 250 ग्राम लहसुन पीसकर मिलायें। 24 घंटे बाद इस मिक्चर का एक चम्मच एक कप हल्के गर्म पानी में मिलाकर लगातार 15 दिन पियें। इससे शरीर का कायाकल्प होकर पुनर्यौवन प्राप्त होगा।

टी.बी.—टी.बी. के रोगी 5 कली लहसुन की भोजन के साथ नित्य खायें।

सोरायसिस—कच्चा लहसुन नित्य लम्बे समय तक खाते रहें। सोरायसिस ठीक करने में इसके उल्लेख मिले हैं। एक चम्मच लहसुन का रस एक गिलास पानी में मिलाकर रोगग्रस्त त्वचा को नित्य एक बार धोयें। यदि खुजली चलती हो तो लहसुन को तेल में उबालकर, छानकर लगायें।

खाँसी—5 बूँद लहसुन का रस एक चम्मच शहद में मिलाकर नित्य दो बार चाटने से खाँसी ठीक हो जाती है।

गला दर्द—लहसुन की चार कली सिरका डालकर चटनी पीसकर नित्य दो बार खाने से गला दर्द ठीक हो जाता है।

इन्फ्लूएंजा—एक कली लहसुन और दो कालीमिर्च पीसकर नित्य दो बार सूँघने से फ्लू के कीटाणु मर जाते हैं। फ्लू जल्दी ठीक होता है।

गन्ध—लहसुन खाने से आने वाली गन्ध को दूर करने के लिए लहसुन को छीलकर रात को पानी या छाछ में भिगो दें, फिर सवेरे खायें या सवेरे भिगो दें और शाम को उसका सेवन करें। इस प्रकार लहसुन लेने से गन्ध नहीं आती है। लहसुन खाने के बाद सूखा धनिया चबाने से इसकी गन्ध नहीं आती।

लहसुन से सैकड़ों रोग ठीक होते हैं। लहसुन के विषय में विस्तार से जानने के लिए लेखक की पुस्तक **'लहसुन एवं प्याज'** पढ़ें।

लौकी (CALABASH)

लेटिन नाम—लेजिनेरिया साइसेरिया (Lagenaria siceraria)

लौकी कुकुर्बिटेसी (Cucurbitaceae) कुल के एक पौधे का फल है। लौकी को घीया, कद्दू भी कहते हैं। बोतलनुमा आकार और पुराने जमाने में इसके कठोर छिलके के पात्र में शराब आदि भर कर रखे जाने के कारण इसे अंग्रेजी में बॉटलगार्ड (Bottle Gourd) भी कहते हैं।

प्रकृति—ठण्डी और तर। लौकी मस्तिष्क की गर्मी को दूर करती है। यह छिलके सहित खानी चाहिए। लौकी ठण्डी, रूखी होती है। लौकी का रस माँ के दूध के समान पौष्टिक है। लौकी खाने के प्रति इच्छा उत्पन्न करती है तथा औषधीय गुणों से भरपूर है। लौकी मनुष्य को रोगरूपी जंजाल से मुक्त करने वाली होती है।

लौकी का रस बुखार, खाँसी, फेफड़े, हृदय के विकार, मूत्र सम्बन्धी सभी रोगों व गर्भाशय के रोगों में लाभदायक है। लौकी नाड़ी-मण्डल को स्वस्थ रखती है और शक्ति देती है।

गुणवत्ता—जो लौकी हरी, नरम, चिकनी, छूने पर मुलायम लगती हो, जिसके बीज

कच्चे मुलायम, अँगुलियों से दबाने पर दब जायें, कठोर नहीं हों, वह अच्छी होती है। लौकी का सेवन ठण्डक देने वाला है। अतः जिन लोगों को बार-बार जुकाम लगती हो वे लौकी का रस नहीं पियें, पीना ही चाहें तो सोंठ और कालीमिर्च डालकर पियें।

लौकी में चिकनाई बहुत कम होती है। इसमें पाया जाने वाला कार्बोहाइड्रेट सरलता से पच जाता है। इसीलिये रोग की किसी भी स्थिति में प्रायः सभी रोगों में लौकी की सब्जी, सूप तथा रस देना लाभदायक है। लौकी के सेवन से रक्त अम्लता (ब्लड में उपलब्ध एसिड) सामान्य हो जाती है। लौकी रक्त के लाल कण बनने में सहायता करती है। लौकी शक्तिवर्धक, सभी धातुओं को बढ़ाने वाली व खाने में रुचि पैदा करती है। यदि लौकी कड़वी निकल आये तो इसका सेवन नहीं करें। लौकी की सब्जी उबालकर खायें, तलें, मसालों में भूनें नहीं।

पित्ती (Urticaria)—पित्ती निकलने पर शरीर में जहाँ-जहाँ पित्ती निकली हो, लौकी का रस लगायें तथा लौकी की सब्जी खायें।

नकसीर (Epistaxis)—नकसीर बह रही हो तो लौकी के रस में रुई भिगोकर, हल्की-सी निचोड़कर ललाट पर बिछा दें। इससे तरावट आयेगी और नाक से रक्तस्राव बन्द हो जायेगा। ध्यान रहे, रस आँखों में बह कर नहीं जाये।

सूखी खाँसी, पेशाब में जलन, भूख नहीं लगना, वजन नहीं बढ़ता हो तो कच्ची लौकी खायें या रस पियें।

मधुमेह में लौकी लाभ करती है। सब्जी, सलाद के रूप में कच्ची लौकी खा सकते हैं। लौकी के रस में थोड़ा नमक मिलाकर पियें।

सिरदर्द—लौकी का तेल सिर में नित्य लगायें। इससे दर्द दूर हो जायेगा।

ज्वर—तेज ज्वर, बुखार 102º से 104º होने पर घबरायें नहीं, तेज ज्वर होने पर पैर के तलवों पर पानी के छींटे मारते हुए लौकी का गूदा रगड़ें। इससे ज्वर की तेज गर्मी कम हो जाती है। ज्वर हल्का हो जाता है। इससे तलवों की जलन भी कम हो जाती है। लौकी की सब्जी, रस, सूप लें।

जलन, चर्मरोग—लौकी के रस का प्रभाव ठंडा होता है अतः जिन रोगों में जलन, अधिक प्यास लगती है, उनमें लौकी का रस पीना लाभदायक होता है। एक कप लौकी के रस में एक चम्मच शहद मिलाकर पीने से शरीर का दाह, अम्लपित्त, पेट की जलन, आँखों की जलन, गले की जलन, पित्तविकार, रक्तविकार, फोड़े-फुन्सी, नकसीर आदि रोगों में लाभ होता है।

बिच्छू काटना—बिच्छू-काटे स्थान पर लौकी पीसकर लेप करें तथा इसका रस पिलायें तो बिच्छू काटे का जहर उतर जायेगा।

रक्तस्राव—शरीर के किसी स्थान से रक्त बह रहा हो तो लौकी के छिलकों को बारीक पीसकर उस स्थान पर लगाकर पट्टी बाँध देने से रक्त का बहना बंद हो जाता है। साथ ही लौकी का छिलकों सहित रस निकालकर पीना चाहिए।

गर्भस्राव—लौकी गर्भाशय संबंधी विकारों में लाभदायक है। अतः जिन औरतों को बार-बार गर्भस्राव या गर्भपात हो जाता है, उन्हें कुछ दिनों तक लौकी का सेवन सब्जी या

रस के रूप में अवश्य करना चाहिए। इससे गर्भाशय मजबूत होगा और गर्भस्राव से छुटकारा मिल जाएगा। गर्भवती महिला को इसका रस पुष्टि देता है।

पुत्र-प्राप्ति—जिन स्त्रियों को लड़कियाँ होती हैं, वे गर्भाधान से चार महीने पहले ही लौकी खाना शुरू कर दें तथा गर्भ ठहरने के दूसरे, तीसरे और चौथे महीने तक लौकी बीज सहित मिश्री के साथ लगातार खायें तो लड़की के स्थान पर लड़का उत्पन्न होगा। यह अनुभव 50% सफल रहा है। गर्भावस्था के प्रारम्भिक एवं अन्तिम माह में सवा सौ ग्राम कच्ची लौकी 70 ग्राम मिश्री के साथ प्रतिदिन खाने से गर्भस्थ **शिशु का रंग गोरा** निखर जायेगा। बच्चा सुन्दर होगा। इससे **कब्ज़** नहीं होगी, आम **गर्भपात** का भय दूर होगा।

लौकी का रस, सब्जी, खिचड़ी खाते रहने से गर्भस्थ शिशु का पोषण होता है, शिशु सुन्दर, स्वस्थ और सही वजन का जन्म लेता है। गर्भवती महिला का भी पोषण होता है।

गुर्दे का दर्द (Renal Colic)—लौकी गर्म करके रस निकाल लें। दर्द वाले स्थान पर इस रस की मालिश करने और पीसकर गूदे का लेप करने से गुर्दे का दर्द तुरन्त कम हो जाता है।

मूत्ररोग—मूत्र संबंधी रोगों तथा गुर्दे के दर्द में लौकी का आधा कप रस निकाल कर उसमें चुटकी भर सेंधा नमक और नीबू का रस मिलाकर सुबह पीने से मूत्र खुलकर आता है और मूत्रनली की जलन दूर हो जाती है।

पैर के तलवों की जलन—लौकी या घीया को काटकर इसका गूदा पैर के तलवों पर मलने से गर्मी, जलन, भभका दूर होता है। लौकी का रस भी लगाया जा सकता है। जलन कहीं भी हो लौकी का गूदा या रस लगाने से आराम मिलता है। रस लगाने से **खुजली** में भी लाभ होता है।

पेशाब की जलन—एक गिलास घीया के रस में स्वादानुसार नीबू निचोड़ कर पीने से पेशाब की जलन ठीक हो जाती है।

यदि **पेशाब में रुकावट** हो तो कलमी शोरा (पंसारी, अत्तार के मिलता है) एक ग्राम, पिसी हुई मिश्री चार चम्मच, पानी आधा गिलास, लौकी का रस तीन चम्मच सबको मिलाकर पियें। एक बार पीने से पेशाब आ जायेगा। यदि एक घंटे तक भी पेशाब नहीं आये तो पुनः पियें। लौकी उबाल कर मथकर रस निकालें और नित्य चार बार एक-एक गिलास पियें। इससे भी पेशाब खुलकर आयेगा। लौकी और इसके बीज मूत्रस्रावक हैं।

दाँत-दर्द—लौकी या घीया 75 ग्राम, लहसुन 20 ग्राम, दोनों को पीसकर एक किलो पानी में उबालें। आधा पानी रह जाने पर छानकर कुल्ले करने से दाँत-दर्द ठीक होता है।

यक्ष्मा—(1) ताजा लौकी पर जौ के आटे का लेप करें तथा कपड़ा लपेटकर भूभल (आग) में दबा दें। जब भुर्ता हो जाए तो टुकड़े करके पीसकर, लुगदी कपड़े में डालकर निचोड़कर रस निकालकर एक-एक कप नित्य दो बार पिलाते रहें। एक महीने पिलाने से रोगी यक्ष्मा से ठीक हो जायेगा। कच्ची लौकी का रस यक्ष्मा की खाँसी ठीक करता है तथा वजन बढ़ाता है। (2) छिलकों सहित लौकी के कच्चे गूदे पर पिसी हुई मिश्री डालकर नित्य दो बार खाने से यक्ष्मा ठीक हो जाता है। **रक्त की उल्टी** (Haemoptysis) ठीक हो जाती है। कम से कम तीन सप्ताह लें।

बवासीर रक्तस्रावी, पेचिश—लौकी के छिलके छाया में सुखाकर पीस लें। इसकी 1-1 चम्मच फंकी पानी से एक सप्ताह लें। **बवासीर का रक्तस्राव** और दस्तों में रक्त आना बन्द हो जायेगा। लौकी की खिचड़ी खायें।

ग्रहणी, बवासीर—लौकी उबालकर स्वाद के लिए सोंठ, हरा धनिया, जीरा डालकर नित्य खाने से लाभ होता है।

बवासीर—लौकी के पत्तों को पीसकर बवासीर पर लेप करने से कुछ दिनों में ही बवासीर नष्ट हो जाते हैं।

कब्ज—लौकी कब्ज दूर करती है। इसकी उबाली हुई सब्जी खायें, रस पियें। बिना मिर्च-मसाले के देशी घी में बनी लौकी की सब्जी नियमित कुछ दिनों तक सेवन करें। कब्ज में आराम मिलेगा। ऐसी कब्ज जिसमें **मल की गाँठें** बन जायें, शौच में बहुत जोर देना पड़े तो लौकी की खिचड़ी सुबह-शाम दोनों समय एक सप्ताह तक खाने से लाभ होता है।

विधि—साबुत मूँग 6 ग्राम, पुराना बासमती चावल 60 ग्राम, घी 30 ग्राम, कद्दूकस की हुई लौकी 500 ग्राम, धनिया हरा, नमक, पानी सबको उबाल कर खिचड़ी बनायें। इसे बताये गये घी और जीरे से छौंक लगायें। नित्य गर्म-गर्म खायें। कब्ज दूर हो जायेगी। यह बहुत ही स्वादिष्ट और पाचक खिचड़ी है। परिवार के सभी लोग कभी-कभी खायें तो गुणकारी है। खिचड़ी स्वादिष्ट बनाने के लिए अन्य चीजें भी डाल सकते हैं। कच्ची लौकी खाते रहने से भी कब्ज दूर हो जाती है।

मोटापा, हृदय रोग, पेट के रोग—नित्य सुबह भूखे पेट एक गिलास लौकी के रस में 10-10 पत्ते तुलसी और पुदीना के पीसकर मिलाकर पीने से लाभ होता है। अम्लपित्त में शीघ्र लाभ होता है।

पेट के रोग—एक कप लौकी का रस सुबह भूखे पेट नित्य पीने से पेट के सभी सामान्य रोग व कब्ज ठीक हो जाते हैं। लम्बे समय तक इसी प्रकार लौकी का रस पीने से पेट ठीक रहेगा। ऊपर बताई लौकी की खिचड़ी भी खा सकते हैं।

दस्त—लौकी का रायता दस्तों में लाभप्रद है। लौकी को कद्दूकस करके थोड़ा पानी डालकर उबालें। फिर दही को अच्छी तरह मथकर उसमें उबली हुई लौकी को हल्का सा निचोड़ कर मिला दें और उसमें सेंधा नमक, भुना जीरा, कालीमिर्च का चूर्ण मिलाकर दिन में 3 बार खाएँ। बार-बार दस्त जाना बन्द हो जायेगा। बार-बार पतली दस्त होने पर शरीर में पानी की कमी हो जाती है, ऐसी हालत में रोगी को लौकी का रस देने से लाभ होता है।

गला दर्द व जलन—एक गिलास लौकी के रस में दो चम्मच शहद या शक्कर मिलाकर पीने से लाभ होता है।

पीलिया—लौकी को आग में सेंककर भुर्ता-सा बना लें, फिर इसे निचोड़कर रस निकालकर तनिक मिश्री मिलाकर पियें। **गुर्दे तथा यकृत की बीमारी** और पीलिया व **टी.बी.** के लिए लाभकारी है। लौकी का सूप भी पियें। 30 मि.ली. लौकी के रस में थोड़ी-सी मिश्री मिलाकर नित्य 3 बार पीने से पीलिया ठीक हो जाता है।

अम्लपित्त (Acidity)—अम्लपित्त रुग्ण मानसिकता जैसे मानसिक तनाव, ईर्ष्या, अधिक कार्य से थकान, बदले की भावना से होती है, बढ़ती है। इस प्रकार तनावग्रस्त रहने से

स्नायु-मण्डल उत्तेजित हो जाता है और शरीर में अम्ल अधिक बनने लगता है। उबाली हुई लौकी की सब्जी खाने से रक्त की अम्लता कम होती है। इसके विपरीत आप जितने ज्यादा प्रसन्न, सरल रहते हैं, आपके शरीर की क्रियायें अधिक क्षारीय रहती हैं।

क्षारीय बनने की विधि है—प्रसन्न रहना, बात-बात पर हँसना और हँसाना, साँस धीरे-धीरे गहरी लेना और धीरे-धीरे ही छोड़ते हुए साँस पर ध्यान रखना, गहरी और भरपूर नींद लेना, दूसरों को प्यार देना और लेना।

जब तनाव बढ़े उस समय लौकी का रस एक छोटा गिलास तीन बार पीने से **तनाव, क्रोध** नियन्त्रण में रहता है। लौकी का रस नित्य भी पी सकते हैं। लौकी से बहुत लाभ होता है। अन्न, दालें, फल-सब्जियाँ छिलकों सहित खायें। ठंडी प्रकृति वाली सब्जियाँ जैसे लौकी, कद्दू, तोरई, टिन्डा, भीगे हुए बादाम और अंजीर, गेहूँ का दलिया 'क्षार' प्रधान होते हैं। ये चीजें भोजन में शामिल करें। चाय-कॉफी, शराब, मैदा की चीजें, तला हुआ भोजन, डिब्बा बन्द भोजन आदि से परहेज रखें, नहीं खायें। अम्लपित्त होने पर दूध ठण्डा, फीका पियें।

मानसिक तनाव—आधा कप लौकी का रस दो चम्मच शहद मिलाकर सोते समय पीने से मानसिक तनाव कम होता है। सिर में लौकी का तेल लगायें।

सिरदर्द—लौकी को पीसकर ललाट पर लेप करने से गर्मी के प्रभाव से होने वाला सिरदर्द ठीक हो जाता है। लौकी का तेल सिर में नित्य लगायें। सिरदर्द दूर हो जायेगा।

अनिद्रा—रात को सिर की लौकी के तेल से मालिश करके सोयें। नींद अच्छी आयेगी। तेल बनाने की विधि आगे पढ़ें।

सौंदर्यवर्धक—लौकी के ताजा छिलके पीसकर चेहरे पर मलें या गूदा रगड़ें। चेहरा सुन्दर हो जायेगा।

मुँहासों के काले दागों पर लौकी का गूदा रगड़ने से काले दाग मिट जाते हैं।

पैर फटना—लौकी पीसकर पैरों पर लेप करें।

शराब—शराब पीने से पेट में जलन, पेशाब में जलन हो तो लौकी के रस में स्वादानुसार शक्कर मिलाकर पीने से लाभ होता है।

आँखें दुखना, दर्द—लौकी को पीसकर लुगदी पतले कपड़े में रखकर नेत्र बन्द करके पोटली ऊपर रखकर चालीस मिनट सोयें। शीघ्र लाभ होगा।

हृदय—हमारे शरीर के हर भाग को रक्त पहुँचाने वाला, माँसपेशियों से बना एक पंप है, जो जन्म से लेकर मृत्यु तक हर क्षण, यहाँ तक कि निद्रावस्था में भी बिना एक पल आराम किए लगातार धड़कता रहता है। हृदय को रक्त मिलता है हृदय धमनियों से। इन हृदय धमनियों में कोलेस्ट्रॉल जमा होने से (कोरोनरी हार्ट डिजीज), दिल का दौरा पड़ सकता है, जो जानलेवा भी हो सकता है।

कोरोनरी हार्ट डिजीज के होने के मूल कारण हैं आधुनिक जीवनशैली, अनियमित आहार, बढ़ता हुआ तनाव एवं धूम्रपान/तंबाकू सेवन। अगर दिल के दौरे, एंजियोप्लास्टी तथा बाईपास सर्जरी से बचना है तो इसके लिए नियमित व्यायाम, संतुलित आहार, अनावश्यक तनाव से बचना, तंबाकू/धूम्रपान का निषेध आवश्यक है।

हृदय-शक्तिवर्धक—(1) लौकी किसी भी रूप में सेवन करें, हृदय के लिए लाभकारी है। इसका सरल उपयोग है, लौकी की सब्जी में हरा धनिया, जीरा, हल्दी, नमक, मिर्च बहुत कम मात्रा में डालकर खायें। इसमें छौंक नहीं लगायें। इससे **हृदय की कार्यशक्ति** बढ़ेगी। (2) **निर्बल, रक्त की कमी, रुग्ण और हृदय रोगियों** के लिए लौकी का रस लाभकारी है। छिलके सहित लौकी के टुकड़े करके उस पर 11 पत्ते तुलसी के, 5 पत्ते पुदीने के और 5 कालीमिर्च डालकर पीस कर रस निकाल कर एक कप रस में एक कप पानी मिला कर खाना खाने के बाद नित्य पियें। विस्तार से जानने हेतु लेखक की पुस्तक **'क्या खायें और क्यों'** पढ़ें।

हृदय-विकार—हृदय रोग से पीड़ितों को लौकी की सब्जी के साथ-साथ इसका रस 20 मि.ली. प्रतिदिन सुबह-शाम पीना चाहिए।

हृदय-शूल (Angina Pain)—हृदय को रक्तसंचार करने वाली रक्त-वाहिकाओं में रुकावट होने के कारण जो कष्ट और पीड़ा हो जाती है, उसे हृदय-शूल कहते हैं।

हृदय रोग में रक्तवाहिनी, जो हृदय को रक्त पहुँचाती है, के अवरुद्ध हो जाने पर ओपन हार्ट (बाईपास सर्जरी) द्वारा पैर या हाथ से नसें निकाल कर इनके स्थान पर लगाई जाती हैं। दूसरी नसें लगा देने के पश्चात् भी बहुत से रोगियों की इन नसों में पुनः अवरोध हो जाता है, जिसके कारण पुनः सर्जरी करके दूसरी नस लगाते हैं। यह पहले ऑपरेशन से और अधिक जोखिम भरा होता है। इस विषय में डॉ. मनुभाई कोठारी ने लौकी के रस का प्रयोग किया है।

लौकी के रस के लाभ—लौकी का रस नित्य पीने से हृदय की धमनियों में आयी रुकावट दूर हो जाती है। घबराहट दूर होकर हृदय-शूल दूर हो जाता है। कोलेस्ट्रॉल और ट्राग्लिजराइड्स अपनी सामान्य अवस्था में आ जाते हैं। हृदय के अवरोध (Blockage) खुल जाते हैं। हृदय को शक्ति मिलती है और कार्य की गति बढ़ जाती है। रस पीते रहने से निरन्तर लाभ होता जाता है।

लौकी के रस से अम्लपित्त, आन्त्रव्रण (घाव), यकृत, प्लीहा, पेट का भारीपन, आमाशय, पक्वाशय, रक्त की कमी, मासिक धर्म में अधिक रक्त आना, भूख की कमी, गैस आदि अनेक रोगों में लाभ होकर स्वास्थ्य अच्छा होता जाता है। किसी-किसी को लौकी का रस पीने से आरम्भ में दस्त लग जाते हैं। अतः आरम्भ में कम मात्रा में लेकर धीरे-धीरे मात्रा बढ़ाते जायें।

निर्माण व प्रयोग विधि—लौकी को छिलके सहित धोकर घीयाकस से कस लें। कसी हुई लौकी में 8 पत्ते तुलसी, 6 पत्ते पुदीना के डालकर ग्राइन्डर, मिक्सी या सिलबट्टे पर पीस लें। पिसी हुई लौकी को सूती पतले गीले कपड़े में डालकर, निचोड़ते हुए रस निकाल लें। इस तरह रस छना हुआ निकलेगा। इस छाने हुए रस में चार पिसी कालीमिर्च तथा एक ग्राम पिसा सेंधा नमक मिलाकर भोजन के पौन घंटे (45 मिनट) पहले या भोजन के पौन घंटे बाद नित्य तीन बार प्रातः, दोपहर, रात्रि में सोते समय पियें। हर बार ताजा रस बनाकर ही पियें। रस की मात्रा 150 ग्राम होनी चाहिए। इसमें बराबर का स्वच्छ जल मिला लें, अर्थात् लौकी का रस और जल दोनों की कुल मात्रा 300 ग्राम होनी चाहिए।

सेवनकाल—बतायेनुसार तैयार किया हुआ लौकी का रस लगभग छह महीने तक पियें। लम्बे समय तक पीते रहने से कोई हानि होने की सम्भावना नहीं है, फिर भी किसी प्रकार की हानि प्रतीत हो तो रस पीना बन्द कर दें।

इस प्रयोग को करते समय टहलना आवश्यक है चाहे पहले दिन दस कदम ही चलें। इस प्रयोग के दस दिन बाद ही आराम अनुभव होगा। टहलने की दूरी धीरे-धीरे बढ़ाते हुए यथाशक्ति जितना लम्बा घूमना चाहें, घूम सकते हैं। जो व्यक्ति एंजाइना से पीड़ित हैं, वे बाईपास सर्जरी कराने से पहले लौकी के रस का प्रयोग करके देख सकते हैं।

हृदय रोग की चिकित्सा बहुत महँगी है, इसलिए घरेलू चिकित्सा का एक प्रयोग नीचे और दिया है—

नागरबेल के चार पान (पनवाड़ी जो पान बेचता है), सात कली लहसुन की, दस ग्राम छिली हुई कच्ची अदरक, इन सबको पीस लें और इस चटनी को पतले कपड़े में डाल कर निचोड़ कर रस निकाल लें। इस रस में दो चम्मच शहद मिलायें। इसे खायें, चाटें। इसमें पानी नहीं मिलायें। यह पूरा मिश्रण खाने के बाद पानी से कुल्ला करके थूक दें। हृदय-रोग-ग्रस्त जिनकी चिकित्सा हो रही हो, हृदय रोग बता दिया हो, यह प्रयोग चालू कर दें। यह प्रयोग आरम्भ में 21 दिन तक नित्य सुबह-शाम करें। इसके बाद केवल प्रातः एक बार लेते रहें। हर स्थिति में लाभप्रद है।

इसी प्रकार की चिकित्सा हेतु अन्य प्रयोगों का लाभ प्राप्त करने के लिए लेखक की पुस्तक **'स्वदेशी चिकित्सा के सफल प्रयोग'** में खण्ड 'ह' पढ़ें।

फुन्सियाँ—लौकी का रस नित्य तीन बार लगाने से लाभ होता है।

रक्तशोधक—(1) लौकी को उबालकर बिना नमक डाले नित्य खाने से रक्त साफ हो जाता है। फुन्सियाँ निकलना बन्द हो जाती हैं। (2) आधा कप लौकी के रस में मिश्री मिलाकर सुबह-शाम पीने से रक्त साफ हो जाता है।

गर्मीनाशक—लौकी गर्मी दूर करती है। मस्तिष्क में, यकृत में गर्मी हो तो लौकी के बीजों के अन्दर की गिरी दो-दो चम्मच नित्य दो बार खायें। गर्मी का प्रभाव दूर हो जायेगा।

पकी हुई सूखी इमली 30 ग्राम तथा गुड़ 50 ग्राम लेकर एक किलो पानी में एक घंटा भिगोकर मल कर पानी में घोल लें। लौकी का 75 ग्राम गूदा लेकर, इसके छोटे-छोटे टुकड़े करके इस घोल में डाल कर इतना उबालें कि पानी चौथाई रह जाये। फिर उबालना बन्द करके हल्का सा गर्म रहने पर पानी छान कर नित्य एक बार 10 दिन तक पियें।

लाभ—शरीर में भरी गर्मी, मस्तिष्क, यकृत की गर्मी निकल कर मस्तिष्क तरोताजा रहेगा, रक्त साफ होगा।

गठिया—लौकी के 100 मि.ली. रस में 3 ग्राम सोंठ का चूर्ण मिलाकर पीने से गठिया की सूजन तथा दर्द से आराम मिलता है।

उन्माद, हिस्टीरिया—लौकी का रस निकालकर सिर को तर कर लें। आधे घंटे बाद सिर धोयें। इससे सिर की गर्मी कम होगी। उन्माद (पागलपन) और हिस्टीरिया, नकसीर आना, सिर चकराना, सिरदर्द, आँखों के सामने अन्धेरा आने में लाभ होगा। लौकी का सेवन किसी भी रूप में नित्य करते रहने से **रोगनिरोधक शक्ति** बढ़ती है।

पानी की कमी (De-hydration)—उल्टी, दस्त, तेज बुखार के कारण शरीर में पानी की कमी होने पर समान मात्रा में नारियल का पानी और लौकी का रस मिलाकर हर 20 मिनट में आधा-आधा कप पिलाते रहने से पानी की कमी दूर हो जाती है तथा आगे पानी की कमी नहीं होती।

लौकी के पौष्टिक गुण—लौकी में पानी 96.1%; कार्बोहाइड्रेट 2.5%; प्रोटीन 0.2%; वसा 0.1%, रेशा 0.6%; होता है।

लौकी के प्रति 100 ग्राम गूदे में मिश्रण—सोडियम 1.8; मैग्नीशियम 5.0; पोटेशियम 87.0; कैल्शियम 20.2; ताँबा 0.3; लोहा 0.7; फॉस्फोरस 10; गंधक 10; विटामिन बी-1 0.03; विटामिन बी-5 0.2; विटामिन सी 6.0—ये प्रति 100 ग्राम में मि.ग्रा. पाये जाते हैं।

100 ग्राम लौकी से 12 कैलोरी ऊर्जा मिलती है। लौकी खायें, स्वस्थ रहें।

लौकी का तेल—एक कप देशी घी या तिल या नारियल का तेल कोई एक में 3 कप लौकी का रस डालकर मंद-मंद आँच पर इतना उबालें कि सारा पानी जलकर केवल तेल ही रहे। इसे ठण्डा करके छानकर बोतल में भर लें। इसे नित्य सिर में लगायें। चाहें तो शरीर पर मालिश भी कर सकते हैं। **खुजली, दाद** पर भी लगा सकते हैं। इससे **खुश्की, जलन** दूर होगी। सिर तथा आँखें स्वस्थ रहेंगी। नींद अच्छी आयेगी। शरीर में ताजगी, स्फूर्ति रहेगी। उन्माद और मानसिक दुर्बलता दूर होती है।

प्रायः महिलाएँ सब्जी का छिलका उतार कर सब्जी को पानी से धोती हैं, जिससे उनके सारे प्रोटीन, विटामिन और रेशे निकल जाते हैं। साबुत सब्जियों को पहले धोकर, फिर काटें। सब्जियाँ बिना छिलका उतारे बनाने से ज्यादा लाभदायक होती हैं।

लौकी-सूप

सामग्री—लौकी–200 ग्राम; आलू, प्याज–2-2; पत्तागोभी (कटी हुई)–1 कप; मूँगफली (कच्चे दाने)—1/4 कप; कॉर्नफ्लार—1 बड़ा चम्मच; मक्खन—1 बड़ा चम्मच; लौंग (पाउडर)—1/4 छोटा चम्मच; दालचीनी (पाउडर)—1/4 छोटा चम्मच; कालीमिर्च (पाउडर)—1/4 छोटा चम्मच; नमक—स्वादानुसार।

विधि—लौकी, आलू, प्याज व पत्तागोभी को बारीक काट लें। एक गिलास पानी डालकर उबालें। ठण्डा करके पीसकर छान लें। स्टॉक तैयार है। मूँगफली को बारीक पीस लें और गर्म करें। इसमें कॉर्नफ्लार डालकर चलाएँ। स्टॉक डाल दें। लगातार चलाएँ। उबाल आने पर पिसी मूँगफली, लौंग, दालचीनी, कालीमिर्च व नमक डालें। थोड़ी देर उबालकर परोसें।

लाभ—यह सूप प्रोटीन, मिनरल्स व विटामिन्स से भरपूर तथा कृमिनाशक है। ज्वर, बार-बार प्यास लगना, बेचैनी, रक्तस्राव, बवासीर, खाँसी, दमा आदि रोगों में लौकी का सूप पीना लाभदायक है। लौकी का रस, खिचड़ी, सब्जी भी रोगी के लिए लाभदायक है। लौकी का सूप, सब्जी, रस, कच्ची खाना सभी रोगों में लाभदायक है। जिनको रस किसी भी प्रकार की हानि पहुँचाता है, वे लौकी के रस में अंगूर या अनार का रस मिलाकर पी सकते हैं।

लौकी का रायता—उबाली हुई लौकी पीस कर छाछ में मिलायें। मसाले कम से कम डालें। यह बहुत स्वादिष्ट और पेट के रोगों में लाभदायक है।

लौकी की रोटियाँ—लौकी को कद्दूकस करके आटे में मिलाकर रोटियाँ बनायें। रोटियाँ सुपाच्य और पाचक बनेंगी।

करेला (BITTER GOURD)

लेटिन नाम—मोमोर्डिका कैरेण्टिया (Momordica charantia)

भारतीय होम्योपैथिक औषधावली में वर्णित मोमर्डिका कैरण्टिया होम्योपैथिक औषधि करेले से बनी है। औषधीय रूप में हरा करेला ही लाभदायक है। पका हुआ सफेद पीले रंग का करेला लाभ नहीं करता। करेले को सुखाकर रखने पर भी इसके गुण नष्ट नहीं होते।

प्रकृति—गर्म और खुश्क। करेला घी में छौंककर खाने से अधिक लाभदायक है।

गुण—करेला शीतवीर्य, मेदक, लघु और कड़वे रस वाला है। यह बुखार, कफ, पित्त, रक्त, **पीलिया, मधुमेह**, कृमिनाशक और अग्निवर्धक है। करेले के बढ़े रूप को बढ़ा करेला और छोटे रूप को करेली कहा जाता है, परन्तु गुण दोनों के समान हैं।

स्वस्थ रहने के लिए कड़वे रस की आवश्यकता होती है। करेला इसकी पूर्ति करता है। पूर्ण लाभ प्राप्त करने के लिए करेला जिस रूप में मिलता है वैसा ही खाना चाहिए। लोग करेले का कड़वापन दूर करने के लिए इसे छीलकर, काटकर, नमक में मसलकर धो-निचोड़ कर इसका कड़वा रस निकाल कर खाते हैं। इस तरह खाया जाने वाला करेला गुणहीन हो जाता है, लाभ नहीं करता। करेला अपने कड़वेपन के कारण ही रोगों को दूर करता है, कड़वेपन के कारण ही करेला मधुमेह में लाभ करता है। पानी मिलाकर कड़वेपन को कम कर सकते हैं।

करेले के पत्तों के रस से आन्त्रकृमि, उल्टी, जलोदर में लाभ होता है। करेले के पत्तों का रस पीने से पेशाब अधिक आता है, दस्त साफ होता है। चार चम्मच रस और चार चम्मच पानी मिलाकर नित्य दो बार पियें। छोटे बच्चों को करेले के रस में मिश्री मिलाकर पिलायें।

करेला दो प्रकार का होता है—बड़ा करेला और छोटा करेला। बड़े करेला की अपेक्षा छोटा करेला अधिक गुणकारी होता है। कच्चा, हरा करेला अधिक गुणकारी होता है। पका हुआ करेला कम लाभ करता है। छोटा करेला भूख और पाचनशक्ति बढ़ाता है।

करेले की सब्जी सूजन, ज्वर, दमा, चर्म रोग, यकृत और तिल्ली की वृद्धि में लाभदायक है। करेले का सेवन ज्वर, खसरा से बचाव करता है। करेले में विटामिन 'ए' सर्वाधिक एवं 'बी$_1$', बी$_2$', 'सी' और खनिज-कैल्शियम, फॉस्फोरस, लोहा, ताँबा, पोटेशियम पाया जाता है।

करेले की सब्जी नित्य खाते रहने से शरीर को पर्याप्त मात्रा में फॉस्फोरस मिल जाता है। शरीर में स्फूर्ति रहती है। यह भूख बढ़ाने वाला, भोजन पचाने वाला है। जब करेला नहीं मिलता हो तो करेले से बनी होम्योपैथिक औषधि मोमर्डिका कैरन्शिया (मदर टिन्चर) प्रयोग की जा सकती है।

हड्डी, दाँत, मस्तिष्क, रक्त और अन्य शारीरिक अवयवों के लिए जितने फॉस्फोरस की जरूरत होती है, करेले में मिल जाता है।

करेला दर्द दूर करता है, शरीर में शक्ति पैदा करता है। कफ, बलगम निकलना बन्द हो जाता है।

औषधीय रूप में करेले का रस भूखे पेट पीना अधिक लाभप्रद है। खाना खाते समय करेले की सब्जी खाने से शरीर स्वस्थ रहता है। यदि करेला अकेला नहीं खाया जाये तो इसे अन्य सब्जियों में मिलाकर खा सकते हैं।

लकवा—करेले की सब्जी लकवे में लाभदायक है।

पीलिया (Jaundice) में भूखे पेट तीन करेलों को पानी में पीसकर समान मात्रा में पानी में घोलकर, छानकर नित्य दो बार पियें या आधा गिलास रस पियें। इससे दस्त लगेंगे और पीलिया ठीक हो जायेगा। करेले की सब्जी भी खायें।

यकृत (Liver)—3 से 8 वर्ष तक के बच्चों को आधा चम्मच करेले का रस नित्य देने से यकृत ठीक रहता है। यह पेट साफ रखता है। करेले की सब्जी खाने और दो चम्मच करेले का रस, दो चम्मच पानी, स्वादानुसार सेंधा नमक मिलाकर नित्य कुछ दिन पीने से बढ़ों की यकृत क्रिया ठीक हो जाती है।

यकृत, तिल्ली, गुर्दे की सूजन, जलोदर—करेले का रस 50 ग्राम समान मात्रा में पानी में मिलाकर नित्य प्रातः आराम न होने तक पीते रहें। चार सप्ताह के सेवन से जलोदर, गुर्दे की सूजन में लाभ होगा।

तिल्ली बढ़ना—(1) करेले के चौथाई कप रस में राई और नमक स्वादानुसार मिलाकर पीने से बढ़ी तिल्ली अपनी सामान्य अवस्था में आ जाती है। (2) करेले का रस 25 ग्राम और चौथाई कप पानी में मिलाकर नित्य तीन बार तीन सप्ताह पिलाने से तिल्ली सामान्य हो जाती है।

यकृत बढ़ना—आधा कप करेले का रस और आधा कप पानी में दो चम्मच शहद मिलाकर नित्य दो बार पीने से यकृत के रोगों में लाभ होता है।

यकृत, तिल्ली बढ़ने पर कुछ दिन भोजन करते समय बीच-बीच में 50 ग्राम करेले के रस में 25 ग्राम पानी, सेंधा नमक और कालीमिर्च डालकर पियें।

पथरी—(1) करेले में मैग्नीशियम, फॉस्फोरस होते हैं, जो पथरी को तोड़ देते हैं। करेला वृक्क व मूत्राशय की पथरी को तोड़कर पेशाब के साथ बाहर लाता है। इसके लिए दो करेलों का रस नित्य पियें, सब्जी खायें। (2) दो करेलों का रस तथा एक कप छाछ मिलाकर नित्य दो बार पियें जब तक पथरी निकल नहीं जाए। (3) करेला पेशाब ज्यादा लाता है। इसका रस पीने से पेशाब की जलन दूर होती है। करेले का रस भूखे पेट पीना लाभदायक है। (4) करेले के पत्तों का रस 6 चम्मच चार चम्मच दही में मिलाकर पिलायें, इसके बाद एक कप छाछ पिलायें। इस तरह तीन दिन पिलाकर तीन दिन पिलाना बन्द रखें। इसी प्रकार पुनः चार दिन, फिर पाँच दिन पिलायें और जितने दिन पिलायें उतने ही दिन बन्द रखें। इस अवधि में चावल और खिचड़ी ही खायें।

दमा—करेले की सब्जी खाने से दमा में लाभ होता है।

खाँसी—खाँसी, कफ, गले में खरास हो तो बिना घी लगाई रोटी करेले के भुर्ते के साथ खायें। भुर्ते में करेले पर सेंधा नमक और पिसी कालीमिर्च ही डालें।

कृमि में चौथाई कप (करीब 50 ग्राम) करेले का रस पीना अच्छा है। करेले की सब्जी भी नित्य दस दिन तक खाने से कृमि मर जाते हैं।

गैस, पाचन-शक्ति को ठीक करने में करेले की सब्जी या रस लाभदायक है।

हैजा—चौथाई कप करेले का रस और इतना ही पानी तथा स्वाद के अनुसार नमक मिलाकर, बार-बार पीने से हैजे में लाभ होता है। उल्टी और दस्त ठीक हो जाते हैं।

मधुमेह (Diabetes)—करेला अग्नाशय को उत्तेजित कर इंसुलिन के स्राव को बढ़ाता है। (1) रोगी को 15 ग्राम करेले का रस सौ ग्राम पानी में मिलाकर नित्य तीन बार करीब तीन महीने तक पिलाना चाहिए। खाने में भी करेले की सब्जी बिना छिलका उतारे लें। (2) करेले का रस तो पियें ही। जब मौसम में करेला नहीं हो तो जब करेला बहुतायत में मिल रहा हो, उस समय बीस किलो बढ़िया करेले लेकर धोकर साफ कर लें। फिर इनके छोटे-छोटे टुकड़े करके छाया में सुखा लें। सफाई का ध्यान रखें। करेले सूख जाने पर पीसकर ऐसे बर्तन में रखें जिस पर तर, गर्म हवाओं का प्रभाव नहीं हो। इस पाउडर की एक-दो चम्मच सुबह-शाम ठण्डे पानी के साथ फंकी लेते रहें। मधुमेह में लाभ होगा। करेले को सुखाकर रखने पर भी उसके गुण नष्ट नहीं होते। (3) आधा कप करेले के रस में आधा नीबू निचोड़ें, आधा चम्मच राई व स्वादानुसार नमक तथा चौथाई कप पानी मिलाकर नित्य दो बार पीने से लाभ होता है। (4) एक करेला, एक टमाटर, 250 ग्राम खीरा—तीनों का रस निकालकर सुबह-शाम पीने से मधुमेह में लाभ होता है। मधुमेह में करेला चार माह लें। **मधुमेह में करेले का सेवन खाली पेट करें।** मधुमेह में बतायेनुसार करेले के सेवन से **रक्त भी साफ** होता है।

करेला में इन्सुलिन पर्याप्त मात्रा में होता है। यह इन्सुलिन मूत्र एवं रक्त दोनों ही की शर्करा को नियंत्रित रखने में समर्थ है। 4 करेलों का रस निकाल कर उसे प्रतिदिन प्रातः पीना चाहिए। मधुमेह के रोगी को करेला तथा मेथीदाना का प्रयोग तो नित्य नियम से करना चाहिए। इसके अतिरिक्त लहसुन भी रक्तशर्करा को कम करता है।

चर्म रोग, ज्वर—करेले की सब्जी नियमित खाने से लाभ होता है। 50 ग्राम रस नित्य पियें।

सोरायसिस (Psoriasis)—दो छोटे कच्चे हरे करेले खायें या इनका रस समान मात्रा में पानी मिलाकर नित्य प्रातः पियें। करेले की सब्जी खायें। सोरायसिस ग्रस्त त्वचा पर करेले का रस नित्य एक बार लगायें।

खुजली—रक्त में अम्लता बढ़ने से खुजली चलती है। करेले का रस चौथाई कप और इतना ही पानी मिलाकर नित्य दो बार पियें तथा करेले के रस में 10 बूँद लहसुन का रस तथा चार चम्मच सरसों का तेल मिलाकर मालिश करें। खुजली ठीक हो जायेगी। करेले का रस इसी प्रकार पीने से **घमौरियाँ, अलाइयाँ** ठीक हो जाती हैं।

रक्तशोधक—60 ग्राम करेले का रस थोड़ा-सा पानी मिलाकर नित्य कुछ दिनों तक सेवन करने से शरीर का दूषित **रक्त साफ** हो जाता है। इससे पाचनशक्ति, यकृत की शक्ति बढ़ती है।

रक्तशोधक, दूध-वर्धक—करेले के 15 पत्ते धोकर छोटे-छोटे टुकड़े करके एक गिलास पानी में उबालें। आधा पानी रहने पर छानकर पीने से रक्त साफ होता है और शिशु की माँ के स्तनों में दूध बढ़ जाता है।

पैरों में जलन होने पर करेले के पत्तों के रस की मालिश करने से लाभ होता है। करेले का रस भी काम में ले सकते हैं।

बवासीर—बवासीर के मस्सों में दर्द, सूजन, जलन हो तो करेले का रस शौच जाने के बाद नित्य मस्सों पर लगायें। मस्से सूखने तक रस लगाते रहें। लाभ होगा।

रक्तस्रावी बवासीर में रक्त गिरने पर आधा कप करेले का रस स्वादानुसार मिश्री या शक्कर मिलाकर नित्य दो बार पीने से लाभ होता है।

गठिया—(1) करेले के रस को गर्म करके गठिया पर लगायें और सब्जी खायें। जोड़ों में दर्द हो तो करेले के पत्तों के रस या करेले के रस की मालिश करें। (2) करेले की चटनी पीसकर गठिया की सूजन पर लेप करें। 100 ग्राम करेले सेंक कर या उबाल कर भुर्ता बनाकर गर्म-गर्म नित्य सुबह-शाम खायें। भुर्ते में सामान्य मसाले या शक्कर डाल लें। करेला गठिया व जोड़ों का दर्द दूर करता है। करेले की सब्जी में घी का छौंक लगाकर खायें। इससे संधिवात, स्नायुगतवात में लाभ होता है।

कब्ज़—करेला कब्ज़ दूर करता है। करेले का मूल अरिष्ट, जो होम्योपैथी में मोमर्डिका कैरन्शिया Q नाम से मिलता है, की 10 बूँद चार चम्मच पानी में मिलाकर नित्य चार बार देने से कब्ज़ दूर हो जाती है।

अम्लपित्त—आधा कप करेले का रस को चौथाई कप पानी में एक चम्मच पिसा हुआ आँवला पाउडर मिलाकर नित्य तीन बार पीने से अम्लपित्त में लाभ होता है।

ज्वर—हर प्रकार के ज्वर में आधा कप करेले का रस, 10 पिसी हुई कालीमिर्च, चौथाई कप पानी मिलाकर नित्य दो बार पिलाने से लाभ होता है।

सिरदर्द (आधे सिर में)—उस सिरदर्द में जो सूर्य के साथ बढ़ता-घटता है, सूर्योदय से पहले जल्दी उठकर एक चम्मच करेले के रस में थोड़ा-सा सेंधा नमक मिलाकर इसे नित्य सूँघें। सिरदर्द ठीक हो जायेगा।

सूजन—(1) आधा कप करेले का रस, चौथाई चम्मच पिसी हुई सोंठ, थोड़ा-सा पानी मिलाकर नित्य सुबह-शाम पीने से सूजन ठीक हो जाती है। (2) करेले पर पानी डालकर चटनी पीस कर सूजनग्रस्त जगह पर लेप करने से सूजन दूर हो जाती है। लेप को चार घंटे बाद ठंडे पानी से धो दें।

कण्ठ में सूजन—सूखा करेला सिरके में पीसकर गर्म करके कण्ठ पर लेप करने से कण्ठ की सूजन मिट जाती है।

मासिक धर्म में दर्द (Dysmenorrhoea)—मासिक धर्म के समय पेट में दर्द होता हो तो चौथाई कप करेले के रस में तीन चम्मच शहद मिलाकर नित्य सुबह-शाम एक-दो महीने पिलाते रहें। दर्द होना ठीक हो जायेगा। यदि करेले के रस के लगातार प्रयोग से किसी प्रकार की हानि हो तो कुछ दिन करेले का रस बन्द कर दें तथा एक गिलास चावल के माँड में दो चम्मच घी मिलाकर नित्य एक बार पिलायें। सामान्य स्थिति होने पर पुनः करेले का

रस पिलाना आरम्भ कर दें। करेले की सब्जी खाने या रस पीने से स्त्रियों के मासिक धर्म की गड़बड़ियाँ, खराबियाँ ठीक होकर मासिक धर्म समय पर नियमित आता है।

मासिक-धर्म कम आता हो, रुक-रुककर विलम्ब से तथा कई दिनों बाद आता हो अथवा बन्द हो गया हो तो आधा कप करेले के रस में चौथाई कप पानी मिलाकर नित्य दो बार पीने से मासिक-धर्म समय पर, नियमित एवं खुलकर पर्याप्त मात्रा में आता है।

मासिक धर्म के विकार (अनियमित, दर्द, अधिक या अल्प स्राव), यकृत के रोग, दमा, इन सभी रोगों में करेले की सब्जी नित्य खाने से लाभ होता है। साथ ही तीन चम्मच करेले का रस और तीन चम्मच पानी मिलाकर भी एक बार पीते रहें तो लाभ जल्दी हो जायेगा।

जलन—करेले का रस या करेला पीसकर जले हुए पर लेप करने से जलन शान्त हो जाती है। तलवों की जलन पर लगाने से लाभ होता है।

छाले—एक गिलास पानी में आधा कप करेले का रस लेकर जरा-सी फिटकरी मिलाकर नित्य दो बार कुल्ले करने से छाले ठीक हो जाते हैं। एक चम्मच रस में थोड़ी सी चीनी मिलाकर चार बार पियें, चाटें।

खसरा (Measles), **चेचक**—जब खसरा, चेचक फैल रहा हो, हो रहा हो तो करेला उबाल कर खाने से, इसका उबला हुआ पानी पीने से खसरा, चेचक जल्दी ठीक हो जाता है। इसी प्रकार स्वस्थ बच्चों द्वारा करेले के सेवन से उनको खसरा, चेचक नहीं होगा। यह खसरा, चेचकरोधी टीके का काम करता है। खसरा बच्चों को होता है। बच्चे करेला खाना पसन्द नहीं करें तो उनकी इच्छा के अनुसार करेलों का उबला पानी पिलायें, तलकर खिलायें, जैसे भी वे खाना चाहें, स्वादिष्ट बना कर दें। करेले के सेवन से रोग के भोग काल में कमी व लाभ होगा, अन्य जो सेवन करेंगे, उनका बचाव होगा।

मोटापा—आधा कप करेले का रस, आधा कप पानी मिलाकर उसमें एक नीबू निचोड़कर प्रातः भूखे पेट पीते रहने से मोटापा कम होता है।

मात्रा—एक-दो करेले के रस को आधा कप पानी में मिलाकर लें। करेला सेवन करने से उत्पन्न विकारों को दूर करने के लिए दही, नीबू, घी और चावल में से एक का सेवन करना चाहिए।

सावधानी—करेला गर्मी करता है। अधिक सेवन करने से छाती व गले में रुक्षता आती है, प्यास अधिक लगती है। करेले का सेवन करते हुए इसकी गर्मी की ओर ध्यान रखना चाहिए। दुष्प्रभावों को शान्त करने के लिए घी और चावल खायें।

करेले का रासायनिक संघटन—करेले के बीजों में 32% विरेचक तेल मिलता है। करेले में गन्ध युक्त उड़नशील तेल, मोमारिडिसाइन क्षाराभ, सेपोनिन, केरोटीन एवं ग्लूकोसाइड पाया जाता है।

100 ग्राम करेले के पौष्टिक गुण (मि.ग्रा.)

कैलोरी	प्रोटीन	कैल्शियम	लोहा	विटामिन ए	थायोमिन
25	1.8	20	1.8	126	0.07
रिबोफ्लाविन	**नियासीन**	**विटामिन सी**			
0.09	0.5	8.8			

करेले के उपयोग—करेले का रस, उबालकर, सेंककर, भुर्ता भरकर, सब्जी और अचार आदि बनाकर सेवन किया जाता है।

करेले का भुर्ता—करेले को आग में भूनकर या उबालकर स्वादानुसार मसाले सेंधा नमक, कालीमिर्च, लहसुन आदि डालकर पीस लें।

रस बनाने की विधि—जिस चीज का रस बनाना हो उसे ताजा लें। जूसर में डालकर रस बना लें। रस छानने के लिए बड़े छेदों वाली छलनी काम में लें, जिससे ज्यादा से ज्यादा **रेशे** (Fibre) रस में मिले रहें। एक-एक गिलास (200 मिली.) की मात्रा में दिन में तीन बार रस पियें। प्रत्येक बार ताजा रस ही निकाल कर पीना अतिलाभदायक है।

करेले से हानियाँ—करेला कम मात्रा में सेवन करें। करेला अधिक मात्रा में सेवन करने से प्यास अधिक लगती है, गले और सीने में जलन लगती है। कम मात्रा में करेले का रस लेना आरम्भ करते-करते धीरे-धीरे मात्रा बढ़ाते जायें। यहाँ रोगों के लिए बताई मात्रा भी इसी प्रकार कम मात्रा में लेकर धीरे-धीरे उल्लेखित मात्रा में लें। हानि प्रतीत होने पर तुरन्त बन्द कर दें। गर्भवती व दूध पिलाने वाली महिलाओं को करेले का सेवन न करें।

होम्योपैथी में करेला

होम्योपैथिक औषधि मोमर्डिका कैरण्टिया करेले से बनी है। यदि करेला उपलब्ध नहीं हो तो उसकी जगह यह औषधि काम में लेकर लाभ उठाया जा सकता है।

अमेरिकन होम्यो, फार्माकोमिया के अनुसार करेले के पत्तों के रस में समान मात्रा में एल्कोहल (सुरासार) मिलाकर इसका मूलार्क (मदर टिंचर) बनाया जाता है।

लक्षण—होम्योपैथी में रोगी के लक्षण जिस औषधि में मिलते हैं, वही औषधि उसे देने से रोगी ठीक हो जाता है। इसके लक्षण हैं—तत्काल लगी नई सर्दी, उल्टी की इच्छा, शरीर में दर्द आदि।

खसरा, छोटी माता—खसरा, चेचक में यह लाभदायक है। जब माता, खसरा फैल रहा हो तो बचाव के लिए मूलार्क की पाँच बूँद पाँच चम्मच पानी में मिलाकर नित्य एक बार सात दिन तक प्रातः भूखे पेट पिलायें। खसरा, माता निकल आने पर यह **3 शक्ति में पाँच बार** दें। चेचक माता के सारे लक्षण जुकाम, बुखार, बदन दर्द, दाने ठीक हो जायेंगे।

कब्ज़—इसका मूलार्क दस बूँद पाँच चम्मच पानी में मिलाकर नित्य तीन बार कुछ दिन दें।

दस्त—दस्तों में मोमर्डिका कैरण्टिया 6 शक्ति में पाँच बार दें। दस्तों में इसके लक्षण हैं—मल धड़ाके से निकलना, अकड़न, प्यास, अवसन्नता, मल पीला-सा, हैजे के से लक्षण।

स्तन वृद्धि के लिए मूलार्क दस बूँद, पाँच चम्मच पानी में मिलाकर नित्य तीन बार पियें। इसका एक भाग पाँच भाग नारियल के तेल में मिलाकर सोते समय स्तनों पर मालिश करें।

सेवन विधि—होम्योपैथिक दुकान से यह दवा मूलार्क (मदर टिंचर), 6 शक्ति (Potency) आधा औंस तरल लेकर यहाँ बतायेनुसार लें। 6 की तीन बूँदें, मदर टिंचर 5 बूँदें, पाँच चम्मच पानी में मिलाकर हर दो घंटे के अन्तर से 5 बार पियें।

काशीफल

काशीफल की सब्जी बनती है। इसे कद्दू भी कहते हैं। यह मोटा गोल होता है।

गुर्दा खराब (Renal Failure)—जब गुर्दे खराब हो जायें, पेशाब नहीं हो तो कच्चे काशीफल का एक कप रस नित्य तीन बार पीने से पेशाब खुलकर आता है। गुर्दा खराब रोगी के लिए लाभदायक है। प्रोस्टेट में बीजों सहित रस लाभ करता है।

ग्वार या ग्वार की फली

लेटिन नाम—सायामोप्सिस टेट्रागोनोलोबस (Cyamopsis tetragonolobus)

बवासीर—ग्वार की फली की सब्जी प्राय: सभी खाते हैं। ग्वार के पौधे के 11 हरे पत्ते, 11 कालीमिर्च पीसकर 62 ग्राम पानी में मिलाकर प्रात: एक बार एक दिन पीने से बादी बवासीर (वह बवासीर जिसमें रक्त नहीं गिरता) ठीक हो जाते हैं।

रतौंधी (Night Blindness) में ग्वार की फली की सब्जी खाना लाभदायक है।

चोट या मोच—तिल और ग्वार समान मात्रा में पीसकर पानी डालकर पकायें, पुल्टिस बनायें फिर मोच या चोट वाली जगह बाँधें, दर्द दूर हो जायेगा। ग्वार पशु आहार है।

ग्वारपाठा (ALOEVERA)

लेटिन नाम—एलोवेरा (Aloevera)

सिरदर्द—अन्दाजे से ग्वारपाठे का गूदा निकालकर उसमें गेहूँ का आटा मिलाकर दो बाटी बनाकर सेंक लें। सेंकने के बाद हाथ से दबाकर देशी घी में डाल दें। प्रात:काल सूर्योदय के पहले खाकर सो जायें। इस प्रकार 5-7 दिन तक सेवन करने से कैसा भी, कितना भी पुराना सिरदर्द हो, इससे आराम हो जाता है।

जलना (Burn)—जले हुए स्थान पर ग्वारपाठे का गूदा बाँधने से फफोले नहीं उठते व ठण्डक मिलती है। फोड़े पर गूदा गर्म करके बाँधें।

पेट के रोग—ग्वारपाठे का ताजा रस 5 चम्मच, शहद दो चम्मच और आधे नीबू का रस मिलाकर, सुबह-शाम पीते रहने से सभी प्रकार के पेट के रोग ठीक हो जाते हैं। यह योग रक्तशोधक, शक्तिवर्धक है।

कुत्ता काटना—ग्वारपाठे को एक ओर से छीलकर गूदे पर पिसा हुआ सेंधा नमक डालें। फिर इसे कुत्ते काटे स्थान पर लगाकर पट्टी बाँध दें। ऐसा चार दिन करें।

विस्तार से जानने हेतु लेखक की पुस्तक **'ग्वारपाठा'** पढ़ें।

बथुआ

लेटिन नाम—चिनोपोडियम ऐलबम (Chenopodium album)

प्रकृति—तर और ठण्डा।

यह हरा शाक है। यह पथरी होने से बचाता है। बथुआ **आमाशय को बलवान** बनाता है, गर्मी से **बढ़े हुए यकृत** को ठीक करता है।

बथुए में लोहा, पारा, सोना और क्षार पाया जाता है। बथुए का साग जितना अधिक-से-अधिक सेवन किया जाए, नीरोग रहने के लिए उपयोगी है। बथुए का सेवन कम-से-कम मसाले डालकर करें, नमक न मिलायें तो अच्छा है, यदि स्वाद के लिए मिलाना पड़े तो सेंधा नमक मिलायें और गाय या भैंस के घी से छौंक लगायें। बथुए का उबाला हुआ पानी अच्छा लगता है तथा दही में बनाया हुआ रायता स्वादिष्ट होता है। किसी भी तरह बथुआ नित्य सेवन करें। बथुआ **शुक्रवर्धक** होता है।

नेत्र-ज्योतिवर्धक—आँखों में लाली या सूजन में बथुए का साग खाने से आराम मिलता है। बथुए का साग आँखों की ज्योति को तेज बनाता है।

घुटने का दर्द—बथुआ ज्यादा पानी में उबालकर, पानी छानकर दर्द वाले घुटनों का सेंक करें और उबले हुए बथुए की सब्जी बनाकर खायें। इस प्रकार बथुए का सेवन कुछ सप्ताह करने से घुटनों का दर्द ठीक हो जाता है। बथुए के उबले हुए पानी को स्वादिष्ट बनाने के लिए नमक कालीमिर्च डालकर पी सकते हैं।

कब्ज़—बथुआ आमाशय को ताकत देता है, कब्ज़ दूर करता है। बथुए का शाक दस्तावर होता है। कब्ज़ वालों को बथुए का शाक नित्य खाना चाहिए।

कुछ सप्ताह नित्य बथुए की सब्जी खाने से सदा रहने वाला कब्ज़ दूर होती है, शरीर में ताकत आती है और स्फूर्ति बनी रहती है। कब्ज़ के कारण सिरदर्द और वायुगोला हो तो ठीक हो जाता है।

पेट के रोग—जब तक मौसम में बथुए का साग मिलता रहे, नित्य इसकी सब्जी काला नमक डालकर खायें। बथुए का रस, उबाला हुआ पानी पियें। इससे पेट के हर प्रकार के रोग **यकृत, तिल्ली** (Spleen), **अजीर्ण, गैस, अर्श** (Piles), पथरी ठीक हो जाते हैं। पथरी हो तो एक गिलास कच्चे बथुए के रस में शक्कर मिलाकर नित्य पियें, पथरी टूटकर बाहर निकल आएगी।

कृमि—कच्चे बथुए का रस एक कप में स्वादानुसार नमक मिलाकर नित्य दो बार 10 दिन तक पीते रहने से कृमि मर जाते हैं। बथुए के बीज एक चम्मच पीसकर शहद में मिलाकर चाटने से भी कृमि मर जाते हैं तथा रक्तपित्त ठीक हो जाता है।

जुएँ, लीखें हों तो बथुए को उबालकर इसके पानी से सिर धोएँ, जुएँ मर जायेंगी तथा बाल साफ और मुलायम हो जायेंगे। रूसी दूर होगी।

मासिक-धर्म रुका हुआ हो तो दो चम्मच बथुए के बीज एक गिलास पानी में उबालें। आधा रहने पर छानकर पी जायें या साठ ग्राम बथुए को एक गिलास पानी में उबालकर, छानकर पियें। मासिक धर्म खुलकर साफ आएगा। सब्जी भी खायें।

आँखों में सूजन, लाली हो तो प्रतिदिन बथुए की सब्जी खायें।

सफेद दाग—नित्य बथुए की सब्जी खायें। इसके कच्चे पत्तों की चटनी पीसकर नित्य दो बार सफेद दागों पर लेप करें या रस निकालकर नित्य तीन बार लगायें। यह चार महीने करें।

सफेद दाग, दाद, खुजली, फोड़े, कुष्ठ आदि चर्म रोगों में नित्य बथुआ उबालकर, निचोड़कर इसका रस पियें तथा सब्जी खायें। यह रक्तशोधक है। बथुए के

उबले हुए पानी से चर्म को धोयें। बथुए के कच्चे पत्ते पीसकर निचोड़कर रस निकाल लें। दो कप रस में आधा कप तिल का तेल मिलाकर उबालें। जब रस जलकर तेल ही रह जाए तो छानकर शीशी में भर लें तथा चर्म रोगों पर नित्य लगायें। लम्बे समय तक लगाते रहें, लाभ होगा।

गठिया, घुटना दर्द—बथुआ के पत्तों का रस आधा कप प्रातः भूखे पेट नित्य दो महीनें पियें। इसके बाद दो घण्टे तक कुछ नहीं खायें। बथुआ के पत्तों की रोटी खायें।

आमवात (Rheumatism)—ढाई महीने तक ताजे बथुए के पत्तों का रस आधा कप नित्य प्रातः भूखे पेट पियें तथा अदरक का रस तीन चम्मच या आधा चम्मच सोंठ आधा गिलास पानी में उबालकर जब पानी आधा रह जाये तो छान लें। पीने योग्य ठण्डा होने पर स्वादानुसार शहद मिलाकर रात को सोते समय पियें तथा ओढ़कर सोयें। इससे आमवात में बहुत लाभ होता है।

फोड़े, फुंसी, सूजन पर बथुए को कूटकर, सोंठ और नमक मिलाकर गीले कपड़े में बाँधकर कपड़े पर गीली मिट्टी लगाकर आग, भूभल में सेंकें। सिकने पर गर्म-गर्म बाँधें। फोड़ा बैठ जायेगा या पककर शीघ्र फूट जायेगा।

दाद—बथुए को उबालकर उसका पानी पीने से दाद (एक्जीमा) जल्दी ठीक हो जाता है।

मर्दाना शक्तिवर्धक—बथुए के बीज और मुलहठी समान मात्रा में पीसकर मिलाकर नित्य एक चम्मच, शहद के साथ रात को सोते समय लें। मन आशातीत आनन्द से सराबोर हो जायेगा।

पथरी—बथुआ पथरी होने से बचाता है। इसके पत्तों का कच्चा रस अधिक लाभदायक है। बथुआ उबालकर निकाला हुआ पानी भी पी सकते हैं। बथुए की सब्जी में स्वादानुसार पुदीना डालकर नित्य दो बार खाने से पथरी निकल जाती है। यह प्रयोग लगातार लम्बे समय तक या तब तक करना चाहिए जब तक पथरी न निकल जाए।

मूत्राशय, गुर्दा और पेशाब के रोगों में बथुए का साग लाभदायक है। पेशाब रुक-रुक कर आता हो, कतरा-कतरा-सा आता हो तो इसका रस पीने से पेशाब खुलकर आता है।

पेशाब के रोग—बथुआ आधा किलो, पानी तीन गिलास, दोनों को उबालें और फिर पानी छान लें। बथुए को निचोड़कर पानी निकालकर यह भी छाने हुए पानी में मिला लें। स्वाद के लिए नीबू, जीरा, जरा-सी कालीमिर्च और सेंधा नमक मिला लें और पी जायें। इस प्रकार तैयार किया हुआ पानी दिन में तीन बार पियें।

इससे पेशाब में जलन, पेशाब कर चुकने के बाद होने वाला दर्द, टीस उठना ठीक होता है। दस्त साफ आता है। पेट की गैस, अपच दूर हो जाता है। पेट हल्का लगता है। यह मैंने स्वयं अनुभव किया है। उबले हुए पत्ते भी दही में मिलाकर खायें, बहुत स्वादिष्ट लगते हैं।

जलना—आग से जले अंग पर कच्चे बथुए का रस बार-बार लगायें।

चौलाई

लेटिन नाम—ऐमारेन्थस विरिडिस (Amaranthus viridis)

विटामिन 'सी' से भरपूर चौलाई की दो जातियाँ होती हैं—लाल और हरी। लाल चौलाई अधिक गुणों वाली होती है।

चौलाई का रस **गठिया, रक्तचाप** और **हृदय के रोगियों** के लिए लाभदायक है। इसकी सब्जी भी खाई जा सकती है। **पेट के रोग, कब्ज़** और **बाल गिरने** पर चौलाई की सब्जी खाना लाभदायक है। चौलाई उबालकर इसका पानी छानकर नमक मिलाकर पीने से कब्ज़ दूर होती है, पेट दर्द ठीक हो जाता है।

चौलाई—चौलाई का ताजा रस एक-एक कप सुबह-शाम पीने से बाल गिरना रुकते हैं और नये बाल उगने लगते हैं।

पथरी—चौलाई के पत्तों का साग नित्य खाते रहने से पथरी गल जाती है।

रक्तचाप, बलगम, बवासीर, गर्मी के दुष्प्रभाव चौलाई की सब्जी नित्य खाने से ठीक हो जाते हैं।

दस्त—चौलाई के पत्तों का साग दस्त साफ लाने वाला, रक्तविकारों को दूर करने वाला व पथ्यकारक होता है। यह संग्रहणी दस्त में लाभदायक है।

भूख—चौलाई का साग भूख बढ़ाता है। इसमें सोना (Gold) पाया जाता है।

पागल कुत्ते के काटने के बाद व्यक्ति जब पागल हो जाए, स्वयं ही दूसरों को काटने लगे, ऐसी अवस्था में काँटे वाली जंगली चौलाई की जड़ 50 ग्राम से 125 ग्राम तक पीसकर पानी में घोलकर बार-बार पिलाने से मरता हुआ रोगी बच जाता है। यह विष-नाशक है। हरेक दंश पर लेप करें। *—स्वामी ओमानन्द सरस्वती : 'शाक-भाजी द्वारा चिकित्सा'*

चौलाई का शाक रूखा होता है। चौलाई का शाक **नशा** और **विष** के प्रभाव को नष्ट करता है। **रक्तपित्त** में लाभदायक है।

कब्ज़—स्तनपान करने वाले बच्चों को यदि चौलाई का रस एक-दो चम्मच दिया जाए, तो उनकी कब्ज़ दूर हो जाती है।

मटर (PEA)

लेटिन नाम—पाइसम सैटाइवम (Pisum sativum)

प्रकृति—गर्म, खुश्क, रूखापन और बादी करने वाली होती है।

अँगुलियों की सूजन—सर्दी से अँगुलियों में सूजन हो तो मटर उबालकर उस पानी में एक चम्मच तिल का तेल डालकर अँगुलियों का सेंक करें। फिर इसी पानी से धोयें। सूजन मिट जायेगी।

सौंदर्यवर्धक—मटर उबालकर उसे पीसकर शरीर पर मलें। रंग गोरा निखर जायेगा।

दाह—शरीर में कहीं भी दाह, जलन हो, हरी मटर पीसकर लेप करें।

कब्ज़—कच्ची मटर खाने से कब्ज़ दूर हो जाता है।

मटर स्त्रियों का **दूध बढ़ाता** है। माहवारी की रुकावट को दूर करता है। मटर खाने

से रक्त और माँस बढ़कर **शरीर मोटा** होता है। मटर **प्रोटीन** का उत्तम साधन है। 250 ग्राम मटर के दाने कच्चे खाने से प्रोटीन उचित मात्रा में प्राप्त हो जाता है।

अरबी (Roots of the plant of Arum family)

लेटिन नाम—कोलोकेसिया एस्क्यूलेन्टम (Colocasia esculentum, Arum)

प्रकृति—ठण्डी और तर।

गुर्दे के रोग, गुर्दे की कमजोरी अरबी खाने से दूर होती है।

उच्च रक्तचाप अरबी खाने से कम होता है।

त्वचा का सूखापन और झुर्रियाँ भी अरबी दूर करती है। सूखापन चाहे आँतों में हो या श्वास-नली में, अरबी खाने से लाभ होता है।

हृदय रोग के रोगी को अरबी की सब्जी 25 ग्राम एक बार प्रतिदिन खाते रहने से लाभ होता है।

दूध-वृद्धि—जच्चा महिलाएँ अरबी की सब्जी खायें तो बच्चे को पिलाने के लिए दूध बढ़ जायेगा।

अरबी की सब्जी बनाकर खायें। इसकी सब्जी में गर्म-मसाला, दालचीनी और लौंग डालें। जिनके गैस बनती हो, गठिया और खाँसी हो, उनके लिए अरबी हानिकारक है।

भिंडी (LADY'S FINGER / OKRA)

लेटिन नाम—एबेलमोसचुस एसक्यूलेनटस (Abelmoschus esculentus)

भिंडी बहुत पौष्टिक सब्जी है। यह लोहा तथा बी-कॉम्पलेक्स समूह के विटामिनों समेत कई खनिजों का अच्छा स्रोत है। इसमें प्रोटीन अधिक होता है। कहते हैं कि पकाने पर भिंडी का विटामिन 'ए' नष्ट नहीं होता, लेकिन विटामिन 'सी' नष्ट हो जाता है। इसकी सब्जी में पोटेशियम, फॉस्फोरस, आयोडीन आदि बहुतायत में पाए जाते हैं। कच्ची भिंडी पर नीबू निचोड़कर, मसाले डालकर खाने में अच्छी लगती है।— *'पोषक' अगस्त, 1983*

पेशाब में जलन—भिंडी की सब्जी खाने से पेशाब की जलन दूर हो जाती है। पेशाब साफ और खुलकर आता है।

पेचिश—पेचिश में भिंडी की सब्जी खाना लाभदायक है। इससे आँतों की खराश दूर होती है।

स्पॉण्डीलाइटिस, प्रोस्टेट वृद्धि में नित्य शाम को भोजन में भिंडी की सब्जी खायें। भिंडी को अधिक नहीं पकाएँ।

सेम (BEAN)

प्रकृति—शीतल और तर।

मधुमेह—सेम में इन्सुलिन पाया जाता है तथा रेशा बहुत होता है, जो मधुमेह की चिकित्सा में लाभदायक है। मधुमेह के रोगी को कच्ची सेम का रस एक-एक कप नित्य दो बार पीना चाहिये। सेम की सब्जी खानी चाहिये।

दमा, गले की खराबी से खाँसी, अजीर्ण, अम्लपित्त होने पर सेम का रस नित्य दो बार पीना लाभदायक है। सेम, पत्तागोभी, शलगम—इन सभी को समान मात्रा में मिलाकर रस निकालकर एक-एक कप दो बार पीने से लाभ होता है।

रक्तशोधक—सेम रक्तशोधक है, फुर्ती लाती है, शरीर मोटा करती है।

तोरई (SNAKE GOURD)

लेटिन नाम—लूफा एक्यूंटगुला (Luffa acutangula)

प्रकृति—शीतल और तर।

बवासीर—तोरई बवासीर ठीक करती है। इसकी सब्जी खायें, क्योंकि यह कब्ज़ दूर करती है।

पेशाब की जलन को तोरई ठीक करती है और पेशाब खुलकर लाती है।

टिन्डा (APPLE GOURD)

लेटिन नाम—प्रेसिटरूलस फिस्टूलोसस (Praecitrullus fistulosus)

प्रकृति—शीतल और तर।

बीमारी की अवस्था में टिन्डे की सब्जी खाना लाभदायक है।

शक्तिवर्धक—यह मस्तिष्क और शरीर को ताकत देता है एवं मोटा बनाता है।

उच्च रक्तचाप को टिन्डा कम करता है। पेशाब लाता है।

ज्वर—हल्के बुखार को यह ठीक कर देता है।

परवल (POINTED GOURD)

लेटिन नाम—ट्राइकोसएनकेस डाइओइ्का (Tricosanthes dioica)

(A creeper and its Cucumber like Fruit eaten as Vegetable)

परवल का साग **खुजली, कोढ़, रक्तविकार, आँखों की बीमारियों** में उपयोगी है और कृमिनाशक है। **पुराने बुखार** में यह अधिक लाभदायक है।

ज्वर—परवल की चाय, परवल का उबला हुआ पानी ज्वर उतारने में तत्काल सहायक है।

शलगम (TURNIP)

लेटिन नाम—ब्रासिका ओलेरेसिया वार नेपस (Brassica oleracea var napus)

इसकी सब्जी बीमारों को निस्संकोच खिला सकते हैं। कच्ची शलगम खाने से दस्त साफ हो जाते हैं।

बिवाइयाँ (Chilblains)—शलगम को उबालकर उसके पानी से बिवाइयों को धोयें। फिर उस पर शलगम रगड़ें। रात को ऐसा करके बिवाइयों पर कपड़ा लपेट दें। इससे बिवाइयाँ ठीक हो जाती हैं।

मधुमेह—इसके रोगी को शलगम की सब्जी नित्य खानी चाहिए।

पेशाब रुक-रुक कर आने पर एक शलगम और एक मूली कच्ची ही काटकर मिलाकर खानी चाहिए।

मसूढ़ों और दाँतों के रोग शलगम को कच्ची चबा-चबाकर खाने से ठीक हो जाते हैं तथा दाँत साफ रहते हैं।

ठण्ड से अँगुलियों की सूजन—50 ग्राम शलगम एक किलो पानी में उबालें। फिर इस पानी में हाथ-पैर रखने से अँगुलियों की सूजन दूर हो जाती है।

दमा—शलगम, बन्दगोभी, गाजर और सेम (बालोल) का रस मिलाकर सुबह-शाम दो सप्ताह तक पीने से लाभ होता है।

दमा, खाँसी, गला बैठना—शलगम को पानी में उबालकर इस पानी को छानकर शक्कर मिलाकर पीने से लाभ होता है।

गला बैठना, गाने और भाषण देने वालों के लिए शलगम का साग लाभदायक है।

बैंगन (BRINJAL, AUBERGINE)

लेटिन नाम—सोलेनम मेलोंजिना (Solanum melongena)

प्रकृति—गर्म और खुश्क।

गैस—पेट में गैस बनती हो, पानी पीने के बाद पेट इस प्रकार फूलता हो, जैसे फुटबाल में हवा भर जाती है, तो ताजा लम्बे बैंगन की सब्जी, जब तक मौसम में बैंगन आता रहे, खाते रहें। इससे गैस की बीमारी दूर हो जायेगी। इससे **यकृत** और **तिल्ली** बढ़ी हुई हो तो उसमें भी आराम होता है।

हाथ-पैरों में पसीना—बैंगन का रस निकालकर हथेलियों और पगतलियों पर लगाने से पसीना निकलना बन्द हो जाता है।

चोट का दर्द—बैंगन को सेंककर, पीसकर कपड़े में इसकी चटनी डालकर निचोड़कर रस निकालकर चौथाई कप रस में स्वादानुसार गुड़ मिलाकर नित्य दो बार पीने से चोट के दर्द में आराम मिलता है।

अँगुलबेड़ा (Whitlow)—अँगूठा या अँगुली पक रही हो तो बैंगन को भूभल में सेंककर, काटकर पकने वाली जगह बाँधें। इससे **सूजन**, दर्द दूर हो जायेगा या पकाव लेकर फूटकर मवाद बाहर आ जायेगी।

हृदय—यह हृदय को शक्ति देता है।

बवासीर—बैंगन का दाँड (वह हिस्सा जिससे बैंगन जुड़ा रहता है) को पीसकर बवासीर पर लेप करने से दर्द और जलन में आराम मिलता है। बैंगन का दाँड और छिलके सुखा लें और फिर इनको कूट लें। जलते हुए कोयलों पर डालकर मस्से को धूनी दें। बैंगन को जला लें। इसकी राख शहद में मिलाकर मरहम बना लें। इसे मस्सों पर लगायें। मस्से सूखकर गिर जायेंगे।

हानि—किसी भी प्रकार के ज्वर के समय बैंगन न खायें। बैंगन गर्म होता है। अत: बवासीर व अनिद्रा के रोगी बैंगन न खायें। बैंगन लम्बे समय तक सेवन न करें।

मेथी (मेथीदाना) (FENUGREEK SEEDS)

लेटिन नाम—ट्राईगोनेला फोईनम-ग्रेइकम (Trigonella foenum-graecum)

भारत में उगाये जाने वाले बीज मसालों में मेथी (ट्राइगोनेला फोइनम ग्रेइकम ली) का मुख्य स्थान है। इसके बीज का प्रयोग मसालों व छौंकन (स्पाइस व कॉनडिमेन्ट) के रूप में किया जाता है।

25 ग्राम मेथी आधा गिलास पानी में भिगोयें, 12 घण्टे बाद मेथी को छानकर अंकुरित करके खायें और पानी को गर्म करके पियें। यह मेथी का श्रेष्ठतम उपयोग है। खाने के 10 मिनट पूर्व मेथी के चूर्ण की फंकी लें। दानामेथी या मेथी के हरे पत्तों का गुण समान है। इनमें से कोई भी प्रयोग कर सकते हैं।

सावधानी—जिनकी प्रकृति गर्म हो, गर्म चीजें सहन नहीं हों, शरीर के किसी भी अंग से रक्त गिरता हो, जैसे—रक्तस्रावी बवासीर, नकसीर, पेशाब में रक्त आना, मासिक-धर्म में अधिक रक्त आना और कई दिनों तक आते रहना, उन्हें तेज गर्मी के मौसम में मेथी का प्रयोग कम और सावधानी से करना चाहिए। मेथी का प्रभाव गर्म होता है। अत: इसे सर्दी के मौसम में सेवन करना अधिक लाभदायक है।

मधुमेह में दो चम्मच कूटी हुई दानामेथी और एक चम्मच सौंफ रात को 200 ग्राम पानी में भिगोकर प्रात: पानी छानकर कर पियें। इस विधि से गर्म प्रकृति के रोगी मेथी का सेवन करें।

सर्वगुणसम्पन्न—मेथीदाना का प्रतिदिन सेवन करने वाले व्यक्ति के पास निम्न रोग कभी नहीं आयेंगे। इस हेतु नित्य दो चम्मच मेथी और बूरा की फंकी लें।

लकवा, पोलियो, हृदय रोग, निम्न एवं उच्च रक्तचाप, मधुमेह, शुगर, गठियाबाय, साँस की बीमारी, हड्डी का बुखार, बवासीर एवं जोड़ों का दर्द इत्यादि। इसके प्रयोग का कोई दुष्प्रभाव नहीं होता तथा परहेज भी कोई नहीं है। मेथीदाना के सेवन से नस-नाड़ियों का अवरोध दूर हो जाता है। (2) तीन चम्मच दानामेथी को दो कप पानी में दोपहर में भिगो दें। रात को इसी पानी में उबालकर एक कप पानी रहने पर छानकर स्वादानुसार शहद मिलाकर सोते समय नित्य कुछ सप्ताह पीते रहें। इससे कफ, दमा, फेफड़े के रोग, टी.बी., शराब पीने के दुष्प्रभाव, यकृत सिकुड़ना, कुपोषण, **गठिया**, आमवात, जलोदर, पीलिया, रक्ताल्पता (एनीमिया), **कमर-दर्द**, अनियमित माहवारी आदि में लाभ होता है।

स्तनों का दूध सुखाना हो, **स्तनों में सूजन, दर्द** हो तो मेथी की हरी पत्तियाँ पीसकर स्तनों पर लेप करें। तीन घण्टे बाद धोयें। लाभ होगा।

कोलेस्ट्रॉल—मेथी अच्छे कोलेस्ट्रॉल 'एचडीएल' में बिना किसी प्रकार का परिवर्तन किये सीरम टोटल कोलेस्ट्रॉल, एलडीएल/वीएलडीएल कोलेस्ट्रॉल और ट्राइग्लाइसेराइड को कम करती है। मेथी में पाया जाने वाला डायस्जेनिम रसायन कोलेस्ट्रॉल का स्तर कम करने में उपयोगी है। इस तरह यह हृदयरोगियों का प्रिय खाद्य है। मेथी की सब्जी बनाकर खाते रहें।

मर्दाना शक्तिवर्धक—समान मात्रा में पिसी दानामेथी और पिसा हुआ सूखा धनिया

मिलाकर दो चम्मच नित्य रात को गर्म दूध से फंकी लगातार एक-दो महीने लेने से मर्दाना शक्ति बढ़ती है।

अनिद्रा—दानामेथी का एक इंच मोटा तकिया बनवाकर अपने तकिये पर यह तकिया रखें। इसे सिर के नीचे लगाकर सोयें। गहरी निद्रा आयेगी।

स्तन सौंदर्य—मेथी के सेवन से स्तनों में उभार आता है। अल्पविकसित स्तन मोटे हो जाते हैं। स्तनों को मोटा करने के लिए दानामेथी की सब्जी खायें तथा दानामेथी में पानी डालकर पीसकर, चटनी बनाकर स्तनों पर मालिश करें।

घुटनों का दर्द—(1) हल्दी, गुड़, पिसी दानामेथी पानी की समान मात्रा में मिलाकर गर्म करके इनका लेप गर्म-गर्म रात को घुटनों पर करें। पट्टी बाँधकर रात को बँधी रहने दें। सुबह पट्टी खोलें। (2) पिसी दानामेथी एक चम्मच खाली पेट गुनगुने पानी के साथ नियमित लें। लाभ होगा। (3) मेथी के लड्डू खाने से जोड़ों का दर्द, हाथ-पैरों के दर्द में लाभ होता है।

आमवात—(1) एक गिलास पानी में तीन चम्मच दानामेथी रात को भिगो दें। प्रातः इसे तेज उबालकर, छानकर पानी पियें। इससे आँव बाहर निकल जायेगी और आमवात (जोड़ों के दर्द) में लाभ होगा। (2) एक चम्मच दानामेथी की फंकी गर्म दूध से लेने से पेट की चिकनाई साफ होकर वायु का प्रकोप कम होता है।

खाँसी—दो चम्मच दानामेथी दो कप पानी में उबालकर, पानी छानकर उसमें चार चम्मच शहद मिलाकर पीने से बलगम वाली खाँसी में लाभ होता है।

ज्वर—ज्वर तेज 102º से अधिक हो तो तीन चम्मच दानामेथी दो कप पानी में उबालें। आधा पानी रहने पर छानकर नित्य तीन बार पियें। तेज ज्वर ठीक हो जायेगा। यह मेथी की चाय ज्वर को कम कर देती है।

हड्डी टूटना, वात—मेथीदाना में हमारे शरीर के अंदर के किसी भी भाग की टूटी हुई हड्डी तक को जोड़ने की सामर्थ्य है। यह हाथ-पैर के एक-एक जोड़ के दर्द को ठीक कर देती है। दानामेथी पीसकर आटे में डालकर हलवा बनाकर खायें। फंकी भी ले सकते हैं।

चोट—मेथी के पत्तों की पुल्टिस बाँधने से चोट की सूजन मिट जाती है। मेथी ज्वर दूर करती है। **बालों को सफेद** होने से रोकती है। कब्ज़ हो तो मेथी के पत्तों की सब्जी खायें।

बहुमूत्र—दानामेथी व हल्दी समान मात्रा में पीसकर दो-दो चम्मच दो बार फंकी लेने से लाभ होता है।

मधुमेह—(1) दानामेथी के सेवन से मधुमेह ठीक हो जाता है। इसके सेवन की मात्रा 25 से 100 ग्राम तक प्रति खुराक है। इसे किसी भी तरह सब्जी बनाकर, पीसकर आटे में मिलाकर रोटी बनाकर, दानों की फंकी किसी भी तरह ले सकते हैं। मेथी रेशेदार भोज्य पदार्थ है। चार चम्मच दानामेथी की नित्य तीन बार फंकी लेने से रक्त में ग्लूकोज की बढ़ी मात्रा पर नियंत्रण हो जाता है। यदि मधुमेह की कोई औषधि ली जा रही हो तो उसके साथ दानामेथी लेने से शीघ्र लाभ होगा।

दर्द—दानामेथी 20 ग्राम, हल्दी, सोंठ 10-10 ग्राम मिलाकर एक-एक चम्मच सुबह-शाम पानी के साथ लेने से दर्द में लाभ होता है।

विस्तार से जानने हेतु लेखक की पुस्तक '**स्वदेशी चिकित्सा के सफल प्रयोग**' पढ़ें।

पोदीना (पुदीना) (MINT)

लेटिन नाम—मेन्था आर्विसिस (Mentha arvensis)

पेट दर्द और अपच होने पर पोदीना, जीरा, हींग, कालीमिर्च, नमक डालकर चटनी की तरह पीसें। मात्रा भी जैसे चटनी में लेते हैं, उतनी ही लें। इनको एक गिलास पानी में उबालकर पी जायें।

सिरदर्द, जुकाम में पोदीने के पत्तों को सूँघने से लाभ होता है।

जुकाम, न्यूमोनिया—(1) पोदीने के रस की तीन बूँदें नाक के दोनों नथुनों में डालें तथा पोदीने व अदरक के रस की 1-1 चम्मच, एक चम्मच शहद में मिलाकर नित्य दो बार लम्बे समय तक पीने से लाभ होता है। (2) पोदीना 25 ग्राम, अदरक 10 ग्राम—इन्हें दो कप पानी में मिलाकर काढ़ा बनाकर दो बार पीने से ज्वर, जुकाम, गैस में लाभ होता है।

जुकाम, ज्वर, गैस, भूख—25 ग्राम पोदीना, 10 ग्राम अदरक, 10 कालीमिर्च, 15 पत्ते तुलसी—इन सबको पीसकर दो कप पानी में उबालें। उबलते हुए आधा पानी रहने पर छानकर हल्का गर्म रहने पर पियें। इस प्रकार नित्य तीन बार पीने से हर प्रकार का ज्वर, जुकाम और गैस, भूख ठीक हो जाती है।

कृमि, अपच, अरुचि, भूख न लगना, गैस—(1) पोदीने का रस दो चम्मच, शहद एक चम्मच और एक चम्मच पानी मिलाकर पीने से लाभ होता है। (2) दो चम्मच पोदीने के रस में जरा-सा काला नमक मिलाकर पीने से लाभ होता है।

दाद—(1) नित्य दो बार पोदीने की चटनी नीबू के रस में पीसकर दाद पर लगायें। (2) पोदीने का रस चार चम्मच, नीबू का रस दो चम्मच, इस अनुपात में मिलाकर नित्य दो बार लगायें। लम्बे समय (एक-दो माह तक) लगाने पर लाभ होगा। खुजली में भी लाभ होगा।

अश्रुस्राव—पोदीना और धनिया की हरी पत्तियाँ एक गिलास पानी में उबालें। आधा पानी रहने पर छानकर स्वादानुसार नमक मिलाकर पीने से आँखों मे पानी आना बन्द होता है।

त्वचा की गर्मी—हरा पोदीना पीसकर चेहरे पर बीस मिनट तक लगा दें। यह त्वचा की गर्मी निकाल देता है।

पित्ती—दस ग्राम पोदीना, बीस ग्राम गुड़, दो सौ ग्राम पानी में उबालकर छानकर नित्य दो बार पिलाने से बार-बार उछलने वाली पित्ती ठीक हो जाती है।

ज्वर—(1) गर्मी में जुकाम, खाँसी व ज्वर होने पर पोदीना चाय की तरह उबालकर स्वाद के अनुसार नमक डालकर पीने से लाभ होता है। (2) पोदीने के पत्ते चाय की तरह उबालकर, छानकर एक कप पानी में स्वादानुसार चीनी मिलाकर गर्म-गर्म नित्य तीन बार पियें। ज्वर उतर जायेगा।

कृमि—30 ग्राम पोदीना और दस कालीमिर्च पीसकर एक गिलास पानी में घोलकर पीने से पेट में कृमि मरकर निकल जाते हैं।

पेशाब खुलकर नहीं आता हो तो पोदीना और मिश्री पीसकर एक गिलास ठण्डे पानी में मिलाकर पियें।

मुँहासे—हरा पोदीना पीसकर इसमें 5 बूँद नीबू का रस मिलाकर मुँहासों पर लेप करें। दस मिनट आँखें बन्द रखें। आधे घण्टे बाद आँखें बन्द करके चेहरा धोयें। कुछ सप्ताह प्रयोग करने से मुँहासे मिट जायेंगे। लगाते, धोते समय ध्यान रखें कि पोदीना आँखों में नहीं जाये।

कफ छाती में जमा हो, घड़-घड़ बोलता हो तो दो चम्मच पोदीने का रस एक कप गर्म पानी में मिलाकर नित्य तीन बार पिलाने से कफ बाहर निकल जाता है।

पेट के रोग—हरा पोदीना पीसकर रस निकाल लें। पोदीने का रस दो चम्मच, दो चम्मच शहद, आधा नीबू निचोड़ लें। उसमें एक कप पानी मिलाकर, घोलकर पियें। इससे गर्मी के मौसम में हुई अपच, **अरुचि**, कब्ज़, गैस, पेट की जलन ठीक हो जायेगी।

चावल (RICE)

लेटिन नाम—ओराइजा सैटाइवा (Oryza sativa)

दस्त—चावल बनाने के पश्चात् इसका उबला हुआ पानी, जिसे माँड कहते हैं, फैंक देते हैं। यह दस्तों के लिए लाभदायक है। बच्चों को आधा कप, बड़ों को एक कप प्रति घण्टे से पिलाने से दस्त बन्द हो जाते हैं। छोटे शिशुओं को अल्प-मात्रा में पिला सकते हैं। इस माँड में जरा-सा नमक स्वाद के अनुसार मिलाने से माँड स्वादिष्ट, पौष्टिक और सुपाच्य हो जाता है। नमक मिलाकर दस्तों में भी पी सकते हैं। माँड को छ: घण्टे से अधिक पड़ा न रखें। इससे अधिक समय तक रखने से यह बदबू देने लगता है। माँड बनाने की सरल, सस्ती विधि यह है कि सौ ग्राम चावल आटे की तरह पीस लें। इसे एक लीटर पानी में उबालें। भली प्रकार उबालने के पश्चात् इसे छानकर स्वादानुसार नमक मिला लें। इसे ऊपर बताए ढंग से पियें। दस्तों में भी इसे लाभकारी पायेंगे।

गर्मीनाशक—चावल की **प्रकृति शीतल** है। पेट में गर्मी भरी होने पर एवं गर्मी के मौसम में नित्य चावल खाने से ठण्डक मिलती है। पेट की गर्मी दूर करने हेतु एक भाग चावल, दो भाग मूँग की दाल मिलाकर खिचड़ी बनाकर घी डालकर खायें।

पेचिश, रक्त प्रदर—एक गिलास चावल के धोवन या आधा कप माण्ड में मिश्री मिलाकर पीने से लाभ होता है।

पेशाब में जलन, रुकावट हो तो आधा गिलास चावल के माँड में चीनी मिलाकर पिलायें, जलन और रुकावट दूर हो जायेगी।

चावल **अतिसार या पेचिश** के रोगियों के लिए उत्तम खाद्य पदार्थ है। सफेद चावलों को पानी में भिगोकर उस पानी से चेहरे को धोने से चेहरे की झाँइयाँ मिटकर रंग साफ हो जाता है।

हानिकारक—जिन लोगों के गुर्दे और मसाने में **पथरी** का रोग हो उनके लिए चावल बहुत हानिकारक पदार्थ है।

गर्भावस्था की कै—50 ग्राम चावल 250 ग्राम पानी में भिगो दें। आधे घण्टे भीगने के बाद 5 ग्राम धनिया भी डाल दें। 10 मिनट बाद मसलकर छान लें। चार बार में इसे चार हिस्से करके पिलायें। गर्भिणी की कै तत्काल बन्द हो जायेगी।

भाँग का नशा चावलों की धोवन पीने से उतर जाता है।

कब्ज़—एक भाग चावल दो भाग मूँग की खिचड़ी में घी मिलाकर खाने से कब्ज़ दूर हो जाती है।

फोड़ा—पिसे हुए चावलों की पुल्टिस सरसों के तेल में बनाकर बाँधने से फोड़ा फूट जाता है एवं पीव (Pus) निकल जाती है।

कोलेस्ट्रॉल—लम्बे समय तक चावल खाते रहने से कोलेस्ट्रॉल कम हो जाता है, बढ़ता नहीं है। **रक्तचाप** भी ठीक रहता है।

यकृत—सूर्योदय से पहले उठकर मुँह साफ करके एक चुटकी कच्चे चावल मुँह में रखकर पानी से निगल जायें। यह क्रिया यकृत को मजबूत करने के लिए बड़ी अच्छी है। जिन लोगों ने इस प्रकार चावल लिए हैं उन्हें लाभ हुआ है।

श्वेत प्रदर—आधा कप चावल के ताजा माण्ड में स्वादानुसार नमक, भुना-पिसा जीरा मिलाकर नित्य सात दिन पीने से सफेद पानी आना बन्द हो जाता है।

पुत्र प्राप्ति—मासिक धर्म बन्द होने के बाद स्त्री तीन दिन तक नित्य शाम को 5 बजे दो मुट्ठी चावल एक गिलास पानी में भिगो दें। रात्रि को इन चावलों को मसलकर चावलों की धोवन का पानी एक गिलास में भर लें। इसमें एक नीबू निचोड़ें और पियें। इसके बाद स्त्री स्वयं उत्साह से नित्य तीन दिन पति से सहवास करे। हर महीने मासिक धर्म के बाद यह प्रयोग करती रहे। जब भी गर्भाधान होगा तो पुत्र का जन्म होगा। यह प्रयोग 'प्याज' लेखक सुनील शर्मा साभार से लिया है। स्त्री जब तक गर्भवती नहीं हो, सहवास करते समय इसी प्रकार चावल लें।

मूँगफली (GROUND NUT)

लेटिन नाम—ऐरेकिस हायपोजिया (Arachis hypogaea)

मूँगफली के तेल का धर्म जैतून के तेल (Olive Oil) के समान है। जैतून का तेल बहुत महँगा मिलता है। अतः इसके स्थान पर मूँगफली का तेल काम में ले सकते हैं। मुट्ठी भर भुनी मूँगफलियाँ निश्चय ही पोषक तत्त्वों की दृष्टि से लाभकारी हैं। मूँगफली में प्रोटीन, केलोरिया और के, ई, बी विटामिन भरपूर होते हैं। ये अच्छा पोषण प्रदान करती हैं। मूँगफली में प्रोटीन, चिकनाई और शर्करा पाई जाती है। मूँगफली की भुनी हुई एक किलोग्राम गिरी में दो गैलन दूध और मुर्गी के तीन दर्जन अण्डों के बराबर ऊर्जा होती है। एक अण्डे के मूल्य के बराबर मूँगफलियों में जितनी प्रोटीन व उष्मा होती है उतनी दूध व अण्डे से संयुक्त रूप में भी नहीं होती। इसका प्रोटीन दूध से मिलता-जुलता है, चिकनाई घी से मिलती है। मूँगफली के खाने से दूध, बादाम और घी की पूर्ति हो जाती है। मूँगफली शरीर में गर्मी पैदा करती है, इसलिए सर्दी के मौसम में ज्यादा लाभदायक है। यह तर खाँसी में उपयोगी है। मेदे और फेफड़े को बल देती है। थोड़ी मात्रा में नित्य मूँगफली खाने से **मोटापा बढ़ता** है।

इसे भोजन के साथ, जैसे सब्जी, खीर, खिचड़ी आदि में डालकर नित्य खाना चाहिए। मूँगफली में तेल का अंश होने से यह वायु की बीमारियों को नष्ट करती है। यह पाचनशक्ति को बढ़ाती है और रुचिकर होती है लेकिन गर्म प्रकृति के व्यक्तियों के लिए हानिकारक भी है। मूँगफली ज्यादा खाने से पित्त भी बढ़ता है।

यक्ष्मा (टी.बी.)—मूँगफली में रसायन आर्जिनाइन नामक एमीनो अम्ल बहुतायत में पाया जाता है जो यक्ष्मा रोग को दूर करने में सफल हो सकता है। यह शरीर में नाइट्रिक ऑक्साइड का स्तर बढ़ाने में सहायक हो सकता है। नाइट्रिक ऑक्साइड शरीर की रोग-प्रतिरोधक प्रणाली को चुस्त करता है। मूँगफली में वसा जैसे अन्य पौष्टिक तत्त्व भी होते हैं, जो कि रोगियों पर सकारात्मक प्रभाव डाल सकते हैं। रोगियों को चार सप्ताह तक अन्य दवाओं के साथ आर्जिनाइन वाले कैप्सूल दिए गए। जिन रोगियों को आर्जिनाइन की खुराक दी गई उन पर उपचार का ज्यादा लाभ दिखाई दिया। तेज खाँसी जैसे लक्षणों में जल्दी सुधार देखा गया। थूक की जाँच में भी टीबी के जीवाणुओं के स्तर में कमी देखी गई। विशेषज्ञों का मानना है कि आर्जिनाइन थेरेपी की मदद से टीबी की चिकित्सा के समय में कमी लाई जा सकती है। विशेषज्ञों ने कहा है कि जहाँ आर्जिनाइन औषधि के रूप में सरलता से या सस्ते में उपलब्ध नहीं हो वहाँ मूँगफली से इसका काम लिया जा सकता है। टी.बी. के रोगियों को नित्य मूँगफली खानी चाहिए। (*राजस्थान पत्रिका*, 5 मार्च, 2003)

गर्भावस्था—गर्भकाल में साठ ग्राम मूँगफली नित्य खाने से गर्भस्थ शिशु की प्रगति में लाभ होता है। सेंकी हुई मूँगफली पीसकर पाउडर बना लें। गर्भावस्था में एक गिलास गर्म दूध में तीन चम्मच पाउडर डालकर नित्य एक बार पीने से स्वस्थ शिशु का जन्म होगा। सेंकी हुई मूँगफली खाती जायें और दो-दो घूँट दूध पियें। इस विधि से भी समान लाभ होगा।

दूधवृद्धि—नित्य कच्ची मूँगफली खाने से दूध पिलाने वाली माताओं का दूध बढ़ता है। नई सिकी हुई मूँगफली नियमित खाते रहने से भी माताओं के दूध में वृद्धि होती है।

त्वचा की कोमलता—जाड़े के दिनों में मूँगफली के तेल की मालिश करने तथा मूँगफली खाते रहने से त्वचा कोमल रहती है। हाथ-पैर नहीं फटते।

खुश्की, सूखापन—सर्दियों में त्वचा में सूखापन आ जाता है। जरा-सा मूँगफली का तेल, दूध और गुलाबजल मिलाकर मालिश करें। बीस मिनट बाद स्नान कर लें। इससे त्वचा का सूखापन ठीक हो जायेगा।

होंठ—नहाने से पहले हथेली में चौथाई चम्मच मूँगफली का तेल लेकर अँगुली से हथेली में रगड़ें और फिर होंठों पर इस तेल की मालिश करें। होंठों के लिए यह लाभप्रद है।

मोटापा घटाना—कुछ विशेषज्ञों का कहना है कि यदि खाना खाने से कुछ समय पूर्व थोड़ी सी भुनी हुई मूँगफली बिना चीनी की चाय या कॉफी के साथ ली जाए तो भूख जल्दी शांत हो जाती है और व्यक्ति कम भोजन करता है। इस प्रकार शरीर का वजन धीरे-धीरे कम होने लगता है।

हृदय—मूँगफली में विटामिन 'बी' भरपूर मात्रा में पाया जाता है। इसे शरीर के लिए आवश्यक कैलोरीज का भण्डार कहा जाता है। इसके उपरान्त भी मूँगफली के प्रयोग में यह

विशेषता है कि इसमें हृदय को हानि पहुँचाने वाला कोलेस्ट्रॉल नामक पदार्थ नहीं होता। इसमें मोनो अनसेचुरेटेड फैटी एसिड (MUFA) होता है जो हृदय रोग के खतरे को कम करता है। मूँगफली के रिफाइण्ड तेल के डिब्बे पर भी छपा रहता है, हृदय रोग का खतरा कम करता है। यदि कम मात्रा में मूँगफली खायें तो दुष्प्रभाव नहीं पड़ेगा, लेकिन अधिक खाने से हानि हो सकती है। हृदय के रोगियों को मूँगफली कम-से-कम खानी चाहिये। मूँगफली दिल के लिए हानिकारक हो सकती है। *शिकागो विश्वविद्यालय, अमेरिका* के *डॉ. ड्रेगा वेसिलियनोविच* और उनके सहयोगी शोधकर्ताओं ने यह बताया है कि दिल को मूँगफली से खतरा है, इससे धमनियों की आन्तरिक दीवार पर वसा (Fat) जमा हो जाती है जिससे रक्तप्रवाह में अवरोध उत्पन्न हो जाता है। यह मत डॉ. ड्रेगा ने बन्दरों को सुबह-शाम भरपेट मूँगफली खिलाकर परीक्षण के आधार पर व्यक्त किया। *—प्रज्ञान भारती, जयपुर दि. 1.1.1982.*

मूँगफली का तेल—हृदयरोगियों के लिए मूँगफली का तेल बहुत ही लाभप्रद होता है। यह रक्त में कोलेस्ट्रॉल की मात्रा को बढ़ने नहीं देता है।

मूँगफली का तेल पौष्टिक और स्वास्थ्य के लिए भी लाभदायक होता है। यह सरलता से पच जाता है। इसमें **प्रोटीन** इतनी पर्याप्त मात्रा में होता है जिससे कि प्रोटीन के लिए कोई अन्य चीज लेने की आवश्यकता ही नहीं होती है।

हाथ, पैर और जोड़ों के दर्द में भी मूँगफली का तेल लाभ पहुँचाता है। मूँगफली के तेल से शरीर की मालिश करने पर स्नायु मजबूत होते हैं तथा दर्द में आराम मिलता है।

मूँगफली के तेल को गुनगुना करके मालिश करने से दाद, खाज, खुजली आदि त्वचा रोग ठीक होते हैं।

जौ (BARLEY)

लेटिन नाम—होर्डियम वल्गेरे (Hordeum vulgare)

गर्भपात—12 ग्राम जौ का छना हुआ आटा, 12 ग्राम तिल और 12 ग्राम शक्कर महीन पीसकर शहद में मिलाकर चाटने से गर्भपात नहीं होता है।

जल जाने पर—जौ जलाकर तिल के तेल में बारीक पिसकर जले हुए स्थान पर लगायें।

दमा—6 ग्राम जौ की राख, 6 ग्राम मिश्री—दोनों को पीसकर सुबह-शाम गर्म पानी के साथ फंकी लें। **राख बनाने की विधि**—(1) जौ किसी बर्तन में डालकर जलता हुआ कोयला डालकर जलायें। जौ जल जाने के बाद किसी बर्तन से इस तरह ढक दें कि हवा न जाए। चार घण्टे बाद कोयले को निकालकर फेंक दें और जले हुए जौ को पीस लें। (2) जौ को तवे पर इतना सेंकें कि जल जाए फिर ऊपर बताए अनुसार करें।

पथरी—जौ का पानी पीने से पथरी निकल जाती है। पथरी के रोगियों को जौ से बनी चीजें, जैसे—जौ की रोटी, धाणी, जौ का सत्तू लेना चाहिए। इससे पथरी पिघलने में सहायता मिलती है तथा पथरी नहीं बनती।

आन्तरिक बीमारियों और अवयवों की **सूजन** में जौ की रोटी खाना लाभदायक है। चर्म-रोग, जुकाम, कंठ के रोग तथा मूत्र सम्बन्धी रोगों में जौ खाना लाभप्रद है।

मधुमेह—5 किलो जौ, डेढ़ किलो चना, 1 किलो सोयाबीन, 1 किलो दानामेथी, 1 किलो गेहूँ—इन सबको पिसवाकर इसकी रोटी खाते रहने से मधुमेह में लाभ होता है।

मोटापा बढ़ाना—दो मुट्ठी जौ पानी में 12 घण्टे भिगोएँ, फिर चारपाई पर कपड़े पर फैलाकर कुछ खुश्क कर लें। इन्हें कूट-कूटकर इनका छिलका तुरन्त उतार दें। बची हुई जौ की गुली से दूध में खीर बनाकर खायें। कुछ ही सप्ताहो में दुबले-पतले व्यक्ति मोटे हो जाते हैं। जौ की गुली बाजार में भी अनाज बेचने वालों के मिलती है।

—श्री पुरुषोत्तमानंद जी महाराज के घरेलू नुस्खे—वासुदेव सिंघानिया।

मोटापा घटाना—जौ में मोटापा कम करने के गुण होते हैं। मोटे शरीर वालों को गर्मी में नित्य जौ का सत्तू पीना चाहिये। अन्य मौसम में जौ की रोटी खानी चाहिये।

गर्मी—जौ का सत्तू शरीर में ठण्डक देता है तथा शरीर में गर्मी सहन करने की क्षमता पैदा करता है।

तैलीय त्वचा—जौ का आटा दूध में गूँधकर उबटन बनाकर लगायें। आधे घण्टे बाद स्नान करें, धोयें। जौ का आटा, चने के बेसन से अधिक लाभकारी है। इससे तैलीय त्वचा के दोष दूर हो जायेंगे।

जौ के आटे का उबटन—दो बड़े चम्मच जौ का आटा लेकर उसमें दो चम्मच दूध, थोड़ी-सी हल्दी व थोड़ा सरसों का तेल मिलाकर शरीर में मल लीजिए, सूखने के बाद गर्म पानी से नहा लीजिए। त्वचा एकदम साफ हो जायेगी।

सौन्दर्यवर्धक—जौ का आटा और दूध की मलाई चेहरे का साँवलापन दूर करती है। इसलिए जौ के आटे में आटे का चौथाई भाग मलाई मिलाकर थोड़ा-सा पानी डालकर पेस्ट बनाकर चेहरे पर लगाने से **रंग निखरता** है।

गले में सूजन, प्यास अधिक और जलन हो तो एक कप भरकर जौ कूट लें और फिर उन्हें दो गिलास पानी में आठ घण्टे भीगने दें। इसके बाद उबालकर पानी को छान लें। जितना गर्म सहन हो उतना गर्म पानी होने पर नित्य दो बार गरारे करें। लाभ होगा।

जहाँ ठोस भोजन नहीं दिया जा सकता, वहाँ जौ का पानी अच्छा शामक पेय है। **सूजन, ज्वर, पेशाब में जलन** होने पर विशेष लाभदायक है। एक कप जौ एक किलो पानी में उबालकर ठण्डाकर बार-बार पियें।

गेहूँ (WHEAT)

लेटिन नाम—ट्रीटिकम एस्टिवम (Triticum aestivum)
ट्रीटिकम वलगेरे—(Triticum vulgare)
ट्रीटिकम ड्यूरम—(Triticum durum)

गेहूँ की रोटी अन्य अन्नों से अच्छी होती है।

पेशाब के साथ वीर्य जाना—सौ ग्राम गेहूँ को रात को पानी में भिगो दें। सवेरे उसी पानी में उन्हें पत्थर पर पीसकर लस्सी बना लें। स्वाद के लिए चीनी मिला लें। सात दिन तक पीने से आराम हो जाता है।

गर्भपात—जिनको गर्भपात होता हो वे एक मुट्ठी गेहूँ अंकुरित करके उसमें 20

किशमिश मिलाकर नित्य एक बार खायें। यह विटामिन-'ई' की सेवन करने की सरल विधि है। इससे गर्भपात नहीं होता।

पागल कुत्ते के काटे की पहचान—गेहूँ के आटे को पानी में गूँधकर उसकी कच्ची रोटी (बिना तवे पर सेंके) कुत्ता काटे स्थान पर रखकर बाँध दें। थोड़ी देर बाद उसे खोलकर किसी अन्य कुत्ते के पास खाने के लिए डाल दें। यदि वह कुत्ता उस आटे को नहीं खाए तो समझ लेना चाहिए कि पागल कुत्ते ने काटा है। यदि खा ले तो समझें कि जिस कुत्ते ने काटा है, वह पागल नहीं है।

फोड़ा—(1) बालतोड़ फोड़ा होने पर बीस दाने गेहूँ के मुँह में खूब चबायें। बारीक लुगदी होने पर इसे फोड़े पर लगायें। आराम होगा। (2) गेहूँ के आटे में नमक, पानी डालकर हलवे की तरह पकाकर फोड़े पर बाँधने से फोड़ा फूट जाता है।

आधे सिर में दर्द—आधे सिर में दर्द होता हो तो सूर्योदय से पहले घी में बनी हुई पूड़ी और हरी पत्तियों वाली सब्जी खायें। कुछ दिन लगातार खाने से आधे सिर का दर्द ठीक हो जायेगा।

दस्त, आमातिसार—सौंफ को पीसकर पानी में मिलाकर, छानकर इस सौंफ के पानी में गेहूँ का आटा गूँधकर रोटी बनाकर खाने से लाभ होता है।

पाचक—गेहूँ का आटा गूँध लें तथा एक घण्टा रखें और फिर इसकी रोटी बनाकर खायें। यह रोटी शीघ्र पच जाती है।

मधुमेहनाशक दलिया—500 ग्राम छिलके वाली मूँग की दाल; 500 ग्राम चावल; 500 ग्राम बाजरा; 500 ग्राम गेहूँ —इन सबको मिलाकर भूनें और दलिया बना लें। इस दलिया में 50 ग्राम सफेद तिल तथा 20 ग्राम अजवायन मिला लें। इस दलिया में से 50 ग्राम लेकर 400 ग्राम पानी में उबालें। स्वाद हेतु सेंधा नमक, हरीमिर्च, हरा धनिया मौसम की सब्जियाँ डालकर दलिया बनाकर सुबह-शाम दस दिन तक खायें। इसके सेवन से इन्सुलिन का इन्जेक्शन छूट जायेगा, मधुमेह ठीक होगा, **मोटापा घटेगा।** प्रतिमाह सात दिन खायें।

चोट—गेहूँ की राख, घी और गुड़—इन तीनों को समान मात्रा में मिलाकर एक-एक चम्मच सुबह-शाम खाने से चोट का दर्द ठीक हो जाता है।

दर्दनाशक—3 चम्मच गेहूँ का दलिया रात को एक कप पानी में भिगो दें। प्रातः इसमें दो चम्मच पिसा हुआ धनिया, दो चम्मच खसखस और दूध, चीनी डाल कर खीर की तरह पकायें। मात्रा आवश्यकता और स्वादानुसार घटा बढ़ा सकते हैं। यह दर्दनाशक है। यह खीर पाचनशक्ति के विकार को दूर करती है, शक्तिवर्धक है।

सूजन—गेहूँ उबालकर गर्म-गर्म पानी से सूजन वाली जगह को धोने से सूजन कम हो जाती है।

हड्डी टूटने पर 12 ग्राम गेहूँ की राख इतने ही शहद में मिलाकर चाटने से टूटी हुई हड्डियाँ जुड़ जाती हैं। कमर और जोड़ों के दर्द में भी आराम होता है।

हड्डी टूटना, चोट, मोच लगने पर—गुड़ में गेहूँ का हलवा (सीरा) बनाकर खायें। इससे दर्द में लाभ होगा, हड्डी शीघ्र जुड़ेगी।

दर्द—गेहूँ की रोटी एक ओर से सेंक लें, एक ओर कच्ची रखें। कच्ची की ओर तिल का तेल लगाकर दर्द वाले अंग पर बाँध दें। इससे दर्द दूर हो जायेगा।

कीड़े—गेहूँ के आटे में समान मात्रा में बोरिक एसिड पाउडर मिलाकर पानी डालकर गोलियाँ बना लें और गेहूँ में रखें। कीड़े, कॉकरोच नहीं रहेंगे।

फरास—गेहूँ के पौधों के रस से बालों को दस मिनट भिगोये रखें, इसके बाद धोने से फरास दूर हो जाती है।

चर्म रोग—विशेषत: खर्रा, दुष्ट अकौता तथा दाद की तरह कठिन, गुप्त एवं सूखे चर्म रोगों में—गेहूँ को गर्म तवे पर खूब अच्छी तरह भूनकर, जब वह बिल्कुल ही राख की तरह हो जाए तो उसे खरल में खूब अच्छी तरह पीसकर शुद्ध सरसों के तेल में मिलाकर सम्बन्धित स्थान पर लगाने से कई वर्षों के असाध्य एवं पुराने चर्म रोग आरोग्य हुए हैं।

—डॉ. के.के.पी. वर्मा, बिहार

अँगुलियों में खुजली—सर्दी व बरसात में हाथों व पैरों की अँगुलियों में खुजली होने लगती है व सूजन आ जाती है। इसको ठीक करने के लिए जानवरों को डाला जाने वाला भूसा (गेहूँ की कुट्टी) एक मुट्ठी भर व एक चम्मच नमक 2 लीटर पानी में डालकर उबाल कर जब पानी गर्म व गुनगुना हो तब हाथ व पैर डुबो कर सेंक करें, आराम मिलेगा। पैरों की बिवाई फटने पर भी यह उपाय लाभप्रद है।

खुजली—गेहूँ के आटे में पानी मिलाकर लेप करने से चर्म की दाह, खुजली, टीसयुक्त फोड़े, फुंसी और अग्नि से जले हुए पर लगाने से लाभ होता है।

दाद, खुजली, पुराने त्वचा रोग—लोहे के बर्तन में गेहूँ भूनकर जलाकर पीस लें। इसमें सरसों का तेल मिलाकर मरहम बनाकर लगायें।

खाँसी—20 ग्राम गेहूँ या गेहूँ का दलिया और 5 ग्राम सेंधे नमक को पाव भर पानी में औटाकर एक तिहाई पानी रहने पर छानकर नित्य दो बार पीने से खाँसी मिट जाती है।

पेशाब की जलन—रात को 12 ग्राम गेहूँ 250 ग्राम पानी में भिगो दें। प्रात: छानकर उस पानी में 25 ग्राम मिश्री मिलाकर पीने से पेशाब की जलन दूर होती है।

पथरी—गेहूँ और चनों को औटाकर उसका पानी पीने से गुर्दा और मूत्राशय की पथरी गल जाती है।

शक्तिवर्धक—आधा कप गेहूँ रात को पानी में भिगो दें। प्रात: गेहूँ और स्वादानुसार मिश्री मिलाकर पीसकर एक गिलास पानी में घोलकर पियें। कमजोरी दूर होगी, धातु विकार दूर हो जायेंगे।

नपुंसकता, बाँझपन—आधा कप गेहूँ को बारह घण्टे पानी में भिगोयें, फिर गीले मोटे कपड़े में बाँधकर चौबीस घण्टे रखें। इस तरह छत्तीस घण्टे में अंकुर निकल आयेंगे। इन अंकुरित गेहुँओं को बिना पकाए ही खायें। स्वाद के लिए गुड़ या किशमिश मिलाकर खा सकते हैं। इन अंकुरित गेहुँओं में विटामिन 'ई' (E) भरपूर मिलता है। यह स्वास्थ्य एवं शक्ति का भण्डार है। नपुंसकता एवं बाँझपन में यह लाभकारी है। केवल सन्तानोत्पत्ति के लिए 25 ग्राम अंकुरित गेहूँ तीन दिन और फिर तीन दिन इतने ही अंकुरित उड़द पर्यायक्रम से खाने चाहिए। यह प्रयोग कुछ महीने करें। गेहूँ के अंकुर अमृत हैं। इनमें शरीर की रक्षा

के लिए आवश्यक सभी विटामिन प्रचुर मात्रा में मिलते हैं। गेहूँ के अंकुर खाने से सभी रोग दूर हो जाते हैं।

हिपोक्रेट्स के कथनानुसार 'आपका आहार ही आपकी औषधि है।' गेहूँ के ज्वारे का रस उत्तम कोटि का पोषक तो है ही, बल्कि विशुद्ध-निर्मल-प्राकृतिक क्लोरीफिल युक्त स्वास्थ्यप्रद आहार भी है। अमेरिका के बोस्टन नगर के अधिकांश चिकित्सकों ने अपने रोगियों को गेहूँ के ज्वारे के रस पर रखा और उसके चमत्कारिक परिणाम मिले।

आप चर्मरोग, मधुमेह, अस्थमा, सर्दी, एलर्जी तथा सन्धिवात से पीड़ित हैं, तो ज्वारे का रस पीना शुरू कर दें।

गेहूँ के ज्वारे के रस से रक्त-शुद्धि होती है। इससे कई रोग स्वयं ही नष्ट हो जाते हैं। शरीर के प्रत्येक अवयव को स्वस्थ रखने के लिए शुद्ध रक्त आवश्यक है।

कई अमरीकनों ने कैंसर जैसे रोग से भी केवल एक महीने तक गेहूँ के ज्वारे के रस का सेवन करके मुक्ति पायी है। गेहूँ के ज्वारे के रस में 'लेट्राइल' पाया जाता है जो कैंसर के कोशों को नष्ट करता है। मधुमेह में 'इन्सुलिन' जो काम करता है वही काम कैंसर के लिए 'लेट्राइल' करता है। डॉ. लेट्राइल केबस के अनुसार मूल बीज में जितनी मात्रा में 'लेट्राइल' होता है, इससे सौ गुना अधिक 'लेट्राइल' अंकुरित धान्य एवं कोमल, ताजा हरी साग-सब्जियों में होता है।

गेहूँ के ज्वारे या पौधे का रस, प्रकृति के गर्भ में छिपी औषधियों के अक्षय भंडार में से मानव को प्राप्त एक भेंट है। गेहूँ के ज्वारों के रस में रोगों के उन्मूलन की शक्ति है।

गेहूँ के पौधे में रोगनाशक ईश्वरप्रदत्त अपूर्व गुण

गेहूँ के ज्वारे या पौधे का रस, प्रकृति के गर्भ में छिपी औषधियों के अक्षय भंडार में से मानव को प्राप्त एक भेंट है। गेहूँ के ज्वारों के रस में रोगों के उन्मूलन की शक्ति है। गेहूँ के पौधे में शरीर का शोधन करने और उसे स्वस्थ रखने की अद्‌भुत शक्ति होती है। अमरीका की एक महिला डॉक्टर ने गेहूँ की शक्ति के सम्बन्ध में बहुत अनुसंधान तथा अनेकानेक प्रयोग करके एक बड़ी पुस्तक लिखी है, जिसका नाम है—*'Why suffer ? The Answer ? Wheat Grass Manna !'* इसकी लेखिका हैं, विख्यात प्राकृतिक चिकित्सक डॉ. एन. विगमोर, D.D.N.D.; P.S.D.; P.W.D.; S.M.D. वगैरह। पुस्तक में उन्होंने अपने सब अनुसंधानों का पूरा विवरण दिया है। उन्होंने अनेकानेक असाध्य रोगियों को गेहूँ के छोटे-छोटे पौधों का रस (Wheat Grass Juice) देकर उनके कठिन-से-कठिन रोग दूर किए हैं। वे कहती हैं कि संसार में ऐसा कोई रोग नहीं है जो इस रस के सेवन करने से अच्छा न हो सके। **कैंसर** के भयंकर रोगियों को उन्होंने अच्छा किया है, जिन्हें डॉक्टरों ने असाध्य समझकर जवाब दे दिया था और वे मृतप्राय समझकर अस्पताल से निकाल दिए गए थे।

अनेकानेक भगंदर, बवासीर, मधुमेह, गठियाबाय, पीलिया, ज्वर, दमा, खाँसी वगैरह के पुराने असाध्य रोगी उन्होंने इस साधारण रस से अच्छे किए हैं। **बुढ़ापे की कमजोरी** दूर करने में तो यह रामबाण ही है। भयंकर फोड़ों और घावों पर इसकी लुगदी बाँधने से जल्दी लाभ होता है। अमेरिका के अनेकानेक बड़े-बड़े डॉक्टरों ने इस बात का समर्थन किया है और अब मुम्बई व गुजरात प्रान्त में भी अनेक लोग इसका प्रयोग करके लाभ उठा रहे हैं।

गेहूँ के पौधे का महत्त्व—भारत में आयोजित विश्व शाकाहारी कांग्रेस अधिवेशन में भाग लेने के लिए डॉ. विगमोर आईं। हमारे प्रश्न किए जाने पर कि गेहूँ के पौधे के रस के पीछे क्या सिद्धान्त है? डॉ. विगमोर ने कहा कि सबसे पहले यह समझना आवश्यक है कि बीमारी क्या है? हममें से अधिकांश लोग अनुचित खाद्य वस्तुओं और खाने के अनुचित तरीकों के द्वारा जीवन भर अपने शरीर का दुरुपयोग करते रहते हैं। इस दुरुपयोग के कारण हमारे शरीर में सब प्रकार का विष जमा हो जाता है।

—दैनिक हिन्दुस्तान, 18 दिसम्बर, 1977

गेहूँ के पौधे के गुणों पर प्रकाश डालते हुए डॉ. विगमोर ने कहा कि गेहूँ के पौधे में सर्वाधिक पोषक तत्त्व हैं। गेहूँ के पौधे में जीवनदायी तत्त्व सबसे अधिक हैं। रासायनिक जाँच से ज्ञात हुआ है कि गेहूँ के पौधे का रस हमारे रक्त से बहुत मिलता-जुलता है। गेहूँ के पौधे में मैग्नेशियम अणु होते हैं, जबकि हमारे रक्त में लोहा। इस विशेषता के कारण गेहूँ के पौधे का रस रक्त और नाड़ियों के शोधन में अत्यन्त उपयोगी है।

कैंसर का उपचार—गेहूँ का पौधा कैंसर के उपचार में किस प्रकार सहायक है? डॉ. विगमोर ने कहा—कैंसर भी शरीर की एक स्थिति मात्र है, जो यह बताती है कि इस अदभुत यन्त्र में कहीं कोई खराबी है। प्रकृति सदा शरीर को सन्तुलन में रखने का प्रयत्न करती है। कुछ लोग कैंसर से पीड़ित होते हैं और कुछ को अन्य बीमारियाँ, यह इसलिए कि सबके जीवन जीने का ढंग अलग-अलग है। एक महिला की छाती में कैंसर था। सब प्रकार की चिकित्सा करा कर वह वह निराश हो चुकी थी। उसको सब प्रकार के रसों का आहार दिया गया जिससे कुछ महीनों में वह ठीक हो गई। इसी प्रकार एक ल्यूकेमिया के मरीज को पानी का एनिमा देकर पेट साफ किया और बाद में एनिमा से ही आँतों में गेहूँ के पौधे का रस पहुँचाया तो वह ठीक हो गया। नगरों में निरन्तर प्रदूषण बढ़ रहा है। गेहूँ के पौधे में प्रदूषण विरोधी तत्त्व पाए जाते हैं, इसके सेवन से कैंसर और अन्य रोगों से बचा जा सकता है।

गेहूँ के ज्वारों में पाया जाने वाला क्लोरोफिल विशिष्ट है। इन ज्वारों के क्लोरोफिल से निकले रस को लोग Green Blood की उपमा देते हैं। कहते हैं कि यह रस मनुष्य के रक्त से 40 फीसदी मेल खाता है। ऐसी अदभुत औषधि आज तक कहीं देखने में नहीं आई थी। इसके तैयार करने की विधि बहुत ही सरल है। प्रत्येक मनुष्य घर में इसे आसानी से तैयार कर सकता है।

रस बनाने की विधि—12 चीड़ के टूटे-फूटे बक्सों में, बाँस की टोकरी में अथवा मिट्टी के गमलों में मिट्टी भरकर उसमें प्रतिदिन बारी-बारी से आधा मुट्ठी उत्तम गेहूँ के दाने बो दीजिए और छाया में अथवा कमरे या बरामदे में रखकर यदा-कदा थोड़ा-थोड़ा पानी डालते जाइए, धूप न लगे तो अच्छा है। जिस मिट्टी में गेहूँ बोया जाए उसमें अधिक खाद नहीं होना चाहिए। तीन-चार दिन बाद पौधे उग आयेंगे और आठ-दस दिन में 7-8 इंच के हो जायेंगे तब आप उसमें से पहले दिन बोए हुए सारे पौधे जड़ सहित उखाड़कर जड़ को काटकर फेंक दीजिए और बचे हुए डण्ठल और पत्ती को (जिसे Wheat Grass कहते हैं) धोकर साफ सिल पर थोड़े पानी के साथ पीसकर आधे गिलास के लगभग रस छानकर

तैयार कर लीजिए और रोगी को तत्काल वह ताजा रस रोज सवेरे भूखे पेट पिला दीजिए। इसी प्रकार शाम को भी ताजा रस तैयार करके पिलाइए। फिर दो घण्टे तक कुछ नहीं खिलायें, गेहूँ के पौधों का रस पीने के बाद भूख लगने पर सब्जियों का सूप पिला सकते हैं। भोजन सादा, बिना तला-भूना दें। आप देखेंगे कि भयंकर रोग आठ-दस या पन्द्रह-बीस दिन बाद भागने लगेंगे और दो-तीन महीने में वह प्राणी एकदम रोगमुक्त होकर पहले के समान हट्टा-कट्टा स्वस्थ मनुष्य हो जायेगा। रस छानने में जो फुजला निकले उसे भी नमक वगैरह डालकर भोजन के साथ दें तो अच्छा है। रस निकालने के झंझट से बचना चाहें तो रोगी उन पौधों को चाकू से महीन-महीन काटकर भोजन के साथ सलाद की तरह भी सेवन कर सकते हैं, परन्तु उसके साथ कोई फल न मिलाए जाएँ। साग-सब्जी मिलाकर खूब शौक से खायें।

गेहूँ के पौधे 8 इंच से ज्यादा बड़े न होने पाएँ, तभी उन्हें काम में लाया जाए। इसी कारण 12 गमले या चीड़ के बक्स रखकर बारी-बारी (प्राय: प्रतिदिन दो-एक गमलों में) आपको गेहूँ के दाने बोने पड़ेंगे। जैसे-जैसे गमले खाली होते जायें, वैसे-वैसे उनमें गेहूँ बोते चले जाइए। इस प्रकार प्राय: बारहों मास गेहूँ उगाया जा सकता है।

उक्त महिला डॉक्टर ने अपनी प्रयोगशाला में हजारों रोगियों पर इस Wheat Grass Juice का प्रयोग किया है और इसका कारण यह है कि उसे किसी एक मामले में भी असफलता नहीं मिली।

रस निकालकर ज्यादा देर नहीं रखना चाहिए। ताजा ही सेवन कर लेना चाहिए। घण्टा दो घण्टा रखकर छोड़ने से उसकी शक्ति घट जाती है और तीन-चार घण्टे बाद तो वह बिल्कुल व्यर्थ हो जाता है। डण्ठल और पत्ते इतनी जल्दी खराब नहीं होते। वे गमलों में हिफाजत से रखे जायें तो विशेष हानि नहीं पहुँच सकती है।

मात्रा—गेहूँ के पौधों (ज्वारों) का रस धीरे-धीरे घूँट-घूँट कर पियें। रोगियों को गेहूँ के ज्वारों का रस प्रात: व शाम को पीना चाहिए। एक बार में रस की मात्रा 50 मि.ली. पियें।

प्रारम्भ में ज्वारों का रस 30 मि.ली. पियें और धीरे-धीरे मात्रा बढ़ाते जायें। पुराने असाध्य या गम्भीर रोगों में रस की मात्रा धीरे-धीरे बढ़ाते हुए 300 मिली. तक दे सकते हैं। ज्वारों के रस में किसी भी फल का रस मिला कर नहीं पियें। फलों का रस मिलाने से ज्वारों के रस का प्रभाव कम हो जाता है। पोदीने के पत्ते गेहूँ के ज्वारों के साथ पीसकर ले सकते हैं। किसी भी तरह के मसाले, नमक, नीबू नहीं डालें।

इसके साथ-साथ आप एक काम और कर सकते हैं, वह यह है कि आप आधा कप गेहूँ लेकर धो लीजिए और किसी बर्तन में डालकर उसमें दो कप पानी भर दीजिए। बारह घण्टे बाद वह पानी निकालकर सुबह-शाम पी लीजिए। वह आपके रोग को निर्मूल करने में अधिक सहायता करेगा। बचे गेहूँ आप नमक-मिर्च डालकर वैसे भी खा सकते हैं अथवा पीसकर, हलुआ बनाकर सेवन कर सकते हैं अथवा सुखाकर आटा पिसवा सकते हैं। सब प्रकार लाभ-ही-लाभ हैं।

ऐसा है यह गेहूँ के पौधों में भरा हुआ ईश्वर प्रदत्त अमृत! लोगों को चाहिए कि वे

इस अमृत का सेवन कर स्वयं सुखी हों और लाभ मालूम हो तो परोपकार के विचार से इसका यथाशक्ति प्रचार करके अन्य लोगों का कल्याण करें और महान पुण्य के भागी हों। गेहूँ के पौधे का रस पीने से बाल भी कुछ समय के बाद काले हो जाते हैं। शरीर में तो ताकत बढ़ती है, मूत्राशय की पथरी भी ठीक हो जाती है। भूख खूब लगती है। आँखों की ज्योति बढ़ती है। विद्यार्थियों का शारीरिक व मानसिक विकास खूब होता है और स्मरण-शक्ति बढ़ती है। छोटे बच्चों को भी यह रस दिया जा सकता है। छोटे बच्चों को पाँच-पाँच बूँद देना चाहिए।

रस धीरे-धीरे घूँट-घूँट पीना चाहिए। रस बनने पर तुरन्त पी लेना चाहिए। तीन घण्टे में उसके पोषक गुण दूर हो जाते हैं। रस लेने के पूर्व तथा बाद में एक घण्टे तक कुछ भी नहीं खाया जाए। शुरू में कइयों को उल्टी होगी और दस्त होने लगेंगे तथा सर्दी मालूम पड़ेगी। यह सब रोग होने की निशानी है। सर्दी, उल्टी या दस्त से शरीर में एकत्रित मल बाहर निकल जायेगा, इससे घबराने की जरूरत नहीं है। रस में अदरक अथवा खाने का पान मिला सकते हैं, इससे स्वाद तथा गुण में वृद्धि हो जाती है। रस में नीबू अथवा नमक नहीं मिलाना चाहिए।

गेहूँ के पौधे का रस कम-से-कम 40 दिन और आगे जब तक चाहें कई महीनों तक पी सकते हैं। लम्बे समय तक पीते रहने से कोई हानि नहीं होती है।

यह रस पीने वालों का अनुभव है कि इससे आँखें, दाँत और बालों को बहुत फायदा होता है और **कब्ज़** भी नहीं रहती। इस रस के सेवन से कोई हानि नहीं होती। इसका सेवन करते समय सादा भोजन ही लेना चाहिए। तली हुई वस्तुएँ नहीं खानी चाहिए।

थैलिसीमिया—*चंडीगढ़ पी. जी. इन्स्टीट्यूट* के बाल रोग विशेषज्ञ *डॉ. मारवाह* और उनके दल की निगरानी में थैलिसीमिया पीड़ित 16 बच्चों को नित्य एक गिलास (100 मि.ली.) गेहूँ के ज्वारे का रस पिलाया। एक साल बाद जाँच से पता चला कि इनमें से अधिकतर बच्चों को रक्त बदलने की आवश्यकता 23% कम हो गई। तीन बच्चों में तो यह 40% से भी अधिक थी। अन्य कोई हानिकारक प्रभाव नहीं मिला। यह रिपोर्ट इन्डियन पेड्रियोट्रिक्स जनरल में छपी है। *—हैल्थ, अक्टूबर, 2004*

गेहूँ-घास-रस के अन्य लाभ—

1. सम्भव हो तो गेहूँ-घास-रस का 'एनिमा' भी लें। इससे पेट में यदि कीड़े हों तो बाहर निकल आते हैं। पेट साफ रहता है तथा पेट से उठने वाली अन्य बीमारियों में भी लाभप्रद है, जैसे—कब्ज़, गैस ट्रबल, अल्सर आदि।
2. भूख खूब लगती है तथा शारीरिक शक्ति में अत्यधिक वृद्धि होती है व हीमोग्लोबिन बढ़कर शुद्ध रक्त का निर्माण होता है और चेहरा सुन्दर तथा लावण्यमय हो जाता है।
3. मूत्राशय व गुर्दे सम्बन्धी रोग दूर होते हैं। पथरी भी दूर होती है। दाँत मजबूत होते हैं तथा बालों को भी लाभ होता है। आँखों की ज्योति बढ़ती है। चर्मरोग नहीं होते।
4. विद्यार्थियों का शारीरिक-मानसिक विकास खूब होता है और स्मरण-शक्ति बढ़ती है। नशे की आदत छूट जाती है।
5. रक्तचाप, हृदय-रोग, लकवा व पोलियो की सम्भावना नहीं रहती।

6. गेहूँ-घास की पत्तियों को पानी में डालकर रखने से उसके कीटाणु नष्ट होकर पत्तियों से चिपक जाते हैं व पानी अत्यधिक शुद्ध हो जाता है।
7. व्हीट ग्रास (गेहूँ के कोमल पौधे) रस में 103 तत्त्व, आवश्यक विटामिनों की पूरी श्रेणी (जिसमें विटामिन-'सी', 'ए', 'बी' और 'ई' बहुतायत से हैं।), खनिज, अमीनो अम्ल, पाचक रेशे और जिसकी अत्यन्त आवश्यकता है ऐसे एक्सोजीनल एन्ज़ाइम्स प्रोटेज, साइट्रोक्रोम ऑक्सीडेज़, एमाइलेज़, लाइपेज़, ट्रान्सहाइड्रोजीनस, सुपर ऑक्साइड डिस्म्यूटेज़ आदि मिलते हैं।
8. गेहूँ-घास का रस हीमोग्लोबीन बढ़ाता है और हृदय के कार्य को सुधारता है। यह उत्कृष्ट विकार निवारक और कायाकल्प कारक है, पाचनशक्ति बढ़ाता है और कब्ज़ से बचाता है। मानसिक संतुलन सुधारता है और मस्तिष्क व तंत्रिका के क्रियाकलापों को उत्प्रेरित करता है। मधुमेह, कोलेस्ट्रॉल को नियंत्रित करने में सहायता करता है। सभी प्रकार के त्वचा सम्बन्धी विकारों को दूर करने में सहायक है। विष-निवारक और नुकसानकर्ता सूक्ष्म जीवों की वृद्धि को रोकता है। बालों का सफेद होना रोकता है। टिश्यूज़ (ऊतकों) में प्रवेश कर उन्हें चुस्त-दुरुस्त करता है। लीवर (यकृत) को शुद्ध करता है और फेफड़ों के घाव भर देता है। दाँत दर्द, दाँतों का सड़ना, पायोरिया और गले की बीमारियों में आराम देता है। शरीर में भारी धातुओं और विषैले औषधों का जमाव दूर करता है। कैंसर ट्यूमर को दूर करने में सहायता करता है।
9. गेहूँ के पौधे के रस से रक्त साफ होता है। हर प्रकार के चर्म रोग में यह रस पियें, रस से रोग-ग्रस्त चर्म को धोयें और बार-बार रस ही लगायें। लाभ होगा।
10. बाल गिरना, बाल सफेद होना तथा महिलाओं की रसौली में लाभदायक है।
11. गेहूँ के पौधों का रस पीने से शारीरिक शक्ति इतनी बढ़ती है कि वह सभी बीमारियों के विष और कीटाणुओं को नष्ट कर देती है। फिर शरीर में कोई रोग नहीं रह सकता।

नीरोगिता—गेहूँ का शर्बत शारीरिक स्फूर्ति और शक्ति देता है। फार्म का गेहूँ एक बर्तन में डालें और इससे दुगुना पानी डालकर बारह घण्टे तक भीगने दें। फिर इसे छानकर पानी में शहद मिलाकर पियें। इस प्रकार गेहूँ का पानी नित्य पीने से कोई रोग पास नहीं आएगा।

जिन्हें लाभ पहुँचे वे लेखक को अपने अनुभव लिखकर भेजें ताकि दूसरों को बताया जा सके। यह पुण्य लाभ प्राप्त करें।

'चोकर-कॉफी' एक प्रयोग यह भी—गेहूँ के आटे को मैदे की छलनी से छान लीजिए और जो चोकर यानि चापड़ या भूसी निकले उसे तवे पर सेंक लें। उसे इतना सेंकें कि वह लाल हो जाये, परन्तु कच्ची न रहे और जले भी नहीं। फिर इस सिकी हुई चोकर को दूध-शक्कर-पानी में डालकर खूब उबालें व छानकर पियें। इसका स्वाद कॉफी के समान होगा और तुरन्त स्फूर्ति मालूम होगी क्योंकि इसमें प्रोटीन अधिक होता है। इससे **'ब्लड-प्रेशर', हार्ट-अटैक,** कब्ज़ व गैस, में लाभ होगा और शारीरिक दुर्बलता दूर करने में इसका कोई जवाब ही नहीं।

दालें (PULSES)

दालों से मिलने वाले पौष्टिक तत्त्व दालों के बनाने की विधि पर अधिक निर्भर करते हैं। दालें बनाने से पहले आठ घण्टे भिगोयें। दालें छिलकों सहित लें। छिलकों वाली दाल बिना छिलकों वाली दाल से अधिक लाभदायक है। दालों को भिगोने से उनमें व्याप्त अनेक एंजाइम तंत्र क्रियाशील हो जाते हैं जिससे दालों के पोषक तत्त्व बढ़ जाते हैं। सूखी अवस्था में दालों में विटामिन 'सी' नहीं होता लेकिन भीगने के बाद विटामिन 'सी' अधिक मात्रा में प्रकट हो जाता है। इसी प्रकार सूखे दानों की अपेक्षा अंकुरित दानों में फोलिक अम्ल और अन्य 'बी' वर्ग वाले विटामिनों के अंश में 2-3 गुनी बढ़ोतरी हो जाती है। भीगने से अंकुरण हो जाता है।

सूखी अवस्था में दालों में कुछ पोषणरोधी कारक फाइटेट और टैनिन सरीखे ऐसे पदार्थ होते हैं जो शरीर को कुछ पोषक पदार्थों की उपलब्धि होने में बुरा प्रभाव डालते हैं लेकिन अंकुरण में ये हानिकारक पदार्थ तोड़कर निष्क्रिय कर दिए जाते हैं। यह देखा गया है कि केवल रात भर पानी में भिगो देने पर ही चने और अरहर से 50 प्रतिशत टैनिन अलग हो जाता है। मूँग और उड़द से इस तरह से करीब 25 प्रतिशत टैनिन निकाला जा सकता है। 24-48 घण्टे तक अंकुरण होने पर टैनिन के अंश में आगे और 10-15 प्रतिशत की कमी हो जाती है। सूखे चने में एक और पदार्थ फाइटेट होता है जो कुल फॉस्फोरस का 60 प्रतिशत से भी अधिक होता है, लेकिन 48 घण्टे तक अंकुरण के बाद यह 44 प्रतिशत ही रह जाता है और इस तरह फॉस्फोरस में कोई परिवर्तन नहीं होता। इन्हीं लाभकारी प्रभावों के कारण अंकुरण के बाद दालों से लोहे की उपलब्धि दो गुनी अधिक हो जाती है।

अंकुरण से दाने में मंड की मात्रा भी बदल जाती है। इससे दालें सुपाच्य बन जाती हैं। यह सब जानते हैं कि दालों से आध्मान या उदर-वायु (गैस बनने) की स्थिति आ जाती है। अन्य दालों की तुलना में चने से अधिक गैस बनती है। इन दालों में औलिगोसैकराइड नामक कुछ शर्कराओं की उपस्थिति गैस बनने से सम्बद्ध कारक है। मानव में उपयुक्त पाचक एंजाइमों की अनुपस्थिति से इन शर्कराओं का अवशोषण नहीं हो पाता है। लेकिन बड़ी आँत वाले जीवाणु (बैक्टीरिया) इन गैस बनाने वाली शर्कराओं पर क्रिया करते हैं। चना, मूँग, उड़द या अरहर अंकुरित होने पर इन ओलिगो-शर्कराओं को कम कर देते हैं। 24 घण्टे तक अंकुरित होने पर आरम्भिक मान की तुलना में ओलिगो-शर्कराओं की सांद्रता 50 प्रतिशत पायी गयी। 48-72 घण्टे तक यह 25-72 प्रतिशत से भी कम पायी गयी। इसका मतलब यह हुआ कि बिना अंकुरित दालें कम गैस बनाने वाली होती हैं।

दालों, विशेषकर चने और मूँग को तैयार करने की दो पारम्परिक विधियाँ भूनने और फुलाने वाली विधियाँ हैं। इन खाद्य-पदार्थों को भूनने और फुलाने पर अच्छा स्वाद आता है। ताप से इन प्रक्रियाओं के दौरान पोषणरोधी पदार्थों का नाश भी हो जाता है। भुनी दालों के आटे की लुगदी का गाढ़ापन भी कम हो जाता है। इस तरह भुनी हुई दालों के प्रयोग से हम भोजन का परिमाण कम कर सकते हैं, विशेष रूप से छोटे बच्चों को खिलाने में।

दालों को पकाने की प्रचलित विधि पानी में उबालने की है। उबालने से अधिकांश

वे पदार्थ निष्क्रिय हो जाते हैं जो शरीर को कुछ पोषक पदार्थों को सोखने नहीं देते, लेकिन कुछ पोषक पदार्थ पकाने वाले माध्यम में घुलकर बह जाते हैं।

अरहर के विषय में पाया गया है कि उबालने से रिबोफ्लाविन की 5-25 प्रतिशत तक हानि हो जाती है। दालों के टैनिन अंश से सम्बन्धित हाल की खोजों से पता चलता है कि पकाने के बाद पोषण-रोधी कारक का 80 प्रतिशत से अधिक अंश दाने से अलग हो जाता है। अरहर की दाल अथवा चावल के पकाने पर लोहे की जैव उपलब्धिता पर कोई प्रभाव नहीं पड़ता।

दाल से बनी चीजें पापड़, दाल-मोठ आदि रोगियों को रोग ठीक होने पर देने से शक्तिप्रद खाद्य हैं। मिठाइयाँ नहीं देनी चाहिए। मिठाइयों में बंगाली मिठाई के रसगुल्ले दे सकते हैं।

रूपनिखार—दाल-चावल का उबला हुआ पानी चेहरे पर लगाकर सूखने दें। एक घण्टे बाद धोयें। इससे चेहरे का रूप निखर उठेगा। विस्तार से जानने हेतु लेखक की पुस्तक '**रूपनिखार**' पढ़ें।

मूँग (GREEN GRAM)
मूँग की दाल (GREEN GRAM PULSE)
लेटिन नाम—फेजियोलस ऑरियस (Phaseolus aureus)

ज्वर—ज्वर में मूँग की दाल खाना उत्तम पथ्य है। यह छिलके सहित काम में लेनी चाहिए। ज्वर होने पर मूँग की दाल में सूखे आँवले डालकर पकायें और नित्य सुबह-शाम दो बार खायें। इससे ज्वर ठीक होगा, दस्त साफ आएगा। मूँग आँखों के लिए हितकारी है।

शक्तिवर्धक—(1) लम्बे समय तक बीमार रहने के बाद ठीक होने पर नित्य मूँग की दाल खाने से शक्ति बढ़ती है। (2) दुर्बल रोगियों को जिन्हें अन्न देना मना हो, साबुत मूँग पानी में उबालकर पानी छान लें और इस पानी में नमक, कालीमिर्च स्वाद के अनुसार डालकर हींग से छौंक लें और थोड़ा-थोड़ा बार-बार पिलायें, यह स्वादिष्ट, सुपाच्य और निर्दोष अन्न का पेय है जो शक्ति भी देता है। (3) मूँग के लड्डू खाने से शक्ति बढ़ती है। (4) सर्दी के मौसम में पाचनशक्ति बढ़ जाती है। अतः पौष्टिक भोजन लाभप्रद है। बिना छिलके वाली मूँग की दाल 500 ग्राम, उड़द की दाल 250 ग्राम लेकर 3 घंटे पानी में भिगोकर पीस लें तथा 750 ग्राम घी में धीमी आँच में इसे भून लें। अच्छी तरह भूनने पर इसे ठण्डा होने के लिए रख दें। पचास ग्राम शतावरी चूर्ण और 50 ग्राम असगन्ध चूर्ण तथा 750 ग्राम बूरा (शर्करा से बना हुआ) अच्छी तरह मिलाकर पचास-पचास ग्राम के लड्डू बना कर रख लें। प्रतिदिन प्रातः दो लड्डू खायें।

लाभ—इसके प्रयोग से बल, वर्ण (रूप), वीर्य तथा रक्त की वृद्धि होकर मनुष्य के मुख पर कान्ति तथा ओज की वृद्धि होती है। निरन्तर प्रयोग से मुख की झाँई, धब्बे, चर्म की सलवटें नष्ट हो जाती हैं। आँखों की ज्योति बढ़ती है तथा संपूर्ण शरीर एवं इन्द्रियाँ शक्तिशाली हो जाती हैं। यह सभी के लिए उपयोगी है। इसके सेवनकाल में किसी प्रकार का परहेज नहीं है।

पसीना—मूँग सेंककर पीस लें। इनको उबटन की तरह मलने से अधिक पसीना आना बन्द हो जाता है।

रतौंधी—साबुत मूँग उबालकर शक्कर मिलाकर नित्य खाने से रतौंधी ठीक हो जाती है।

जलना—मूँग पानी में पीसकर जले हुए स्थान पर लेप करें।

दाद, खाज—छिलके सहित मूँग की दाल इतने पानी में भिगोएँ कि वह उस पानी को सोख ले। दो घण्टे भीगने के बाद उसे पीसकर दाद, खाज पर लगाने से लाभ होता है।

कब्ज़—चावल-मूँग की खिचड़ी खाने से कब्ज़ दूर होती है। दो भाग मूँग की दाल और एक भाग चावल की खिचड़ी बनायें। नमक डाल सकते हैं। फिर घी डालकर खायें। इससे कब्ज़ दूर होगा और दस्त साफ आएगा।

छाले—मूँग की छिलके सहित दाल रात को पानी में भिगो दें। प्रातः छानकर पानी से कुल्ले करें तथा दाल चबा-चबाकर खायें। छाले ठीक हो जायेंगे। दाल पर स्वाद के लिए जो मसाले चाहें डाल सकते हैं। भोजन में छिलकों सहित मूँग की दाल छौंककर खायें।

फ्लू—मूँग, मसूर और मोठ की दाल पकाकर इसका पानी पियें।

पीलिया—मूँग की दाल के पानी में मिश्री मिलाकर पियें।

दस्त—नये और लम्बे समय से हो रहे दस्तों में 100 ग्राम मूँग तवे पर भूनकर पीसकर रख लें। इसकी दो चम्मच एक कप दही में घोलकर नित्य खाने से दस्तों में लाभ होता है।

मलेरिया—मूँग और मोठ की दाल का पानी पियें।

मोठ (KIDNEY BEAN)

लेटिन नाम—फेजियोलस एकोनिटिफोलियस (Phaseolus aconitifolious)

मोठ **कृमिनाशक** और **ज्वरनाशक** है। ज्वर में मूँग और मोठ की दाल लेनी चाहिए।

अधिक पसीना—मोठ को सेंककर आटा पीस लें। एक मुट्ठी मोठ के इस आटे में आधा चम्मच नमक मिला लें। दोनों को अच्छी तरह मिलाकर सूखा ही, जहाँ अत्यधिक पसीना आता हो, मलें। इससे अधिक पसीना निकलना ठीक हो जाता है।

गर्भाशय की शुद्धि—मोठ की रोटी खाने से प्रसव के बाद गर्भाशय की शुद्धि होती है।

अरुचि—नमकीन सेंव आदि बेचने वाले के मिलने वाली मोठ की दाल खाने से अरुचि दूर होती है।

उड़द (BLACK GRAM)

लेटिन नाम—फेजियोलस रेडियेटस (Phaseolus radiatus)

उड़द भारी, चिकने, मल-मूत्र अधिक लाने वाले, बवासीर, गठिया, लकवा और दमा में लाभदायक है। इसकी दाल खायें।

हिचकी—साबुत उड़द जलते हुए कोयले पर डालें। इसका धुआँ सूँघें। हिचकी मिट जायेगी।

नकसीर, सिरदर्द—उड़द की दाल भिगोकर पीसकर ललाट पर लेप करने से नकसीर व गर्मी से हुआ सिरदर्द ठीक हो जाता है।

कमर दर्द—एक पाव बिना छिलके वाली उड़द की दाल सेंककर पीस लें। एक पाव छुहारा गुठली निकालकर पीस लें और एक पाव अर्जुन की छाल पिसी हुई लें। इन सबको मिलाकर दो बार ठण्डे पानी से सेवन करें। कमर दर्द में लाभ होगा।

मर्दानाशक्ति-वर्धक—उड़द का एक लड्डू खाकर ऊपर से दूध पीने से वीर्य बढ़कर धातु पुष्ट होती है और रतिशक्ति बढ़ती है।

अर्धांगघात (Hemiplegia)—उड़द और सोंठ को चाय की तरह उबालकर इनका पानी पिलायें।

फोड़े—यदि फोड़े से गाढ़ी और अधिक पीव निकले तो उड़द की पुल्टिस बाँधें।

गंजापन—उड़द की दाल को उबालकर पीस लें। इसका सोते समय सिर पर लेप कर दें।

सफेद दाग (Leucoderma)—उड़द के आटे को भिगोकर पुनः पीसकर सफेद दाग पर नित्य चार महीने तक लगाने से दाग हट जायेंगे।

शक्तिवर्धक—(1) उड़द में शक्तिवर्धक गुण होते हैं। उड़द किसी भी तरह किसी भी रूप में खायें, इनसे शक्ति बढ़ेगी। उड़द गरिष्ठ होते हैं, अतः अच्छी पाचनशक्ति वालों को ही खाने चाहिए। (2) रात को आधा छटांक उड़द की दाल भिगो दें। प्रातः इसे पीसकर दूध, मिश्री मिलाकर पियें। यह **हृदय, मस्तिष्क और वीर्य** के लिए बहुत लाभदायक है। इसे अच्छी पाचनशक्ति वाले ही सेवन करें। छिलके सहित उड़द की दाल खाने से **शरीर मजबूत बनता** है। उड़द की दाल में हींग का छौंक देने से इसके गुणों में और भी वृद्धि होती है। (3) भीगी हुई उड़द की दाल को पीसकर एक चम्मच देशी घी, आधा चम्मच शहद मिलाकर चाटें। ऊपर से मिश्री मिला हुआ दूध पियें। लगातार सेवन करते रहने से पुरुष घोड़े की तरह बलवान हो जायेंगे।

दूध-वृद्धि—उड़द की दाल में घी मिलाकर खाने से स्तनों में दूध अधिक आता है।

गंजापन शुरू ही हुआ हो, किसी दुर्बल करने वाली बीमारी से बाल तेजी से गिर रहे हों तो छिलके सहित उड़द की दाल उबालकर पीसकर बालों की जड़ों में मालिश करें। आधे घण्टे बाद सिर धोयें। इससे नये बाल उगने लगेंगे। गंजापन दूर हो जाएगा।

अरहर (PIGEON PEA)

लेटिन नाम—कैजेनस कैजेन (Cajanus cajan)

प्रकृति—गर्म और रुक्ष। जिन्हें इसकी प्रकृति के कारण हानि हो, वे इसकी दाल को घी से छौंककर खायें, फिर किसी प्रकार की हानि नहीं होगी।

अण्डवृद्धि (Hydrocele)—यदि बच्चे की अण्डवृद्धि (फोता लटक जाए) तो अरहर की दाल भिगोकर उसी पानी में पीसकर गर्म करके लेप करें।

पसीना—अरहर की दाल, नमक और सोंठ मिलाकर छौंक कर मालिश करने से पसीना आना बन्द हो जाता है। हड़फूटन मिटती है। सर्दी, कँपकँपी लगना ठीक हो जाती

है। सन्निपात की अवस्था में पसीना आने पर भी यह प्रयोग कर सकते हैं।

गैस—अरहर पेट में गैस पैदा करती है।

मुँह में छाले—इसकी दाल छिलकों सहित पानी में भिगोकर उस पानी से कुल्ले करने पर छाले ठीक हो जाते हैं। यह गर्मी का प्रभाव दूर करती है।

भाँग का नशा—31 ग्राम अरहर की दाल को पानी में उबालकर या पानी में भिगोकर उसका पानी पिलाने से भाँग का नशा उतर जाता है।

खुजली—अरहर की दाल को दही के साथ पीसकर लगाने से खुजली में लाभ होता है।

फोड़ा—यदि फोड़े को पकाना अनिवार्य हो तो पानी में अरहर की दाल पीसकर नमक मिलाकर गर्म करके फोड़े पर बाँधने से फोड़ा जल्दी पककर फूट जाता है।

बालों के चकत्ते उड़ना (Alopecia)—चकत्तों को खुरदरे कपड़े से रगड़कर अरहर की दाल पीसकर नित्य तीन बार लेप करें, दूसरे दिन सरसों का तेल लगाकर धूप में बैठें। चार घण्टे बाद पुनः लेप करें। इस तरह कुछ दिन करने से बाल आ जाते हैं।

नकसीर—अरहर की दाल के तीन दाने एक चम्मच पानी में भिगो दें। दो घण्टे बाद इन्हें पीसकर पानी में घोलकर नाक में टपका दें। नकसीर बन्द हो जायेगी।

फोलिक अम्ल

फोलिक अम्ल चना, राजमा और सेम में पाया जाता है।

बाँझपन पुरुषों में—फोलिक अम्ल गर्भवती स्त्रियों के शिशुओं को जन्मजात विकृतियों से बचाता है और पुरुषों को बाँझपन के दोषों से बचाता है। फोलिक अम्ल की कमी से पुरुषों के वीर्य में शुक्राणुओं की संख्या कम होती है और शुक्राणुओं की गुणवत्ता भी खराब होती है। फोलिक अम्ल की पूर्ति के लिए चना, राजमा और सेम नियमित खायें।

चना (BENGAL GRAM)

लेटिन नाम—सायसर एराइटिनम (Cicer arietinum)

मोटापा घटाने के लिए नाश्ते में चना और चाय लें।

कुष्ठ रोग—अंकुरित चना 3 वर्ष तक खाते रहने से कुष्ठ रोग में लाभ होता है।

शक्तिवर्धक—(1) 250 ग्राम चने एक किलो पानी में रात को भिगो दें। चाँदनी रात हो तो इन्हें चाँदनी में रखें। प्रातः उनको इतना उबालें कि चौथाई पानी रह जाए। इस पानी को पीने से शारीरिक शक्ति बढ़ती है। (2) 50 ग्राम ताजा हरे चने (हरे छोले छिले हुए) नित्य खाने से शक्ति बढ़ती है।

चना स्वादिष्ट बनाने के लिए घी की अपेक्षा तेल से छौंकना अधिक लाभदायक है। चने ठण्डे, ज्वरनाशक और वीर्यशोधक होते हैं।

विटामिन 'सी'—प्रातः अंकुरित चने का नाश्ता प्रत्येक परिवार को करना चाहिए। अच्छे चने 24 घण्टे पानी में भिगोए रखें, फिर इनको भीगे हुए कपड़े में 20 घण्टे बँधा रखें। इससे हर चने में अंकुर निकल आते हैं। इन अंकुरित चनों पर नीबू निचोड़ें, पिसी

हुई अदरक, कालीमिर्च, हरीमिर्च, हरा धनिया, काला नमक, सेंधा नमक स्वाद के लिए डाल सकते हैं। इस नाश्ते में विटामिन 'सी' प्रचुर मात्रा में मिलता है। यह नाश्ता फेफड़ों को बलदायक, वजन, रक्त बढ़ाता है तथा रक्त साफ करता है। पाचन क्रिया ठीक रखता है। चना पुष्टिकारक, स्वास्थ्यवर्धक, हृदय रोग-शोधक तथा निवारक है, शरीर में स्फूर्ति लाता है।

प्रोटीन—बच्चों को महँगे बादामों के बजाय काले चने खिलाइए, वे अधिक स्वस्थ रहेंगे। जहाँ एक अण्डे की कीमत के बादामों में एक ग्राम प्रोटीन और तीस कैलोरी ऊष्मा की प्राप्ति होती है, वहाँ इस मूल्य के काले चने में 41 ग्राम प्रोटीन और 864 कैलोरी ऊष्मा प्राप्त होती है।

कब्ज़—एक या दो मुट्ठी चने धोकर रात को भिगो दें। प्रात: जीरा और सोंठ पीसकर चनों पर डालकर खायें। घण्टे भर बाद चने भिगोए गए पानी को भी पी लें। इससे कब्ज़ दूर हो जाएगी।

फरास—चार बड़े चम्मच बेसन एक बड़े गिलास पानी में घोलकर बालों पर मलें, फिर आधा घंटे बाद सिर धो लें। इससे फरास या रूसी दूर हो जायेगी। **बेसन प्राकृतिक शैम्पू है।** बेसन से सिर धोने से बाल काले और घने होते हैं। सिर की खुजली, फुन्सियाँ मिट जाती हैं। यह हर तीसरे दिन लगायें।

सिरदर्द—100 ग्राम नुक्ती, दाने या मोतीचूर के लड्डुओं पर आधा चम्मच घी और 10 कालीमिर्च पिसी हुई डालकर खाने से कमजोरी से होने वाला सिरदर्द ठीक हो जाता है।

श्वास नली के रोग—रात को सोते समय एक मुट्ठी भुने या सिके हुए चने खाकर ऊपर से एक गिलास गर्म दूध पीने से श्वास नली में जमा हुआ कफ निकल जाता है।

जलोदर—25 ग्राम चनों को 250 ग्राम पानी में औटाकर आधा पानी रहने पर पीने से जलोदर में लाभ होता है। यह 3 सप्ताह लगातार पियें।

पीलिया—एक मुट्ठी चने की दाल दो गिलास पानी में भिगो दें। फिर दाल को निकालकर समान मात्रा में गुड़ मिलाकर इसी प्रकार तैयार कर तीन दिन तक खायें। प्यास लगने पर दाल का वही पानी पियें।

भूख कम करना—एक कप काले चने तीन गिलास पानी में उबालें। फिर छानकर यह पानी पीने से जिन्हें भूख अधिक लगती हो, उनकी भूख कम हो जाती है।

पेट दर्द—बच्चे के पेट में दर्द हो तो बेसन पानी में गूँधकर गर्म करके पेट पर मलें।

जलोदर होने पर चने की दाल खाने से जलोदर का पानी सूख जाता है।

जलन, पेचिश—दो मुट्ठी चने का छिलका दो गिलास पानी में मिट्टी के कोरे बर्तन में रात को भिगो दें। यह पानी छानकर प्रात: पी जायें। जलन और गर्मी के कारण दस्तों में रक्त आता हो तो ठीक हो जाता है।

खूनी बवासीर—सिके हुए गर्मा-गर्म चने खाने से इनमें लाभ होता है।

जुकाम—गर्म-गर्म चने रूमाल में रखकर सूँघने से जुकाम ठीक हो जाता है।

मोटापा—चने की दाल रात को भिगो दें। प्रात: उसमें शहद मिलाकर नित्य खायें। मोटापा कम होगा।

धातु पुष्टि—भीगी हुई चने की दाल में शक्कर मिलाकर रात को सोते समय खायें। इसे खाकर पानी न पियें। इससे धातु पुष्ट होती है।

वीर्य का पतलापन—एक मुट्ठी सिके हुए या भीगे हुए चने और 5 बादाम की गुली खाकर ऊपर से दूध पीने से वीर्य गाढ़ा होता है।

वीर्य पुष्टिकर—चने के आटे का हलवा नियमित शाम को खायें। रात को एक मुट्ठी काले चने एक गिलास पानी में भिगोयें। प्रातः पानी छानकर शहद मिलाकर पियें। भीगे हुए चनों को अंकुरित करके खायें। इससे वीर्य-पुष्टि होकर दुर्बलता दूर होगी।

उच्च रक्तचाप व निम्न रक्तचाप, कोलेस्ट्रॉल, हृदयशक्तिवर्धक— 50 ग्राम काले चने, 10 किशमिश या मुनक्का और दो बादाम रात को भिगो दें। सुबह खाली पेट इन्हें चबा-चबाकर खायें और यह पानी पियें। इससे असामान्य रक्तचाप सामान्य हो जाता है तथा कोलेस्ट्रॉल भी सामान्य होकर हृदय शक्तिशाली हो जायेगा। यह लम्बे समय तक खाते रहें। मधुमेहग्रस्त व्यक्ति किशमिश चार ही लें।

दर्द—कमर, हाथ, पैर जहाँ कहीं दर्द हो, दर्द वाली जगह पर बेसन डालकर नित्य मालिश करें। एक बार मालिश किए बेसन को पुनः मालिश के काम में ले सकते हैं। इस तरह मालिश करने से दर्द ठीक हो जाता है।

सौंदर्यवर्धक—(1) बेसन से चेहरा धोने से झाँइयाँ मिटती हैं, चेहरा सुन्दर निकलता है। धूप से त्वचा **झुलसने** (सनबर्न), तेज धूप, गर्मी, लू से त्वचा की रक्षा करने के लिए बेसन को दूध या दही में मिलाकर गाढ़ा लेप बना लें। इसे सुबह-शाम आधा घण्टे त्वचा, चेहरे पर लगा रहने दें, रूप निखर उठेगा। (2) चने की भीगी दाल को पीसकर उसमें हल्दी तथा कुछ बूँदें किसी तेल की डालकर उबटन बनाकर लगायें। बहुत हितकर होगा। (3) आठ चम्मच बेसन, पाँच चम्मच दही, पाँच चम्मच दूध, तीन चम्मच हल्दी—इन सबको मिलाकर गूँध लें। यदि यह गूँधा हुआ सख्त अधिक रहे तो थोड़ा-सा दूध और मिला लें। इसे चेहरे, हाथ, गले पर मलें। यदि सारा शरीर सुन्दर बनाना हो तो सारे शरीर पर मलें। फिर स्नान कर लें। इस मिश्रण से त्वचा को पौष्टिक तत्त्व मिल जाते हैं। दूध, दही में निहित प्रोटीन त्वचा में सरलता से मिल जाता है। हल्दी के एन्टिबायोटिक तत्त्व त्वचा पर होने वाले बाहरी संक्रमण से उसकी रक्षा करते हैं। इससे त्वचा की कोई समस्या नहीं रहती है। इस उबटन का प्रयोग करते रहने से न केवल शरीर ही सुन्दर होता है, बल्कि देखने में आयु वास्तविकता से कम लगती है, जैसे—साठ साल के व्यक्ति का पैंतालीस वर्ष के व्यक्ति जैसा लगना।

दाद, खुजली—चने के आटे की रोटी बिना नमक की 64 दिन तक खाने से दाद, खुजली, रक्तविकार दूर हो जाते हैं। इसके साथ घी ले सकते हैं।

चर्मरोग—खाज, खुजली, फोड़े, फुंसी आदि पर बेसन को पानी में घोलकर लेप करें। सूख जाने पर रगड़कर बेसन साफ करें।

त्वचा का कालापन—(1) 12 चम्मच बेसन, 3 चम्मच दही या दूध, थोड़ा-सा पानी सब मिलाकर पेस्ट-सा बनाकर पहले चेहरे पर मलें और फिर सारे शरीर पर मलें। दस मिनट बाद स्नान करें। साबुन नहीं लगायें। इस प्रकार का उबटन करते रहने से त्वचा का कालापन दूर हो जायेगा। (2) रात को आधा कप चने की दाल गर्म दूध में भिगो दें। प्रातः दाल पीसकर

एक चम्मच हल्दी, एक चम्मच दूध की मलाई तथा दस बूँद गुलाबजल मिलाकर उबटन की तरह शरीर पर मलें। साँवली त्वचा निखर उठेगी।

तैलीय त्वचा—यदि चिकनी त्वचा है तो, गुलाबजल में बेसन मिलाकर चेहरे व शरीर पर लगायें। त्वचा पर से तेल हट जाएगा।

चेचक—भीगे हुए चने पर कुछ देर रोगी अपनी हथेलियाँ रखें। फिर इस चने को फेंक दें। भीगा हुआ चना चेचक के कीटाणुओं को सोख लेता है।

उल्टी (Vomiting)—रात को एक मुट्ठी चने एक गिलास पानी में भिगो दें। प्रातः इनका जल निथार कर पियें। गर्भवती को उल्टी हो तो भुने हुए चने का सत्तू पिलायें।

सफेद दाग (Leucoderma)—मुट्ठी भर काले चने और दस ग्राम त्रिफला चूर्ण (हरड़, बहेड़ा, आँवला) 125 ग्राम पानी में 12 घण्टे भिगो दें। फिर गीले कपड़े में बाँधें। 24 घण्टे बाद अंकुर निकलने पर इन चनों को बहुत चबा-चबाकर लगातार कुछ महीने खाने से सफेद दाग दूर हो जाते हैं। चने के आटे की बिना नमक की रोटी घी से चोपड़ कर सुबह-शाम खायें।

माता के दूध को बढ़ाना—(1) हरे कच्चे चने को छोले कहते हैं। छोले खाने से **दूध बढ़ता** है। (2) यदि माता अपने बच्चे को दूध पिलाने में दूध की कमी प्रतीत करती हो तो 62 ग्राम काबुली चने रात को दूध में भिगो दें। सवेरे दूध को छानकर अलग कर लें। इन चनों को चबा-चबाकर खायें, ऊपर से इसी दूध को गर्म करके पियें। स्तनों में दूध बढ़ जायेगा।

श्वेत प्रदर (Leucorrhoea)—सिके हुए चने पीसकर उनमें खाँड मिलाकर खायें। ऊपर से दूध में देशी घी मिलाकर पियें। इससे श्वेत प्रदर गिरना बन्द हो जाता है।

बहुमूत्रता (Polyuria)—बार-बार पेशाब आने पर एक छटांक भुने, सिके हुए चने खाकर, ऊपर से थोड़ा-सा गुड़ खायें। दस दिन लगातार खाने से बहुमूत्रता ठीक हो जायेगी। वृद्धों को अधिक दिन यह सेवन करना चाहिए।

गर्भपात (Abortion)—यदि गर्भपात का भय हो तो काले चनों का काढ़ा पिलायें।

मधुमेह (Diabetes)—(1) रात को आधा छटांक काले चने दूध में भिगो दें और सवेरे खायें। चने और जौ समान भाग मिलाकर इसके आटे की रोटी सुबह-शाम खायें। (2) केवल चने (बेसन) की रोटी ही दस दिन तक खाते रहने से पेशाब में शक्कर जाना बन्द हो जाता है।

पित्ती (Urticaria)—100 ग्राम चने (बेसन) से बने मोतिया लड्डुओं पर दस कालीमिर्च पिसी हुई डालकर खायें। पित्ती मिट जायेगी।

पागलपन—(1) पित्त (गर्मी) के कारण पागलपन हो तो शाम को एक छटांक चने की दाल पानी में भिगो दें। प्रातः पीसकर खाँड और पानी मिलाकर एक गिलास भरकर पीने से लाभ होता है। (2) चने की दाल भिगोकर उसका पानी पिलाने से भी उन्माद और वमन ठीक हो जाता है।

पथरी (Stone)—गुर्दे (Kidney) या मूत्राशय (Bladder) में पथरी हो तो रात को एक मुट्ठी चने की दाल भिगो दें, प्रातःकाल इस दाल में शहद मिलाकर खायें।

हृदय रोग के रोगियों के लिए काला चना लाभदायक है।

काबुली चने

कैंसर—काबुली चने के बेसन में माइक्रो एलिमेंट सेलेनियम और अमीनो अम्लों की बहुलता होती है। सेलेनियम उपापचय क्रियाओं में किण्वन के दौरान उत्प्रेरक की भूमिका निभाता है और कोशिकाओं को हानिकारक 'मुक्त' ऑक्सीजन मूलकों से बचाता है। जबकि अमीनो अम्ल वह इकाई है जिससे प्रोटीन का निर्माण होता है। काबुली चने के बेसन में दोनों पदार्थों की मौजूदगी से शरीर में कैंसर की कोशिकाएँ नहीं बन पातीं।

—राजस्थान पत्रिका, 23 फरवरी, 2004

मसूर की दाल (LENTIL PULSE)

लेटिन नाम—लेंस एसक्युलेन्टस (Lens esculentus)

मसूर की दाल की **प्रकृति** गर्म, शुष्क, रक्त बढ़ाने वाली और रक्त को गाढ़ा करने वाली है। इसे पचाने में अधिक समय लगता है। इसकी दाल खाने से **दस्त, बहुमूत्र, प्रदर और कब्ज़** में लाभ होता है। इसकी दाल घी से छौंककर, तलकर खाने से नेत्रों को **शक्ति** मिलती है। मसूर के आटे का चूरमा, मलीदा बनाकर खाने से प्रदर, हर प्रकार के **रक्तस्राव** में लाभदायक है।

मसूर की दाल एवं मूँग की दाल के गुण समान हैं। मूँग के बदले मसूर का प्रयोग कर सकते हैं।

प्रोटीन—नित्य 50 ग्राम प्रोटीन लेना अच्छे स्वास्थ्य के लिए जरूरी है। मसूर की दाल के एक कप में 18 ग्राम प्रोटीन मिलता है।

पेट के रोग—पेट की पाचन-क्रिया से सम्बन्धित हर प्रकार के रोग में मसूर की दाल खाना लाभदायक है।

फोड़े—मसूर के आटे की पुल्टिस लगाने से फोड़े शीघ्र फूटकर मवाद सूख जाता है।

मंजन—मसूर की **राख मञ्जन** में लाभदायक है। इस राख में अन्य चीजें उनके गुणों को देखते हुए मिला सकते हैं।

मुँहासे व मुँहासों के धब्बे—मसूर की दाल इतने पानी में भिगोयें कि वह भीगकर उस पानी को सोख ले। फिर उसे पीसकर दूध में मिलाकर सुबह-शाम, दो बार चेहरे पर लगायें, मलें। रात को सोते समय जायफल और कालीमिर्च दोनों कच्चे दूध में पीसकर चेहरे पर लगायें।

चेहरे के दाग—(1) तरबूज के बीज की मींगी (पंसारी के यहाँ उपलब्ध) और मसूर की दाल समान मात्रा में दूध डालकर पीसकर चेहरे पर रात को लेप करें। चेचक, दाग, गहरे गड्ढे साफ हो जायेंगे। लम्बे समय तक प्रयोग करें।

(2) चार चम्मच मसूर की दाल दो घण्टे भिगो लें और बरगद के पेड़ की कोमल नई-नई चार पत्तियाँ दोनों को बारीक पीसकर चेहरे पर लेप करें। तीन घण्टे बाद चेहरा धोयें। चेहरे के धब्बे, झाँइयाँ ठीक हो जायेंगी। यह प्रयोग नित्य दो सप्ताह तक करें।

(3) मसूर की भीगी दाल पर नीबू निचोड़कर पीसकर चेहरे पर लेप करने से चेहरे की झाँइयाँ मिट जाती हैं।

खूनी बवासीर हो तो प्रातः के भोजन के साथ मसूर की दाल खाने और एक गिलास खट्टी छाछ पीने से लाभ होता है।

पैरों की जलन—मसूर की दाल का आटा पीसकर पानी में घोलकर उबालें। फिर ठण्डा होने पर चार बार रोजाना पैरों पर लेप करें। पैरों की जलन में लाभ होगा।

मक्का (MAIZE)

लेटिन नाम—जीया मेयडिस (Zea maydis)

वर्षा ऋतु और भुट्टे का गहरा सम्बन्ध है। किसी को नर्म तो किसी को थोड़ा सख्त पसंद है। इमली की चटनी में उबले भुट्टे स्वादिष्ट होते हैं।

मक्के के दाने की ऊपरी परत रेशे की बनी होती है। इस परत के नीचे की सतह, जिसे एल्यूरोन परत कहते हैं, में बीस प्रतिशत प्रोटीन होता है। यहीं पर अत्यधिक मात्रा में विटामिन-बी भी पाया जाता है। इसके अंदर का भाग जिसे एंडोस्पर्म कहते हैं, में अधिकतर स्टार्च होता है और बिल्कुल अंदर का भाग जिसे कोशाणु कहते हैं, प्रोटीन, खनिज एवं वसा से भरपूर है।

मक्के के प्रोटीन में दो आवश्यक अमीनो अम्ल नहीं होते इसलिए यह प्रोटीन बहुत अच्छे प्रकार का नहीं माना जाता परंतु यदि मक्का को दाल या बेसन या दूध की किसी वस्तु के साथ खाया जाए, तो यह उत्तम प्रकार का हो जाता है। इसीलिए परंपरागत तरीके से मक्के की रोटी को सरसों के साग और रायते के साथ खाया जाए, तो यह बहुत ही संतुलित भोजन हो जाता है। मक्के में एक तत्व, फॉस्फोरस की मात्रा कम होती है और इसी कारण मक्के में पाया जाने वाला लौह तत्त्व बहुत अच्छी तरह से शरीर में अवशोषित होता है। मक्के पर नीबू का उपयोग करने से लौह तत्त्व का अवशोषण और भी अधिक होगा।

मक्के में **कैरोटीन** नाम का एक पदार्थ भी मिलता है, जो शरीर में जाकर विटामिन-'ए' बन जाता है। यह रात में देखने की क्षमता, त्वचा की देखभाल तथा बीमारियों से बचाव के लिए बहुत आवश्यक है। मक्के का रंग जितना गहरा पीला होता है, उतना अधिक उसमें कैरोटीन होता है। इसका **रेशा** एवं **लौह लवण**, कब्ज व खून की कमी वाले लोगों के लिए बहुत अच्छा है, खासकर यदि साथ में नीबू का उपयोग हो।

मक्के या मक्के के आटे के साथ दूध या बेसन का उपयोग करने से मक्के में पाया जाने वाला द्वितीय श्रेणी का **प्रोटीन** अच्छी गुणवत्ता का बन जाता है। किसी भी व्यंजन में अगर हरे पत्ते की सब्जियाँ मिलाएँ, तो अपने आप में संतुलित व्यंजन बन जाता है। अर्थात् मक्के के आटे की रोटी हरी चटनी व रायते के साथ लें, तो बहुत पौष्टिक होगा। इसी प्रकार दूध के साथ मक्के का उपयोग या सलाद के रूप में उबला मक्का, पनीर के टुकड़े और विभिन्न सब्जियों का मेल बहुत पौष्टिक है।

शक्तिवर्धक—ऋतु आने पर मक्का का सिरा, भुट्टा खाने से आमाशय को बल मिलता है। यह रक्तवर्धक है। मक्का के तेल की मालिश करने से शक्ति बढ़ती है।

तेल निकालने की विधि—ताजी दूधिया मक्का के दाने पीसकर काँच की शीशी में भरकर खुली हुई शीशी धूप में रखें। दूध सूखकर उड़ जायेगा और तेल शीशी में रह जायेगा। छानकर तेल को शीशी में भर लें और मालिश किया करें। दुर्बल बच्चों के पैरों पर मालिश करने से बच्चा जल्दी चलेगा। एक चम्मच तेल शर्बत में मिलाकर पीने से बल बढ़ता है।

बिवाइयाँ, दाद—हाथ-पैरों में चर्म रोग हों, दरारें पड़ गई हों, चिर गये हों, खुजली चलती हो, मवाद और रक्त निकलता हो तो ऐसे चर्म रोगों में मक्का का दलिया बिना नमक का बनाकर मलें, और दलिया लगा रहने दें।

एक घण्टे बाद धोकर साफ कर लें। इस तरह ताजा गर्मा-गर्म दलिया नित्य दो बार लगायें। असाध्य समझे जाने वाले चर्म रोग ठीक हो जायेंगे। अनेक रोगियों ने यह अनुभूत नुस्खा बताया है।

खाँसी, कूकर खाँसी, जुकाम—मक्का का भुट्टा जलाकर उसकी राख पीस लें। इसमें स्वादानुसार सेंधा नमक मिला लें। नित्य चार बार चौथाई चम्मच गर्म पानी के साथ फंकी लें। लाभ होगा।

पेशाब की जलन—ताजा मक्का के भुट्टे पानी में उबालकर उस पानी को छानकर मिश्री मिलाकर पीने से पेशाब की जलन, गुर्दों की कमजोरी दूर हो जाती है।

पथरी—(1) मक्का के भुट्टे (मक्का के दानों सहित) जलाकर राख कर लें। एक कप पानी में दो चम्मच मक्का की राख घोलें फिर छानकर इस पानी को पी जायें, इससे पथरी गल जाती है। पेशाब साफ हो जाता है। (2) मक्का के सिर के बाल 30 ग्राम, कुलथी के पानी के साथ उबाल कर, छानकर पीने से पथरी निकल जाती है। अधिक जानकारी हेतु *'कुलथी'*, पथरी का पाठ, लेखक की पुस्तक **'क्या खायें और क्यों'** तथा **'स्वदेशी चिकित्सा के सफल प्रयोग'** में देखें।

यक्ष्मा—जिसे यक्ष्मा का पूर्वरूप हो उसे मक्का की रोटी खानी चाहिए।

उल्टी—मक्का जलाकर पीस लें। इसकी आधा चम्मच राख आधा चम्मच शहद में मिलाकर हर आधे घण्टे से चाटने से उल्टी होना बन्द हो ज़ाता है।

मानसिक तनाव, उदासी (Depression)—मक्का के दाने निकाले हुए भुट्टों को सुखा कर, जलाकर राख बना लें। इसकी चौथाई चम्मच एक चम्मच शहद में मिलाकर नित्य सुबह-शाम चाटें। मानसिक उदासी, निराशा दूर होगी।

ज्वार (GREAT MILLET)

ज्वार **बवासीर** और **घावों** में लाभदायक है।

प्यास—ज्वार की रोटी नित्य छाछ में भिगोकर खायें। इससे अधिक प्यास लगना कम हो जाता है। शरीर बलवान होता है। कमजोर और वातप्रकृति वाले ज्वार न खायें।

पेट में जलन—भुनी हुई ज्वार जिसे 'फूल्या' या 'खील' कहते हैं, बतासों के साथ खाने से पेट की जलन ठीक हो जाती है, प्यास कम लगती है।

जलन—ज्वार का आटा पानी में घोलकर शरीर पर लेप करने से शरीर की जलन दूर हो जाती है।

बाजरा (PEARL MILLET)

लेटिन नाम—पेनिसटम ग्लॉकम (Pennisetum glaucum)

बाजरा दस्तावर, गर्म, श्लेष्मा, **बलगम** का नाश करने वाला होता है। बाजरा शरीर में गर्मी और सूखापन पैदा करता है।

सर्दी का मौसम--सर्दी के मौसम में हमें गर्म प्रकृति की चीजें खानी चाहिये। बाजरा गर्मी देता है। सर्दी के मौसम में बाजरे की रोटी घी या तिल के तेल में चुपड़कर गुड़ के साथ खानी चाहिये। बाजरे की रोटी खाने से दर्द, जोड़ों का दर्द, स्नायुदौर्बल्य में आराम मिलता है। शरीर सुडौल होकर त्वचा में खिंचाव आता है। बाजरे के आटे में तिल मिलाकर रोटी बनायें तो यह अधिक गर्मी देती है। गुड़ और बाजरे की रोटी स्वादिष्ट लगती है। सर्दी में खिचड़ी गर्म दूध से खायें। यह सर्दी के मौसम का पौष्टिक भोजन है। इसे खाने से शरीर पर सर्दी का प्रभाव नहीं पड़ता।

दस्त—बाजरे में सूखापन उत्पन्न करने का गुण है। बाजरा खाने से मल बँधता है, मल का पतलापन दूर होता है। जब पतले दस्त लग रहे हों तो बाजरे की राबड़ी, खिचड़ी, घूघरी, दही या छाछ से खाने से दस्त लगना बन्द हो जाते हैं। लम्बे समय से दस्तों की बीमारी (संग्रहणी) भोग रहे रोगी बाजरे का नियमित सेवन करें। काँच निकलने पर बाजरे के आटे में नमक मिलाकर टिकिया बनाकर गुदा पर बाँधने से काँच निकलना बन्द हो जाता है।

कब्ज़—पेट में सुद्दे (मल की गाँठ) होने पर भी यदि इसकी टिकिया गुदा पर 7 दिन तक बराबर रात्रि में सोते समय बाँधी जाए तो आँतों में जितने भी सुद्दे या खुश्क मल है, वह सब बाहर आ जाता है।

मुख-सौंदर्य—बाजरे की लाली (खिचड़ी कूटते समय जो लाली निकलती है), से उबटन किया जाए तो चेहरे का रंग निखर जाता है।

100 ग्राम बाजरे में पाये जाने वाले पौष्टिक तत्त्व

लोहा—लोहा रक्तकणों की वृद्धि करता है। फेफड़ों से ऑक्सीजन को शरीर के कोशों तक पहुँचाता है। माँसपेशियों का निर्माण और पुष्टि करता है। लोहे की कमी से रक्ताल्पता रोग हो जाता है। बाजरे में लोहा 5.00 मि.ग्रा. मिलता है। बाजरा लोहा तत्त्व की पर्याप्त आपूर्ति करता है। इसके खाने से लाल रक्तकणों की संख्या ठीक रहती है।

फॉस्फोरस—यह बाजरे में 0.35 मि.ग्रा. मिलता है। फॉस्फोरस सजीव शरीर-कोशों का अनिवार्य भाग है। यह अस्थियों तथा दाँतों में रहता है तथा उन्हें बनाता और सुरक्षित रखता है। अम्लों का रूपान्तर करता है और शरीर की ऊर्जा-क्रियाओं को बल देता है।

प्रोटीन—यह बाजरे में 11.6 ग्राम मिलता है। प्रोटीन शरीर का निर्माण, पोषण और रक्षण करता है। इसकी कमी से त्वचा में रूखापन और छिलके से हो जाना, बालों का रंग नारंगी भूरा-सा हो जाना और बच्चों की शरीर वृद्धि रुक जाना—ये दोष हो जाते हैं। इनको मिटाने के लिए बाजरा उत्तम भोजन है।

कार्बोहाइड्रेट—यह बाजरे में 23.35 ग्राम मिलता है। बाजरा शक्ति का उत्तम स्रोत है।

कैल्शियम—यह बाजरे में 42 मि.ग्रा. मिलता है। कैल्शियम शरीर निर्माण, स्नायुतंत्र की कार्य-शक्ति को बल देना, रक्त जमने की सहज प्रवृत्ति तथा शरीर कोशों की अपनी शक्ति का रक्षण करता है। इसकी कमी से अस्थि-दौर्बल्य, दन्त-विकृति और रिकेट्स रोग हो जाते हैं।

थायमिन (विटामिन 'बी-1')—यह बाजरे में 0.33 मि.ग्रा. मिलता है। थायमिन हृदय और स्नायुतंत्र के सामान्य कार्यों में सहायक होता है। छिलका उतारने पर अनाजों का थायमिन नष्ट हो जाता है। अत: बाजरा घूघरी या खिचड़ी के रूप में खाना अधिक लाभप्रद है।

रिबोफ्लाविन (विटामिन 'बी-2' या 'जी')—बाजरे में 0.25 मि.ग्रा. होता है। यह शरीर-वृद्धि करता है, कोशों को बल देता है, रोगों के पश्चात् पुनः स्वास्थ्य-प्राप्ति और माँसपेशियों के पुनर्निर्माण में सहायक होता है। अतिसार और वमन को बंद करता है। इसकी कमी से प्रकाशांतक, त्वचा-विकृति, पलकों में खुरदरापन तथा होंठ-जीभ-नाक का शोथ हो जाता है।

नियासीन—यह बाजरे में 2.3 मि.ग्रा. होता है। नियासीन से श्वास क्रिया सही रहती है। यह शरीर-वृद्धि के लिए आवश्यक है और शक्ति उत्पन्न करता है। बाजरे की घूघरी या खिचड़ी खाने से नियासीन पूरी मात्रा में मिल जाता है।

विटामिन 'ए'—बाजरे में प्राप्त 132 मि.ग्रा. विटामिन-ए शरीर की वृद्धि करता है, दृष्टि शक्ति देता है और बढ़ाता है। इसकी कमी से रतौंधी और त्वचा शुष्कता होती है तथा द्रव-स्राव कम हो जाता है। इसे ठीक करने के लिए बाजरे की उपादेयता स्पष्ट है।

शरीर को मिलने वाली ऊर्जा—बाजरे से 361 कैलोरी ऊर्जा मिलती है। हमें अपने दैनिक भोजन में बाजरे का भी समावेश करना चाहिए।

दूध (MILK)

गाय के दूध में सोना (Gold)—गाय की रीढ़ की हड्डी में सूर्यकेतु नाड़ी होती है। सूर्य की किरणें जब गाय के शरीर को छूती हैं, तब सूर्यकेतु नाड़ी सूर्य की किरणों से सोना बनाती है। इसी कारण गाय के दूध और मक्खन में पीलापन होता है, इसमें विषनाशक तत्त्व होते हैं। नाग (साँप) के काटने पर गाय का घी पिलाना चाहिए, इससे विष उतर जाता है। जीवनभर गाय का दूध-पीने वाले व्यक्ति कैंसर जैसे भयानक रोगों से बचे रहते हैं। गाय का दूध पीने से शुद्ध सोना शरीर में जाता है।

—कल्याण : गोरखपुर, सितम्बर, 1995

शिशु का भोजन—शिशुओं के लिए गाय का दूध माता के दूध के समान गुणकारी है।

गाय का दूध सर्वोत्तम है। दूध को अधिक देर तक गर्म नहीं करना चाहिए। पतले लोगों को मलाईदार दूध और मोटों को मक्खन निकला हुआ दूध पीना चाहिए। आधा किलो दूध अपने विशेष गुणों से एक पाव माँस और तीन अण्डों से अधिक मूल्यवान है। दूध पूर्ण भोजन है। दूध में जीवनोपयोगी सभी पदार्थ होते हैं।

दूध की सफेदी का क्या कारण है?

एक गिलास ठण्डा मलाईदार दूध पीने के बाद आपके होंठों पर जो सफेद मूँछें दिखने लगती हैं, वह दूध में उपस्थित प्रोटीन 'केसीन' है। पौष्टिक कैल्शियम से भरपूर केसीन के कारण दूध सफेद नजर आता है। दूध में उपस्थित क्रीम या मलाई भी इसे सफेद रंग प्रदान करती है। बिना मलाई का दूध सफेद के बजाय स्लेटी नजर आता है।

दूध के सफेद नजर आने का एक और कारण है। कुछ वस्तुएँ प्रकाश को सोखने के बजाय इसे परिवर्तित करती हैं। लाल दिखने वाली वस्तुएँ सिर्फ लाल प्रकाश को ही परावर्तित करती हैं। दूध का केसीन प्रोटीन प्रकाश को पूर्ण रूप से परावर्तित करता है, इसलिए दूध सफेद नजर आता है। दूध के सबसे पौष्टिक तत्त्व हैं कैल्शियम और विटामिन-डी। कैल्शियम हमारी हड्डियों और दाँतों को मजबूत बनाता है और विटामिन 'डी' कैल्शियम को सोखने में मदद करता है।

दूध पीने का समय—दूध प्रातः पीना लाभदायक है। दूध का पाचन सूर्य की गर्मी से होता है। अतः रात को दूध नहीं पीना चाहिए। साधारणतया दूध सोने से तीन घण्टे पहले पीना चाहिए। दूध पीकर तुरन्त नहीं सोना चाहिए। रात्रि को ज्यादा गर्म दूध पीने से स्वप्नदोष होने की सम्भावना रहती है।

दूध कैसा पियें?—ताजा धारोष्ण दूध पीना अच्छा है। यदि यह सम्भव नहीं हो तो दूध गर्म करके पियें। गर्म इतना ही करें जितना गर्म पिया जा सके। दूध को अधिक उबालने से जीवनोपयोगी अंश नष्ट हो जाते हैं। दूध को बहुत उलट-पुलट कर झाग पैदा करके धीरे-धीरं पियें। दूध के झाग बहुत लाभदायक होते हैं। झागों का स्वाद लेकर चूसें। जितने ज्यादा झाग दूध में होंगे, वह दूध उतना ही लाभदायक होगा। दूध का सेवन करते समय किसी प्रकार का खट्टा पदार्थ न लें। दही भी प्रातः और दोपहर को ही लें। रात्रि में दही का सेवन न करें।

दूध में मिठास—चीनी मिला दूध कफकारक होता है। प्रायः दूध में चीनी मिलाकर मीठा करके पीते हैं। चीनी मिलाने से दूध में जो कैल्शियम होता है, नष्ट हो जाता है। अतः चीनी मिलाना उचित नहीं है। दूध में प्राकृतिक मिठास होती है। फीके दूध का अभ्यास करने से थोड़े दिन में ही उसकी प्राकृतिक मिठास का भान होने लगता है और बाह्य मिठास की आवश्यकता नहीं होती। जहाँ तक हो इसमें चीनी न मिलायें। यदि मिठास की आवश्यकता हो तो शहद, मीठे फलों का रस, मुनक्का को भिगोकर उसका पानी, गन्ने का रस, ग्लूकोज मिलायें। बूरा या मिश्री मिला हुआ दूध वीर्यवर्धक, त्रिदोष नाशक होता है।

दूध का शीघ्र पाचन—किसी-किसी को दूध नहीं पचता, अच्छा नहीं लगता। इसके लिए दूध में एक पीपल डालकर, उबालकर पियें। इससे वायु नहीं बनती। दूध में शहद मिलाकर पीने से गैस नहीं बनती। दूध शीघ्र पचता है, दूध के साथ नारंगी, मौसमी का रस मिलाकर पीने, सूखे मेवे डालकर पीने से या ऊपर से नारंगी खाने से दूध शीघ्र पचता है। दूध पीने के बाद नीबू चूसने से भी शीघ्र पचता है। दूध बादी करता हो, गैस बनाता हो तो अदरक के टुकड़े या सोंठ का चूर्ण और किशमिश मिलाकर सेवन करें।

दूध किन-किन रोगों में हानिकारक है—खाँसी, दमा, दस्त, पेचिश, पेट दर्द और

अपच आदि रोगों में दूध नहीं पीना चाहिए। इनमें ताजा छाछ (मट्ठा) पीना चाहिए। घी भी इनमें नहीं लेना चाहिए।

शिशु-आहार—माँ का आहार ही शिशु का आहार है। माँ को पौष्टिक भोजन घी, दूध लेना चाहिए। चटपटी और मसालेदार चीजें नहीं खानी चाहिए। इससे माँ शिशु को भरपेट दूध पिलायेगी।

प्रसव के बाद घुट्टी आदि शिशुओं के लिए संक्रमण का ही कार्य करती है जबकि नवजात शिशु को माँ के दूध के अतिरिक्त पानी भी नहीं पिलाया जाना चाहिए।

राज.पत्रिका दि. अगस्त 7, 2002

स्तनपान—डिब्बाबंद दूध से बच्चों का मस्तिष्क प्रदूषित होता है तथा बच्चा आजीवन किसी-न-किसी बीमारी से ग्रस्त रहने लगता है। माँ का दूध अधिक पीने वाले बच्चों के मुकाबले उनके भीतर शांति व न्याय की भावना कम होती है। दूसरी ओर स्तनपान कराने वाली माताएँ प्राय: स्तन कैंसर से बची रहती हैं तथा उनका सैक्स भी लाजवाब बना रहता है। स्तनपान कराने वाली महिलाएँ, स्तनपान न कराने वाली महिलाओं की अपेक्षा अधिक खूबसूरत बनी रहती हैं।

धारोष्ण दूध—दूध निकलवाकर, छानकर ताजा, बिना गर्म किए मिश्री या शहद, भिगोई हुई किशमिश का पानी मिलाकर चालीस दिन पीने से **वीर्य शुद्ध** होता है। **नेत्रज्योति, स्मरण-शक्ति** बढ़ती है। खुजली, स्नायुदौर्बल्य, बच्चों का सूखा रोग, क्षय रोग (टी. बी.), **हिस्टीरिया, हृदय की धड़कन** आदि में उपयोगी है। यह छोटे और दुर्बल बालकों को अधिक लाभ करता है। इसे धीरे-धीरे चुस्की लेकर पियें।

मोटापा—एक गिलास दूध में 15 मुनक्का बीज निकालकर डाल दें। फिर उबालकर पोने जैसा ठण्डा होने पर एक चम्मच देशी घी और तीन चम्मच शहद डालकर पियें। इससे शरीर का वजन बढ़ेगा।

शिशु शक्तिवर्धक—बच्चे बड़े होने पर भी दुर्बल हों, सूखा रोग हो तो उन्हें दूध में बादाम मिलाकर पिलाएं।

शक्तिवर्धक—(1) आधा किलो दूध में पाव भर गाजर कद्दूकस से छोटे-छोटे टुकड़े करके उबालकर सेवन करने से दूध जल्दी पचता है, दस्त साफ आता है और दूध में लोहा की मात्रा बढ़ जाती है। (2) एक गिलास दूध में एक चम्मच देशी घी तथा तीन चम्मच शहद मिलाकर नित्य रात को दो माह तक पियें। **बुढ़ापा** शीघ्र नहीं आयेगा। बल, वीर्य और सौंदर्य में वृद्धि होती रहेगी।

उच्च रक्तचाप को दूध कम करता है। दूध में विटामिन 'बी' अधिक मात्रा में पाया जाता है जो शरीर को स्वस्थ रखता है।

हृदयाघात—पिछले 28 साल में चार लाख वयस्कों पर किये अध्ययन में पाया कि जो लोग अधिक दूध पीते थे उन्हें हृदय संबंधी अटैक और स्ट्रॉक की संभावना 17 प्रतिशत तक कम हो गई!

—प्रो. पीटर एल्डवुड

बुढ़ापा—बाल सफेद होना और दाँत गिरने लगना, घुटनों में शक्ति कम होना, त्वचा में झुर्रियाँ पड़ना, आँखों में ज्योति कम होना, कानों से कम सुनाई देना बुढ़ापे के

चिह्न हैं। दूध पीते रहने से आयु बढ़ती है। बुढ़ापा अपना प्रभाव नहीं जमा पाता। जो अनाज हम खाते हैं, उसका तीस प्रतिशत प्रोटीन ही पचकर शरीर के काम आता है लेकिन यदि भोजन के साथ दूध लिया जाये तो इससे दुगुनी मात्रा में प्रोटीन शरीर में पचकर शक्ति देता है।

स्त्री संग के बाद एक गिलास दूध में पाँच बादाम पीसकर मिलायें। एक चम्मच देशी घी डालें। इसे पीने से बल मिलता है। नामर्दी दूर करने के लिए सर्दी के दिनों में दो रत्ती केसर डालकर पियें।

खुजली—दूध में पानी मिलाकर रुई के फोहे से शरीर पर मलें। थोड़ी देर बाद स्नान कर लें। खुजली मिट जायेगी।

चक्कर (Vertigo)—250 ग्राम दूध में सात मुनक्का उबालकर रात को नित्य पीने से चक्कर आना ठीक हो जाते हैं।

होंठों का सौंदर्य—एक चम्मच कच्चे दूध में जरा-सी केसर पीसकर होंठों पर मालिश करने से होंठों का कालापन दूर हो जाता है और कान्ति बढ़ती है।

चेहरे का सौंदर्य—चेहरे पर झाँई, कील, मुँहासे, दाग-धब्बे दूर करने के लिए पहले गर्म दूध चेहरे पर मलें, चेहरा धोयें। आधा घण्टे बाद साफ पानी से चेहरा धोयें। इससे चेहरे का सौंदर्य बढ़ेगा। चेहरे के धब्बों पर धारोष्ण दूध के झाग मलने से धब्बे मिट जाते हैं। सोते समय चेहरे पर दूध की मलाई लगाने से भी कील, झाँइयाँ मिट जाती हैं।

सौंदर्यवर्धक—बतासे पीसकर रख लें। आधा चम्मच इस पाउडर में जरा-सा दूध मिलाकर गूँध लें। गाढ़ा-गाढ़ा चेहरे पर लगायें। इससे चेहरे के दाग, धब्बे, चकत्ते, चेचक और मुँहासों के निशान मिट जाते हैं।

मुख सौंदर्य—सूखी त्वचा पर दूध की मलाई मलें। जहाँ झुर्रियाँ पड़ गई हों वहाँ गर्म दूध की मालिश करें। सारे शरीर की दूध से मालिश करना भी लाभदायक है। दूध में नीबू निचोड़कर, फाड़कर, जमे हुए दूध के टुकड़ों से मालिश करने से रूप, रंग निखर जाता है। चेहरे के दाग-धब्बे मिटाने के लिए दूध से 10 मिनट तक चेहरे की मालिश करें।

मुँहासों के दाग होने पर कच्चा दूध और पानी समान मात्रा में मिलाकर लस्सी बनाकर पीने से लाभ होता है।

मुँहासे—चार चम्मच बेसन दूध में गूँधकर एक नीबू निचोड़कर चेहरे पर नित्य एक महीने मलें। चेहरा साफ हो जायेगा।

बाल काले करना—दो किलो दूध उबालकर उसमें सौ ग्राम नील मिलाकर दही जमायें। उसे बिलोकर घी निकालकर लोहे के इमामदस्ते में लोहे की मूसली से इतना रगड़ें कि सारा घी काला हो जाये। इस घी को बालों पर लगाने से बाल काले हो जाते हैं।

चेहरे पर अनावश्यक बाल—(1) औरतों के चेहरे पर भी बाल उग आते हैं, जिनसे उन्हें शर्म आती है। पाँच-पाँच चम्मच बिना छिलके वाली चने और मसूर की दाल तथा एक चम्मच पिसी हुई हल्दी डालकर दूध में भिगो दें। प्रातः इस दाल को पीसकर नित्य चेहरे पर मलें। (2) यदि रक्तविकार हो तो कच्चे दूध की लस्सी नित्य पियें। कुछ दिनों में चेहरे के बाल उड़ जायेंगे।

फरास, बाल गिरते हों, गंज आ गई हो तो पोस्त के दाने (खस-खस) छः चम्मच, दूध में भिगोकर पीसकर सिर पर लेप करें। आधे घण्टे बाद सिर धोयें।

जलना—जलने पर घी लगायें तथा एक गिलास दूध में एक चम्मच घी डालकर रोजाना पियें।

आँखों के रोग—आँखों में चोट लगी हो, जल गई हो, मिर्च-मसाला गिरा हो, कोई कीड़ा गिर गया हो या डंक मारा हो, आँख लाल हो, दुखती हो, कीचड़ आती हो, प्रकाश सहन न होता हो तो रुई का फोहा दूध में भिगोकर आँखों पर रखने से लाभ होता है। रात भर फोहा बँधा रखें तो ज्यादा लाभदायक है। दो बूँद दूध की आँख में भी डालें।

नेत्रों में जलन—(1) रात को सोते समय आँखों की पलकों पर दूध की मलाई रखकर सोयें। जलन मिट जायेगी। (2) एक गिलास ठण्डे पानी में चौथाई कप दूध डालकर आँखों पर छींटे मारें। जलन दूर हो जायेगी। गर्मी से आँखों में सूजन हो तो वह भी ठीक हो जायेगी।

नेत्रों में सूजन—यकृत खराब होने पर नेत्रों में सूजन आ जाती है। आधा गिलास दूध में एक गिलास पानी, चौथाई चम्मच पिसी हुई सोंठ डालकर इतना उबालें कि पानी जल जाये और दूध रह जाये। इसमें स्वादानुसार शहद मिलाकर घूँट-घूँट पियें।

आँख में अवांछित वस्तु गिरना—आँख में तिनका या अन्य कोई चीज गिर जाए और निकलती न हो तो आँख में दूध की तीन बूँदें डालें। दूध की चिकनाहट से वह आँख से निकल जायेगी।

श्वास में घरघराहट होने पर एक कप दूध, दो कप पानी, एक चम्मच पिसी हुई सोंठ, बीस पिसी हुई कालीमिर्च डालकर उबालें। उबालते-उबालते आधा भाग रहने पर ठण्डा होने दें। हल्का-सा गर्म रहने पर इसमें दो चम्मच शहद मिलाकर नित्य सुबह-शाम पियें। श्वास की घरघराहट दूर हो जायेगी।

श्वास नली के रोग, शक्तिवर्धक—एक गिलास पानी + एक गिलास दूध में 5 पीपल डालकर इतना गर्म करें कि केवल दूध ही बचे, पानी ज़ल जाये फिर शक्कर डालकर नित्य सुबह-शाम पियें। इससे **जीर्ण ज्वर, जुकाम, खाँसी, दमा, फेफड़े की कमजोरी, आरम्भिक टी. बी., वीर्य की कमी एवं कमजोरी** दूर होती है। यह कुछ महीने करें।

दमा—(1) 250 ग्राम दूध, 250 ग्राम पानी, 12 मुनक्का बीज निकालकर, पीसकर सबको मिलाकर उबालें। जब उबालते-उबालते आधा पानी रह जाये तब इसमें पिसी हुई दस कालीमिर्च, एक चम्मच मिश्री मिलाकर गर्मा-गर्म नित्य एक बार पिलायें। दमा में यह बहुत लाभकारी है। (2) काकड़ा सिंगी व बड़ी पीपल समान मात्रा में मिलाकर पीस लें। गाय के दूध में केवल चावल (एक किलो दूध + 100 ग्राम चावल) पकाकर खीर बनाकर काँसे के बर्तन में इसे डालकर उस पर यह पाउडर डालकर शरद पूर्णिमा की रात को खुले में रख दें। इसी रात्रि में प्रातः सूर्योदय के पहले यह खीर खिलायें। दमा में लाभदायक है। शरद पूर्णिमा को लोग दमा की यह खीर खाया करते हैं।

मूत्राशय (Bladder) **के रोग**—दूध में गुड़ मिलाकर पीने से लाभ होता है। मूत्र में रुकावट होने पर गर्म दूध में गुड़ डालकर पियें।

अपच—गरिष्ठ भोजन, जैसे—मिठाइयाँ, जीमन, पूरी आदि खाने से पेट खराब हो

जाता है। अपच हो जाती है। एक गिलास दूध, आधा गिलास पानी, स्वादानुसार चीनी मिलाकर सबको उबालें। अच्छी तरह उबलने के बाद गर्म-गर्म धीरे-धीरे पियें। चार घण्टे बाद एक बार पुनः इसी प्रकार दूध बनाकर पियें। खाना नहीं खायें। प्यास लगने पर गर्म पानी पियें। गरिष्ठ भोजन से उत्पन्न सारी अपच ठीक हो जायेगी।

अम्लपित्त (Acidity)—(1) जिन्हें अम्लपित्त (पेट से कण्ठों तक जलन) हो, उन्हें दिन में तीन बार ठण्डा दूध पीना चाहिए। (2) एक कप गर्म दूध में नीबू निचोड़कर फाड़ लें। ठण्डा होने पर उसका पानी छानकर पियें तथा फटने से बना पनीर खायें। पानी से अम्लपित्त में लाभ होता है तथा इस पनीर को खाने से अम्लपित्त के घाव ठीक हो जाते हैं। यह प्रयोग कम-से-कम 15 दिन करें। यह नुस्खा बम्बई के *श्री ए.जी.सामत* ने बताया है।

हिचकी—गर्म दूध पीने से हिचकी बन्द हो जाती है। थकान दूर करने के लिए एक गिलास गर्म दूध पियें।

बवासीर, कब्ज़—गर्म दूध के साथ ईसबगोल की भूसी या गुलाब का गुलकन्द लेने से शौच खुलकर आता है। बवासीर वालों को भी इसे सेवन करना चाहिए। गाय का ताजा दूध तलुओं पर मलने, रगड़ते रहने से बवासीर में लाभ होता है।

गैस—(1) एक गिलास दूध में चार ग्राम पिसी हुई दालचीनी मिलाकर उबालें। फिर उलट-पुलट कर फेंटकर दो चम्मच शहद मिलाकर पियें। इस प्रकार दूध पीने से गैस नहीं बनती। यह दूध भी गैस नहीं बनायेगा। (2) पोदीना और लहसुन की चटनी (बिना नमक व मसाले की) खाने से गैस बाहर निकलने लगेगी। (3) जवाखार (यवक्षार) और सोंठ समान मात्रा में पीसकर एक चम्मच, पानी के साथ फंकी लें। यह स्वादिष्ट चूर्ण है।

दस्त—छोटे बच्चों को दस्त हों तो गर्म दूध में चुटकी भर पिसी हुई दालचीनी डालकर पिलायें। बड़ों को दुगनी मात्रा में मिलाकर पिलायें।

दस्त गर्मी के— गर्म दूध में नीबू निचोड़कर तुरन्त पी जायें। गर्मी के दस्त, पेचिश, आँव ठीक हो जायेंगे।

उल्टी—उबाले हुए गर्म दूध में स्वादानुसार मीठा मिलाकर बर्फ डालकर ठण्डा करके पीने से उल्टियाँ होना बन्द हो जाता है।

पक्षाघात होते ही गुनगुने (हल्का गर्म) दूध में स्वादानुसार शहद मिलाकर नित्य दो बार पीने से लाभ होता है।

पौष्टिक—दूध जितना पौष्टिक है, दूध से बनी मिठाइयाँ उतनी पौष्टिक नहीं होतीं। बकरी का दूध, गाय, भैंस के दूध से अच्छा होता है।

पोषक—माँ का दूध अन्य सभी प्रकार के दूधों से उत्तम होता है। माँ का दूध रोग-निरोधक है एवं शक्ति बढ़ाता है तथा संक्रामक रोगों से बचाव करते हुए शरीर को सुन्दर रखता है।

कूकर खाँसी—एक कप दूध, एक कप पानी मिलाकर उबालें। आधी मात्रा में रहने पर इसमें आधा चम्मच घी मिलाकर पिला दें। इस प्रकार तीन बार रोजाना दो सप्ताह तक पिलायें। कूकर खाँसी ठीक हो जायेगी। स्वाद के लिए इलायची आदि कोई भी चीज मिला सकते हैं।

शिशु-नीरोगिता—माता का संयमी जीवन ही बच्चे को नीरोग रखता है। स्त्री को पुरुष-संग के तत्काल बाद बच्चे को शीघ्र ही दूध नहीं पिलाना चाहिए। इससे बच्चे के शरीर में गर्मी चली जाती है। इसी प्रकार जब क्रोध आया हुआ हो तो बच्चे को दूध न पिलायें। दूध में विटामिन 'सी' नहीं होता। अतः नारंगी-मौसमी का रस बच्चों को अवश्य पिलायें।

बच्चों को दूध से घृणा—यदि बच्चा दूध नहीं पीता है, घृणा करता है तो दूध न पिलायें। दूध के स्थान पर दही, छाछ, लस्सी, दूध से बनी अन्य चीजें, खीर, सूजी आदि दें। कुछ सप्ताह बाद बच्चा स्वयं दूध पीने लगेगा। बच्चे के भोजन में परिवर्तन करते रहना चाहिए। केले को पीसकर दूध में मिलाकर दे सकते हैं।

बच्चों के दाँत गलना—दूध पिलाने के बाद बच्चों को थोड़ा-सा पानी पिलायें, दाँत साफ करायें। कोई भी चीज खाने-पीने के बाद थोड़ा-सा पानी पिलायें और कुल्ले करायें।

लड़का होगा या लड़की—गर्भवती के दूध की कुछ बूँद चेहरा देखने के काँच पर डालें। फिर उसमें जूँ डुबा दें। यदि जूँ दूध में से जीवित निकलकर बाहर आ जाये तो लड़की होगी अन्यथा लड़का होगा।

वीर्य पुष्टि—प्रातः नाश्ते में केला, दस ग्राम देशी घी के साथ खाकर ऊपर से दूध पियें। दोपहर के बाद दो केले, आधा छटांक खजूर, एक चम्मच देशी घी खाकर ऊपर से दूध पियें।

धातुवर्धक बल कारक, जो प्रिय पूछो मोय।
दूध समान त्रिलोक में, और न औषध कोय॥

(1) **मर्दाना शक्ति** बढ़ाने के लिए गर्म दूध में एक चम्मच घी मिलाकर नित्य सोते समय पियें। इससे **उन्माद** में भी लाभ होता है। (2) **अण्डकोश प्रदाह**—अण्डकोश में फुलाव, सूजन, दर्द किसी भी कारण से हो, दूध में एरण्ड की अण्डोली की गिरी बहुत बारीक पीसकर नित्य लेप करें। अण्डकोश ठीक हो जायेगा। यदि अण्डोली नहीं मिले तो अरण्ड का तेल (Castor Oil) और दूध मिलाकर लगायें।

दूध से यौनेच्छा—तीन माह तक लगातार रात्रि को दूध पीने से स्त्री व पुरुषों की यौनेच्छा और काम-शक्ति के साथ-साथ यौन-क्रिया की अवधि में भारी वृद्धि हो जाती है। 25 से 45 वर्ष की आयु के विवाहित स्त्री-पुरुषों पर उक्त विधि का प्रयोग करने के उपरान्त चर्म, यौन एवं रति-रोग विशेषज्ञ डॉ. वीरेन्द्र सिंह इस नतीजे पर पहुँचे। उन्होंने शारीरिक दृष्टि से पूर्ण रूप से स्वस्थ किन्तु ठण्डेपन के शिकार अनेक जोड़ों को दूध सेवन के उपरान्त यौन-क्रिया के प्रति अति उत्साही पाया और इस नतीजे पर पहुँचे कि रात्रि को दूध पीना न केवल शारीरिक किन्तु यौन-सम्बन्ध के प्रति उत्साह जगाने के लिए भी लाभदायक रहता है। दूध में शहद मिलाकर पीने से वीर्य बढ़ता है।

शुक्रवर्धक—दो छुहारे नित्य दूध में उबालकर खायें व दूध पियें। शुक्रों की संख्या बढ़ेगी।

चिड़चिड़ापन—कैल्शियम की कमी से स्त्रियों में मासिक धर्म से पहले चिड़चिड़ापन होता है। नित्य दिन भर में चार गिलास दूध पीने से मासिक धर्म के समय होने वाले मानसिक विकार-क्रोध, चिड़चिड़ापन दूर हो जाते हैं।

अतिरज—मासिक स्राव में रक्त अत्यधिक जाता हो तो एक गिलास दूध में एक चम्मच पिसा हुआ कतीरा स्वादानुसार पिसी हुई मिश्री मिलाकर नित्य तीन बार पीने से रक्तस्राव बन्द हो जाता है।

बाँझपन—पति-पत्नी नित्य दूध पियें और ब्रह्मचर्य से रहें। गर्भाधान के सहायक दिनों में ही सम्पर्क करें। इस तरह की दिनचर्या बाँझपन दूर करने में लाभदायक है। दूध बछड़े वाली गाय का अधिक उपयोगी है।

ऊपर का दूध पीने से दाँत जल्दी खराब—शैशवावस्था में ही बच्चों में दंत-रोगों का बीजारोपण हो जाता है। माँ का स्तनपान करने वाले शिशुओं की अपेक्षा ऊपर का दूध पीने वाले शिशुओं के दाँत आगे चलकर जल्दी खराब हो जाते हैं।

बोतल से दूध पीने वाले शिशु शक्कर का सेवन करने से मीठे के आदी हो जाते हैं। शैशवावस्था में केवल जीभ ही नहीं अपितु होंठ और गले की स्वाद-ग्रंथियाँ भी अधिक संवेदनशील होने के कारण जल्दी प्रभावित हो जाती हैं इसलिए तीन-चार वर्ष के होने तक वे मीठी वस्तुएँ खाना ही अधिक पसन्द करते हैं जिससे आगे चलकर दाँत जल्दी खराब हो जाते हैं।

शिशुओं के लिए माँ का दूध ही उत्तम है। **यदि उन्हें ऊपर का दूध पिलाया जाए तो उसमें चीनी नहीं मिलानी चाहिए।** डिब्बे के दूध में मिली चीनी भी हानिकारक होती है। यदि पहले से ही इस दिशा में सावधानी बरती जाए तो बच्चों के दाँत अधिक मजबूत हो जायेंगे और उनके जल्दी खराब होने का डर भी नहीं रहेगा।

दूध में मिलाई जाने वाली चीनी ही दाँतों को खराब करती है।

त्वचा का कालापन—नित्य चेहरे पर दूध मलें। चेहरा सुन्दर दिखेगा, कालापन दूर हो जायेगा। यदि इच्छा हो तो सारे शरीर पर ही दूध मलें, ऐसा करने से रूखापन दूर होकर त्वचा मुलायम हो जायेगी और कालापन हट जायेगा।

मूत्रकृच्छ (Dysuria)—एक गिलास दूध में एक बूँद चन्दन का तेल डालकर पीने से मूत्रकृच्छ ठीक हो जाता है।

पेशाब की जलन—गर्मी के प्रभाव, गर्म प्रकृति की चीजें खाने से पेशाब में जलन हो तो कच्चे दूध में पानी मिलाकर, लस्सी बनाकर पीने से लाभ होता है।

पथरी—आधा कप दूध एक गिलास में डालें। इसमें खारा सोडा (सोडे की बोतल जो पीने के काम आती है) मिलाकर रोजाना तीन बार पियें। छोटी-छोटी पथरियाँ निकल जायेंगी।

अनिद्रा—(1) रात को सोते समय मावा या खोआ खाने से नींद अच्छी आती है। भैंस का दूध निद्रा लाता है। अतः सोते समय भैंस का दूध पियें। (2) रात को दूध में केसर मिलाकर पीने से नींद अच्छी आती है।

सिरदर्द—500 ग्राम दूध में साफ पानी से धुली हुई 50 ग्राम इमली डालकर एक घण्टा भीगने दें, फिर उस दूध को उबालें। जब दूध फट जाये तो छानकर पानी निकाल लें। इस पानी में पिसी हुई मिश्री स्वाद के अनुसार मिला लें और पियें। इस प्रकार एक सप्ताह नित्य लें। हर प्रकार के सिरदर्द में इससे लाभ होता है।

सिरदर्द आधे सिर में हो—(1) दर्द सूर्य के साथ घटता-बढ़ता हो तो सूर्योदय के पहले गर्म दूध के साथ जलेबी या रबड़ी खायें। (2) 250 ग्राम दूध में स्वाद के अनुसार चीनी डालकर उबालें। फिर दो चम्मच देशी घी डालकर सूर्योदय से पहले पियें। कुछ दिन प्रयोग करने से आधे सिर का दर्द ठीक हो जायेगा। अन्य प्रकार के आधे सिर के दर्द में भी इसे काम में ले सकते हैं।

परिणाम शूल (गैस्ट्रिक और इयूडोनल अल्सर)—रोगी को दूध पर ही रखें अर्थात् बार-बार दूध पीकर ही रहें, भोजन न करें। अनार का रस एवं आँवले का मुरब्बा खायें।

अफीम का नशा—गर्म दूध में घी मिलाकर पीने से अफीम का नशा उतर जाता है।

कान में दर्द होने पर गर्म दूध में एक चम्मच घी मिलाकर पिलाने से लाभ होता है।

कैंसर—अमेरिका की कार्नेल यूनिवर्सिटी के डॉ. डेल बाऊमैन ने गाय के दूध में कैंसर निरोधक तत्त्व सी.एल.ए. पाये जाने की पुष्टि की है।

सी.एल.ए. रसायन कोलन, प्रोस्टेट, गर्भाशय व स्तन के कैंसर को रोकने में सहायक है। गाय के दूध में इस रसायन के होने से यह कैंसर निरोध का सुलभ स्रोत है। **कैंसर के रोगियों को दूध अधिक पीना चाहिए।**

हर प्रकार के रोगी की दवा दूध—कोई भी रोग हो, दिन में अनेक बार अर्थात् 15-20 बार थोड़ा-थोड़ा दूध पीते रहने से रोग दूर हो जाते हैं।

विवर प्रदाह (Sinusitis)—जुकाम में विवर प्रदाह (आधे सिर में दर्द) हो तो दूध में काढ़ा बनाकर पियें। एक गिलास दूध, एक गिलास पानी, तीन पीपल, चार लौंग, दालचीनी के छोटे-छोटे आठ टुकड़े सब मिलाकर उबालें। पानी जल जाने पर दूध छान लें। पीने लायक गर्म रहने पर मीठे के स्वादानुसार तीन चम्मच शहद मिलाकर पियें। चद्दर ओढ़कर सो जायें। इस प्रकार दूध का काढ़ा बनाकर दिन में तीन बार पियें। जुकाम से उत्पन्न आधे सिर का दर्द ठीक हो जायेगा।

यक्ष्मा—सात कली लहसुन की पीसकर दो चम्मच शहद में मिलाकर चाटें। इसके एक घण्टे बाद एक गिलास दूध, एक गिलास पानी, चार चम्मच पिसी हुई मिश्री, आठ पीपल (पंसारी के मिलती है), सब मिलाकर उबालें। आधा भाग रहने पर उतारकर इसमें एक चम्मच घी और तीन चम्मच शहद मिलाकर पाँच मिनट तक उलट-पुलट कर फेंटते रहें। इसके बाद इस दूध को पियें। यक्ष्मा रोग में बहुत लाभ होगा।

पित्ती—कच्चे दूध की लस्सी पीने से रक्त की गर्मी निकल जाती है और पित्ती में आराम आ जाता है।

पेशाब रुकना—गाजर का रस और दूध समान मात्रा में मिलाकर पीने से पेशाब खुलकर आता है।

मलेरिया—एक गिलास दूध में आठ मुनक्का, आधा चम्मच सोंठ डालकर उबालकर नित्य सुबह-शाम पियें। मलेरिया ठीक हो जायेगा।

रक्तस्रावी बवासीर (Bleeding Piles)— रात को सोते समय गुदा में दूध की मलाई मलें, अच्छी तरह नित्य लगायें। बवासीर से रक्त गिरना बन्द हो जायेगा।

हड्डियों का भुरभुरापन (ऑस्टियोपोरोसिस)—आधुनिक जीवन शैली, विटामिन-

'डी' की कमी तथा कसरत न करने से ऑस्टियोपोरोसिस रोग तेजी से फैल रहा है। धूम्रपान करने, शीतल पेय, जंक फूड आदि के सेवन करने तथा असंतुलित भोजन लेने से भी यह रोग हो जाता है। इस रोग में हड्डियाँ कमजोर हो जाती हैं और उनका पता भी नहीं चलता।

उपचार—आप नित्य बीस मिनट धूप सेंकें और प्रतिदिन एक गिलास दूध पियें तो अपनी हड्डियों को मजबूत बना सकते हैं। एक गिलास चिकनाई रहित दूध में 300 मिग्रा. कैल्शियम होता है। ऑस्टियोपोरोसिस से बचने के लिए नित्य एक हजार मिग्रा. कैल्शियम शरीर को मिलना चाहिए।

दही (CURD/YOGURT)

प्रकृति—(तासीर) गर्म। दही दूध से ज्यादा गुणकारी होता है। दही में दूध से 18 गुणा कैल्शियम (चूना) अधिक पाया जाता है। जिन्हें दूध नहीं पचता, दही उनको भी पच जाता है। 80% दही खाने के बाद ही शक्ति में बदल जाता है।

दही में प्रोटीन की गुणवत्ता श्रेष्ठ होती है। दही जमने की प्रक्रिया में बी-विटामिनों, विशेषकर थायोमिन, रिबोफ्लाविन और निकोटेमाइड की मात्रा दुगुनी हो जाती है। दूध की अपेक्षा दही सरलता से पचता है। दूध के समान दही में भी खूब प्रोटीन और कैल्शियम होता है। जो दूध नहीं पचा पाते, उनके लिए भी दही सुपाच्य है।

हानिकारक—दमा, श्वास, खाँसी, कफ, शोथ, रक्तपित्त, ज्वर में दही न खायें। दही रात को नहीं खाना चाहिए।

अपच—दही में सेंककर पीसा हुआ जीरा, नमक और कालीमिर्च डालकर नित्य खाने से अपच ठीक हो जाता है। भोजन शीघ्र पच जाता है।

दस्त—100 ग्राम बर्फी और 150 ग्राम दही, दोनों मिलाकर, सुबह-शाम खायें। दस्त बन्द हो जायेंगे। एक सेवा-भावी व्यक्ति ने अनेक बार लोगों को बताकर सफलता देखकर यह अपना अनुभूत नुस्खा बताया है। बच्चे व खाने वाले की क्षमतानुसार मात्रा घटा-बढ़ा सकते हैं।

अम्लपित्त—अम्लपित्त में दही मीठा ही खायें। दही ज्यादा खट्टा नहीं होना चाहिए। ज्यादा खट्टा दही अम्ल या एसीडिटी बढ़ाता है तथा लेक्टिक अम्ल की अधिक मात्रा के कारण शरीर में सुस्ती व कमजोरी लाता है।

दही, चावल और मिश्री मिलाकर सूर्योदय से पहले खाने से सूर्योदय के साथ बढ़ने-वाला सिरदर्द ठीक हो जाता है। इसे कम-से-कम छः दिन लें।

अर्श (रक्तस्रावी)—जब तक बवासीर में रक्त आता रहे तब तक केवल दही ही खाते रहें, अन्य कोई चीज न खायें। रक्तस्राव बन्द हो जायेगा।

शिशुओं का भोजन—बुल्गारिया के बालरोग विशेषज्ञ डॉ. असैन-फिकब के अनुसार दही, माँ के दूध के पश्चात् बालक का सर्वश्रेष्ठ आहार है। बुल्गारिया में जिन बच्चों को माँ का दूध उपलब्ध नहीं हो पाता है, उन्हें दही दिया जाता है।

आँतों की सूजन दूर करने के लिए दही का अधिकाधिक सेवन दिन में कई बार करें। रोटी कम-से-कम खायें। जब भूख लगे तब दही खायें।

आँतें—बुल्गारिया के ही गैस्ट्रो एन्ट्रोलोजिस्ट *प्रो. ताशो ताशेव* के अनुसार एन्टीबायोटिक्स देने के पश्चात् आँतों के बैक्टीरियल फ्लोरा पर पड़े कुप्रभाव को दही से बचाया जा सकता है।

पेचिश—दो चम्मच ईसबगोल की भूसी दही में मिलाकर नित्य तीन बार खायें। पहली खुराक सवेरे भूखे पेट खायें। पेचिश होने पर दही खाना लाभदायक है।

रोग-निरोधक—जो लोग नियमित रूप से दही का सेवन करते हैं उन्हें कई तरह के रोग नहीं होते। दही खाने से न तो हृदय-रोग दबोचने का साहस करता है और न तनाव सम्बन्धी रोग ही नजदीक आ पाते हैं।

दही खाने की विधि—दही खाने का सर्वश्रेष्ठ और लाभदायक तरीका यह है कि ताजा और मधुर स्वाद के दही में शक्कर और थोड़ा-सा पानी मिलाकर प्रात:कालीन भोजन के साथ प्रयोग किया जाए। दही में थोड़ा-सा जल अवश्य मिलाना चाहिए ताकि दही विकारमुक्त हो जाए। दही में शक्कर या शहद डालकर, मीठा करके खाने से इसके गुणों में वृद्धि हो जाती है।

दही का खट्टापन—दही खट्टा हो जाये तो उसे कपड़े में बाँधकर लटका दें। पानी टपक कर खट्टापन दूर हो जायेगा।

खुश्की—दही में शक्कर मिलाकर खाने से शरीर की खुश्की दूर होती है।

पित्त और धूप से होनी वाली शिथिलता—गर्मी के मौसम की बेचैनी दूर करने के लिए दही की लस्सी में सेंधा नमक और भुना हुआ जीरा मिलाकर पियें। इससे ताजगी और स्फूर्ति आयेगी।

मर्दाना शक्तिवर्धक—ताजा मीठा दही नित्य खाते रहें। बुढ़ापे तक मर्दाना शक्ति बनी रहेगी। उपदंश या आतशक भी ठीक हो जायेगा।

रक्तक्षीणता—दही की लस्सी नित्य पीते रहने से दुर्बलता दूर होती है। विचार सात्विक होते हैं। शरीर यौवन से परिपूर्ण रहता है। मस्तिष्क में चिड़चिड़ापन, क्रोध नहीं आता। मानसिक शान्ति रहती है। बेचैनी नहीं रहती।

हृदय-रोग, उच्च रक्तदाब, मोटापा तथा गुर्दे की बीमारियों में भी दही अत्यधिक लाभप्रद बताया गया है। हृदय तेज धड़कता हो, उच्च रक्तचाप हो, दिल डूबा-डूबा जाता हो, तो नित्य दही की लस्सी का एक गिलास पीने से लाभ होता है।

हृदय-रोगनाशक—अमेरिका के प्रो. जार्ज शी मान के अनुसार दही हृदय-रोग की रोकथाम के लिए उत्तम वस्तु है। यह रक्त में बनने वाले कोलेस्ट्रॉल नामक घातक पदार्थ को मिटाने की क्षमता रखता है। कोलेस्ट्रॉल रक्तशिराओं में जमकर रक्तप्रवाह रोकता है जिससे ओटोरओस क्लीरोसिस नामक हृदय-रोग होता है। चिकने पदार्थ खाने वाले इसी रोग के शिकार होते हैं। अत: दही का प्रयोग उत्तम है।

सिरदर्द (आधे सिर में)—जो सिरदर्द सूर्य के साथ बढ़ता और घटता है इस तरह के सिरदर्द को 'आधासीसी' कहते हैं। 'आधासीसी' का दर्द दही के साथ चावल खाने से ठीक हो जाता है। प्रात: सूर्योदय के समय सिरदर्द आरम्भ होने से पहले नित्य दही में चावल मिलाकर खायें।

बाल गिरने के कारण—आवश्यकता से अधिक भावनात्मक दबाव से बाल गिरने लगते हैं। औरतों में एस्ट्रोजन हारमोन की कमी से बाल अधिक गिरते हैं। भोजन में लौह तत्त्व, विटामिन 'बी' तथा आयोडीन की कमी से भी बाल असमय में ही अधिक गिरते हैं।

बालों को गिरने से रोकने के लिए दही से सिर धोना चाहिए। दही में वे सभी तत्त्व होते हैं, जिनकी स्वस्थ बालों को आवश्यकता रहती है। दही को बालों की जड़ों में लगाइए और बीस मिनट बाद सिर धोइए। ऐसा करने से लाभ मिलेगा।

काले बाल—आधा कप दही में एक नीबू निचोड़कर मिला लें। इसे बालों पर मलें और 20 मिनट रहने दें फिर सिर धोएँ तो इससे बाल मुलायम एवं काले हो जायेंगे।

बाल—दही से सिर धोने से बाल मुलायम और सुन्दर होते हैं। एक कप दही में पिसी हुई 10 कालीमिर्च मिलाकर सिर धोने से सफाई अच्छी होती है। बाल मुलायम एवं काले रहते हैं तथा बाल गिरना बन्द हो जाते हैं। सप्ताह में एक बार कम-से-कम इसी तरह बाल धोयें।

फरास—(1) फरास, सिर में सफेद भूसे जैसे तिनके भरना, जिसमें प्रायः खुजली होती है, कंघा करते समय भूसा नीचे गिरता है। बाल सूखे-सूखे लगते हैं। फरास धीरे-धीरे फैलती-फैलती सारे शरीर को प्रभावित कर सकती है। एक कप दही और तीन चम्मच शक्कर मिलायें। दही और शक्कर मिलने से ऐसा रसायन बनता है जो फरास को दूर कर देता है। इसे सिर पर बालों की जड़ों तक लेप करें। बीस मिनट बाद बालों को धोयें। इससे फरास दूर हो जाती है। (2) एक कप दही में नमक मिलाकर बिलो लें, फेंट लें। इससे बालों को मलकर धोयें। फरास दूर हो जायेगी। (3) दही चार चम्मच + नारियल का तेल एक चम्मच + सुहागा जलाया हुआ फूला एक चम्मच सबको मिलाकर बालों की जड़ों में लगाकर एक घंटे बार सिर धोयें।

झुर्रियाँ—सुहागा गर्म तवे पर फुलाकर पीसकर आधा चम्मच, नारियल का तेल दो चम्मच तथा दही को कपड़े में बाँधकर, लटकाकर, पानी निकालकर पाँच चम्मच में सबको अच्छी तरह मिलाकर चेहरे पर लेप करके आधा घण्टे बाद धोयें। इस प्रकार नित्य करने से चेहरे की झुर्रियाँ मिट जायेंगी और काले धब्बे-निशान भी दूर हो जायेंगे।

त्वचा की सफाई—एक बड़ा चम्मच दही में एक चम्मच नीबू का रस मिलाकर रुई भिगोकर चेहरे पर रगड़ने से चेहरा साफ हो जाता है, त्वचा कोमल हो जाती है।

खुजली—बदन पर दही की मालिश करके नहायें। खुजली, खुश्की, हाथ-पैरों पर खुरदरापन, सब ठीक हो जायेंगे। दही की लस्सी भी पियें। यह गर्मी के मौसम में लाभदायक है।

धब्बे, मुँहासे—जब त्वचा रूखी, काली हो जाए, जगह-जगह दाग, धब्बे पड़ जायें, मुँहासों से चेहरा कुरूप हो जाये तो चेहरे और शरीर पर उबटन की तरह दही से मालिश करें फिर पाँच मिनट बाद स्नान करें। दही में बेसन मिलाकर मलें। त्वचा कोमल हो जायेगी।

फोड़े में सूजन, दर्द, जलन हो तो पानी निकाला हुआ दही बाँधें। एक कपड़े में दही डालकर पोटली बाँधकर लटका दें। इससे दही का पानी टपक जायेगा। फिर इसे फोड़े पर लगाकर पट्टी बाँध दें। दिन में तीन बार पट्टी बदलें।

अनिद्रा—दही में पिसी हुई कालीमिर्च, सौंफ तथा चीनी मिलाकर खाने से नींद आ जायेगी। दही का प्रयोग अनिद्रा में किया जाता है। प्राय: ऐसा देखा गया है कि दही के सेवन के बाद नींद आसानी से आती है।

भाँग का नशा—ताजा दही खिलाते रहने से भाँग का नशा उतर जाता है।

आँखों में जलन—पलकों पर दही की मलाई या मक्खन मलें। इससे आँखों की जलन ठीक होगी।

पथरी—दही की लस्सी पीने से पथरी निकल जाती है।

शरीर से दुर्गन्ध आने पर दही और बेसन मिलाकर शरीर पर मलें।

कैंसर की दवा—*राष्ट्रीय डेयरी संस्थान* के वैज्ञानिकों ने काफी परिश्रम के बाद अपना यह मत व्यक्त किया है कि दही कई प्रकार के कैंसर की सम्भावना को समाप्त कर देता है। दही का सेवन स्वास्थ्य के लिए बहुत उपयोगी है। हालाँकि दही दूध को जमाने से बनता है परन्तु दूध दही के रूप में बदलने पर अपने गुणों में वृद्धि कर लेता है।

करनाल, 24 जुलाई, 1976

दही में कैंसर जैसे भयानक रोग से संघर्ष करने की शक्ति विद्यमान है। कैंसर की पहचान है, गाँठ (ट्यूमर) होना।

लिंकन-स्थित नेब्रास्का विश्वविद्यालय के खाद्य विज्ञान के प्रोफेसर *खेम-शाहनी* का कथन है कि दही ट्यूमर-निरोधी है। *शाहनी* ने ट्यूमर से ग्रस्त चूहों पर अपना प्रयोग किया। एक दल के चूहों को पानी दिया गया और दूसरे दल को दही युक्त पानी। जिनको दही युक्त पानी दिया गया था, उनमें ट्यूमर का विकास 28 प्रतिशत कम रहा, और दूसरे में ट्यूमर तेजी से बढ़ा।

बल्गोरियन अकेडेमी ऑफ सायं साईं के शोधकर्ताओं ने कैंसर से ग्रस्त चूहों को लैक्टोबेसिलस बल्मैरिकस के इंजेक्शन दिए। 455 चूहों में 136 पूर्णत: स्वस्थ हो गए। शोधकर्ताओं का कहना है कि दही का बैक्टीरिया त्वचा के कैंसर में भी लाभकारी है।

दही में कैंसर-निरोधी क्षमता तो है ही, उसके साथ ही यह 'प्राकृतिक एंटीबायोटिक' है। उसकी यह क्षमता रोग को रोकने में सहायक हो सकती है। नित्य दही खाने से कैंसर नहीं होता।

दही का दूसरा बैक्टीरिया ऐसिडोफिलस आँतों के कैंसर में भी हितकारी हो सकता है।

वैज्ञानिकों के अनुसार दही खाने के एक घण्टा बाद ही उसके 81 प्रतिशत अंश को शरीर आत्मसात् कर लेता है, जबकि दूध सेवन के एक घण्टे के बाद केवल 32 प्रतिशत अंश ही शरीर आत्मसात् कर पाता है। दही से शरीर की फालतू चर्बी कम होती है। इसलिए मोटापा कम करने के लिए दही या मट्ठे का सेवन बहुत उपयोगी है।

छाछ (BUTTER MILK)

न तक्रसेवी व्यथते कदाचित् न तक्रदग्धा: प्रभवन्ति रोगा:।
यथा सुराणाममृतं प्रधानं तथा नराणां भुवि तक्रमाहु:॥

अर्थात् छाछ का नियमित सेवन करने वाला कभी रोगी नहीं होता और न ही छाछ के

सेवन से नष्ट हुए रोग दोबारा उत्पन्न होते हैं। जिस प्रकार देवताओं में अमृत ही जीवन है, उसी प्रकार मनुष्यों के लिए इस पृथ्वी पर छाछ अमृत स्वरूप है।

''दुर्नामग्रहणी गुल्मशोष शोफोदराशया:।
रोगा: कासादयो यान्ति सशूलास्तक्रपस्य हि॥
दृढ: शरीर: सबल: तुष्टि पुष्टि समन्वित:।
कामादपि भवेत्कान्तो जीवन्यब्दशतं सुधी:॥

अर्थात् छाछ पीने वाले व्यक्ति के अर्श, संग्रहणी, वायुगुल्म, क्षय, सूजन, खाँसी आदि विकार समूल नष्ट हो जाते हैं। छाछ पीने वाला व्यक्ति सुदृढ़ शरीर वाला, पुष्ट, बलवान और संतुष्ट रहकर कामदेव से भी अधिक रूपवान होकर सौ वर्षों तक जीता है।

इतनी लाभकारी छाछ से दूर रहना ठीक नहीं है। इसका उचित व नियमित सेवन प्रत्येक व्यक्ति को आरंभ कर देना चाहिए।

मट्ठे में कैल्शियम होता है जो अस्थियों को मजबूत और जोड़ों को स्निग्ध बनाता है।

''कैलासे यदि तक्रमस्ति गिरीश: किं नीलकण्ठे भवेत्,
बैकुण्ठे यदि कृष्णतामनुभवेद्यापि किं केशव:।
इन्द्रो दुर्भगतां क्षयं द्विजपतिर्लम्बोदरत्वं गण:,
कुष्ठित्वं च कुबेरको दहनतामग्निश्च किं विन्दति॥''

अर्थात् यदि कैलाश पर्वत पर तक्र (छाछ) उपलब्ध होता तो भगवान शंकर के गले का विष नष्ट हो जाता और उनका कण्ठ नीला न होता, यदि बैकुण्ठ में उपलब्ध होता तो क्या विष्णुजी काले होते? जो देवलोक में उपलब्ध होता तो इन्द्र को भगन्दर न होता, चन्द्रमा का क्षय न होता और अग्नि में इतनी दाहकता न होती।

कहने का तात्पर्य यह है कि छाछ के अन्दर विष, श्यामवर्ण, भगन्दर, क्षय-रोग, मोटापा, कोढ़, दाहकता आदि विकारों को नष्ट कर देने की शक्ति होती है। इस प्रकार यह स्वर्ग के अमृत से भी ज्यादा गुणकारी है।

छाछ सेवन करने वाला कभी दु:खी नहीं होता है

छाछ या मट्ठा शरीर से विजातीय तत्त्वों को बाहर निकालकर नव-जीवन प्रदान करता है। शरीर में रोग-प्रतिरोधक शक्ति उत्पन्न करता है। छाछ में घी नहीं होना चाहिए। गाय के दूध से बनी छाछ श्रेष्ठ होती है। छाछ पीने से जो रोग नष्ट होते हैं वे जीवनभर पुन: नहीं होते। छाछ खट्टी नहीं होनी चाहिए। पेट के रोगों में छाछ कई बार पियें। गर्मी में छाछ पीने से शरीर में ताजगी एवं तरावट आती है। नित्य नाश्ते एवं भोजन के बाद छाछ पीने से शारीरिक शक्ति बढ़ती है एवं बनी रहती है। बाल असमय में सफेद नहीं होते। *छाछ का रात्रि को सेवन नहीं करें।*

भोजन के अन्त में छाछ, रात्रि के मध्य दूध और रात्रि के अन्त में पानी पीने से स्वास्थ्य अच्छा रहता है।

मधुमेह—प्रात: भूखे पेट एक गिलास छाछ पियें। इसके बाद तत्काल ही टमाटर का एक गिलास रस पियें। तीन सप्ताह इस तरह सेवन करने से शक्कर (Sugar) सामान्य हो जायेगी।

बवासीर—एक गिलास छाछ में स्वादानुसार नमक और एक चम्मच पिसी हुई अजवायन मिलाकर पीने से हर प्रकार के बवासीर में लाभ होता है। छाछ के उपयोग से नष्ट हुए बवासीर पुनः उत्पन्न नहीं होते। सेंधा नमक ज्यादा लाभ करता है। छाछ में सिका हुआ जीरा मिलाकर पीना भी लाभदायक है।

सोंठ का पाउडर छाछ में मिलाकर सेवन करें। छोटी पीपल का पाउडर छाछ के साथ लें।

जमींकंद की सब्जी भी फायदेमंद रहती है। इसी प्रकार हरा धनिया, सौंफ, जीरा, गुलकंद, आँवला आदि विशेष लाभदायक हैं।

रक्तस्रावी बवासीर—छाछ में सेंधा नमक और सेंककर पिसा हुआ जीरा मिलाकर नित्य चार बार एक-एक गिलास पियें।

अजीर्ण, घी, तेल और मूँगफली का—घी, तेल और मूँगफली अधिक खाने से अजीर्ण होने पर, छाछ पीने से लाभ होता है।

कृमि—(1) एक दिन जलेबी खायें। इससे पेट के कीड़े सब एकत्रित हो जायेंगे। दूसरे दिन से एक गिलास छाछ में नमक मिलाकर नित्य पियें। (2) एक गिलास छाछ में सेंककर पिसा हुआ जीरा एक चम्मच, पिसी हुई कालीमिर्च आधी चम्मच और स्वादानुसार नमक मिलाकर नित्य चार बार पियें। पेट के कृमि निकल जायेंगे।

गैस—दिन के भोजन में एक बार भोजन के बाद एक गिलास छाछ में जरा-सा नमक, आधा चम्मच पिसी हुई अजवायन मिलाकर नित्य 21 दिन तक पीने से गैस बनना बन्द हो जाती है। पेट हल्का रहता है।

पीलिया—छाछ में शहद मिलाकर नित्य पीने से पीलिया में लाभ होता है।

जी मिचलाने पर छाछ में पोदीना मिलाकर पियें।

दस्त—(1) आधा पाव छाछ में एक चम्मच शहद मिलाकर नित्य 3 बार पीने से दस्त बन्द हो जाते हैं। (2) सौंफ, धनिया तथा जीरा—तीनों को बराबर लेकर महीन चूर्ण बना लें। उसमें थोड़ा-सा सेंधा नमक मिला लें। इसकी आधा चम्मच दिन में तीन बार मट्ठे या छाछ के साथ सेवन करें। (3) बरगद के पेड़ की जटा को सुखाकर पीस लें। उसमें से एक चम्मच चूर्ण रोजाना एक बार छाछ के साथ सेवन करें।

पुराने दस्त—लम्बे समय से दस्त लग रहे हों, तो छाछ में सेंधा नमक, सेंका हुआ जीरा, घी में सेंकी हुई हींग मिलाकर एक-एक गिलास नित्य चार बार पियें।

भाँग का नशा खट्टी छाछ पीने से उतर जाता है।

दाँत निकलना—छोटे बच्चों को नित्य छाछ पिलाने से दाँत निकलने में कष्ट नहीं होता और दाँतों का रोग भी नहीं होता। दाँत सरलता से निकल आते हैं।

मोटापा छाछ पीने से कम होता है।

पेट के क्षय (T.B.) में छाछ का नित्य सेवन अधिकाधिक मात्रा में करें।

कब्ज़—छाछ का एक गिलास नित्य तीन बार पीने से कब्ज़ दूर हो जाती है।

आँतों में सूजन, गैस, अपच—गरिष्ठ भोजन से अपच होने पर खाना बन्द कर दें। छाछ में भुना हुआ जीरा, कालीमिर्च, पोदीना, सेंधा नमक पीसकर स्वाद के अनुसार मिलाकर

दिन में तीन बार पियें। अपच दूर हो जायेगी। छाछ की जगह दही भी काम में ले सकते हैं।

अम्लपित्त (Acidity)—एक गिलास छाछ में आठ पिसी हुई कालीमिर्च और स्वादानुसार पिसी हुई मिश्री मिलाकर हर दो घण्टे से पाँच बार में पाँच गिलास छाछ पीने से अम्लपित्त ठीक हो जाता है। **पेट दर्द भूखे होने** पर हो तो छाछ पीने से यह दर्द ठीक हो जाता है।

जलोदर (Ascites)—इक्कीस तुलसी के पत्ते चबाकर एक गिलास छाछ नित्य पीते रहने से जलोदर में लाभ होता है।

अपच—अपच के लिए छाछ एक औषधि है। तली, भुनी, गरिष्ठ चीजों को पचाने में छाछ लाभदायक है। छाछ आँतों में स्वास्थ्यवर्धक कीटाणुओं की वृद्धि करती है, आँतों में सड़ांध रोकती है। छाछ में सेंधा नमक, भुना हुआ जीरा, कालीमिर्च पीसकर मिलायें, अजीर्ण शीघ्र ठीक हो जायेगा।

छाछ से कब्ज़, दस्त, पेचिश, खुजली, चौथे दिन आने वाला मलेरिया बुखार, तिल्ली, जलोदर, **रक्तचाप (कमी या अधिकता), दमा, गठिया, अर्धांगघात, गर्भाशय के रोग, मलेरिया जनित यकृत के रोग, मूत्राशय की पथरी में लाभ होता है।**

बुढ़ापा—नित्य एक गिलास छाछ सदा पीते रहें। इससे बुढ़ापे का प्रभाव शरीर में नहीं दिखाई देगा।

नेत्र रोग—नित्य छाछ पीते रहने से बुढ़ापे तक नेत्रों की ज्योति ठीक रहती है।

वृक्क रोग—छाछ नित्य पीते रहने से वृक्क ठीक रहते हैं। वृक्कों की सफाई होती रहती है। चेहरे पर सूजन नहीं रहेगी। इसमें अजवायन मिला सकते हैं। नमक नहीं मिलायें।

पेशाब में रुकावट हो तो छाछ में हरा धनिया पीसकर, मिलाकर पियें।

आधे सिर का दर्द सुबह छाछ में सेंधा नमक मिलाकर चावल के साथ खाने से ठीक हो जाता है।

यूरिक अम्ल नित्य छाछ पीने से नष्ट हो जाता है। यूरिक अम्ल घटने से जोड़ों के दर्द में लाभ होता है।

कमर दर्द—दस कालीमिर्च और आधी गाँठ लहसुन पीसकर पतले मलमल के कपड़े में रखकर इसे निचोड़ें। जो रस निकले, उसे एक गिलास छाछ में मिलाकर, इसी प्रकार नित्य पियें। कमर का दर्द ठीक हो जायेगा।

गठिया—छाछ में समान मात्रा में पिसी हुई सोंठ, जीरा, कालीमिर्च, अजवायन, काला तथा सेंधा नमक मिलाकर एक गिलास छाछ दिन में नित्य तीन बार पियें। गठिया ठीक हो जायेगी।

शक्तिवर्धक—छाछ पीने से स्रोतों, मार्गों की शुद्धि होकर रस का भली-भाँति संचार होने लगता है। **आँतों से सम्बन्धित** कोई रोग नहीं होता। नियमित छाछ पीने से शरीर की पुष्टि, प्रसन्नता, बल, कान्ति, ओज की वृद्धि होती है। पिसी हुई अजवायन, सेंधा नमक, छाछ—तीनों मिलाकर नित्य भोजन के अन्त में कुछ दिन पीने से बहुत लाभ होता है, यह अच्छी न लगे तो छाछ में कालीमिर्च और नमक मिलाकर भी पी सकते हैं।

वीर्य-वृद्धि—नियमित खाना खाने के बाद छाछ पीने से वीर्य-वृद्धि होती है।

घाव—छाछ में आम की गुठली या सूखा आँवला घिसकर नित्य दो बार घाव पर लेप करने से घाव भर जाता है।

पित्ती (Urticaria)—25 ग्राम पिसी हुई अजवायन एवं इतना ही गुड़ मिलाकर दो भागों में बाँट लें। एक भाग प्रातः खाकर ताजा छाछ का एक गिलास पियें तथा दूसरा भाग शाम को खाकर पानी पियें। भोजन हल्का, दलिया ही खायें। पित्ती ठीक हो जायेगी।

सीने में कफ जमकर घर्र-घर्र की आवाज आती हो तो नित्य छाछ में अजवायन पिसी हुई एक चम्मच डालकर पियें।

थकान होने पर छाछ पीने से स्फूर्ति आती है।

यक्ष्मा में छाछ पीना बहुत लाभदायक है।

श्वेत प्रदर—आधा गिलास चावलों का माँड और आधा गिलास छाछ मिलाकर नित्य पीते रहने से श्वेत प्रदर ठीक हो जाता है।

सफेद दाग—बावची चार चम्मच, मूली के बीज चार चम्मच, हल्दी दो चम्मच, सब पीस लें। इसमें चार चम्मच बेसन और आधा कप छाछ मिला लें। सफेद धब्बों पर इसे मलें और लेप करें। यह लेप चार घण्टे लगा रहने दें। इसके बाद धोयें। कुछ महीनों यह प्रयोग करते रहने से सफेद दाग मिट जाते हैं।

बावची का चूर्ण एक चम्मच सुबह तथा शाम को छाछ से फंकी लें और एक गिलास छाछ पियें। बावची को छाछ में पीस कर सफेद धब्बों पर लेप करें। नित्य लम्बे समय तक करें। यदि किसी प्रकार का कष्ट हो तो प्रयोग बन्द कर दें। **पथ्यापथ्य**—खट्टे पदार्थ, लाल-मिर्च, गर्म प्रकृति के पदार्थ, नमक आदि का सेवन बंद कर देना चाहिए या कम से कम लें।

हृदय रोग में नित्य छाछ पीने से लाभ होता है।

मोटापा—(1) छाछ मोटापा घटाती है। एक गिलास छाछ में दो चम्मच शहद डाल कर नित्य प्रातः पियें। (2) छाछ छौंक कर सेंधा नमक डालकर नित्य पियें। (3) एक चम्मच त्रिफला पाउडर छाछ से फंकी लेकर एक गिलास छाछ पियें। जो भी सरल लगे कोई सा एक प्रयोग लगातार करें।

छाछ की मात्रा—छाछ की मात्रा का कोई नियम नहीं हैं। अपनी रुचिनुसार जितनी चाहें छाछ पी सकते हैं। सामान्य रूप से बच्चे 500 ग्राम तक और बड़े एक किलो तक छाछ पी सकते हैं।

मक्खन (BUTTER)

बवासीर अरक्तस्रावी—बवासीर में दर्द हो तो गर्म पानी से सेंककर मक्खन लगायें।

यक्ष्मा के रोगियों के लिए मक्खन लाभदायक है।

हाथ-पैरों में जलन, बोदरी माता से शरीर में गर्मी हो तो मक्खन और मिश्री समान मात्रा में मिलाकर दो चम्मच नित्य प्रातः चाटें।

लम्बाई, मोटापा बढ़ाना—वजन वृद्धि के लिए चर्बीयुक्त पदार्थों का सेवन आवश्यक होता है। वजन बढ़ाने के लिए मक्खन की चिकनाई उत्तम मानी जाती है। जिनको उचित मात्रा में मक्खन खाने को मिलता है, उनकी लम्बाई व वजन में वृद्धि साधारण आहार करने

वालों से अधिक होती है। मक्खन के बाद तिल की चिकनाई का महत्त्व भी स्वीकारा गया है।

घी (CLARIFIED BUTTER)

लेटिन नाम—ब्यूटीरम डेप्यूरेरम (Butyrum depurarum)

घी में पान का पत्ता डालकर गर्म करें। फिर छानकर रखें। इससे घी बहुत दिन तक अच्छा रहता है। घी देर से पचता है। अत: कम मात्रा में खायें।

यहाँ बताये गये प्रयोगों में गाय का घी तथा गाय के अन्य उत्पाद गोबर के छाणे, कंडे आदि काम लेना सर्वश्रेष्ठ है। गाय के घी के अभाव में अन्य घी काम में लें।

घी की शुद्धता की पहचान—(1) असली घी की शुद्धता में मिलावट का शक हो तो सूखी मटकी पर कुछ घी रगड़कर रख दें। यदि कुछ समय पश्चात् वहाँ सफेदी की परत जम जाए तो ऐसी दशा में वह घी नकली होगा। (2) काँच की कटोरी में थोड़ा-सा सरसों का तेल लेकर उसमें थोड़ा-सा देसी घी डाल दें। यदि उस घी में मिलावट होगी तो वह घी तेल के बीच में टंगा हुआ तैरता दिखेगा और घी शुद्ध होगा तो पेंदे में बैठ जायेगा।

हवन—कमरे में गोबर का छाणा (कंडा) जलाकर उस पर चौथाई चम्मच चावल एक चम्मच घी में मिलाकर डालें। इसके धुएँ से वातावरण शुद्ध होगा। कमरे में ऑक्सीजन भर जायेगी।

चेहरे के काले दाग—रात को सोते समय घी को चेहरे पर मलने से चेहरे के काले दाग और चोट के दाग मिट जाते हैं।

होंठ फटना—घी में जरा-सा नमक मिलाकर होंठों व नाभि पर सुबह व रात को लगाने से होंठ फटना बन्द हो जाते हैं। चेहरे पर दूध की मलाई लगाने से भी लाभ होता है।

नेत्र-ज्योति बढ़ाने हेतु गाय का ताजा घी और मिश्री मिलाकर तीन महीने खायें। घी खाना भी आँखों के लिए उपकारी है।

अम्लपित्त—देशी घी की मालिश दोनों तलवों पर नित्य दस मिनट रात को सोते समय करने से अम्लपित्त में लाभ होता है।

बाला—50 ग्राम घी गर्म करके नित्य एक बार तीन दिन तक पीने से बाला रोग चला जाता है।

रक्तार्श—एक चम्मच तिल पीसकर एक चम्मच घी में मिलाकर नित्य एक बार खायें।

बवासीर (रक्तस्रावी)—घी, तिल और मिश्री—प्रत्येक की एक-एक चम्मच मिलाकर नित्य तीन बार खायें। बवासीर में से रक्त गिरना बन्द हो जायेगा।

सिरदर्द, घने बाल—(1) प्रतिष्ठित परिवार की एक रोगिणी ने अपना अनुभव बताया कि उसे नित्य रात को जब वह गहरी नींद में सोती रहती थी, अचानक तेज सिरदर्द होता था। इसके लिए उसने कई डॉक्टरों से चिकित्सा कराई, लाभ नहीं हुआ। बातों ही बातों में सिरदर्द की चर्चा करते समय एक बुजुर्ग ने उससे कहा कि वह रात को सोते समय पैर की तलियों में देशी घी की मालिश करके सोया करे। उसने ऐसा ही किया। चार दिन की मालिश से ही उसका सिरदर्द ठीक हो गया। (2) नकसीर आने के कारण सिरदर्द है, तो घी की दो

बूँदें नित्य रात में सोते समय नाक में डालें। सिर में घी की मालिश करने से बाल काले, घने हो जाते हैं।

आधे सिर में दर्द—सिरदर्द सूर्य के साथ घटता-बढ़ता हो तो सुबह-शाम घी सूँघें व तीन बूँद नाक में टपका दें। सिरदर्द गर्मी से हो तो ठण्डा और बादी का हो तो गर्म घी से सिर की मालिश करें। प्रातः सूर्योदय से पहले एक-एक चम्मच घी व मिश्री मिलाकर 4 दिन खायें।

दाग-धब्बे—चेहरे पर घी की मालिश कुछ दिन करने से झाँइयाँ, दाग-धब्बे हट जाते हैं।

दस्तावर—दस्तावर औषधि लेने से पहले यदि तीन दिन तक घी कालीमिर्च के साथ पी लें तो आँतें मुलायम होकर मल फूल जाता है और दस्तावर औषधि लेने से पेट की सब गन्दगी बाहर निकल जाती है। गर्म दूध और घी मिलाकर पीने से दस्त नरम हो जाता है। यह अर्श में लाभदायक है। कब्ज़ दूर होगी।

घाव—एक कटोरी में एक चम्मच देशी घी डालकर गर्म करें। इसमें रुई का फोहा पानी में भिगोकर, निचोड़कर डाल दें। फोहे का सारा पानी जल जाने के बाद यह फोहा सहन हो उतना गर्म करके घाव पर रखकर पट्टी बाँध दें। इस तरह नित्य पट्टी बाँधते रहें। घाव भर जायेगा। इससे फोड़े, फुंसी भी ठीक हो जायेंगे।

छाले (Stomatitis)—रात को सोते समय छालों पर घी लगाने से लाभ होता है। जलने से हुए छालों, छाले फूटने से हुए घावों पर भी घी लगायें।

घी खायें—घी का सेवन हृदय के लिए हानिकारक है। घी कम मात्रा में खायें तो शरीर के लिए लाभदायक है। घी में विटामिन 'ए' की प्रचुर मात्रा होती है। इसलिए घी का सेवन बन्द नहीं करना चाहिए। इसे पचाने के लिए शारीरिक श्रम, व्यायाम, भ्रमण करना चाहिए।

नाक, गला और स्मरण-शक्तिवर्धक—नित्य रात को दो-दो बूँद गुनगुना घी दोनों नाक के नथुनों में डालें तथा भीतर खींच लें। इससे रात्रि भर ऑक्सीजन (प्राणवायु) मस्तिष्क को मिलती रहेगी। इससे हम अपनी मानसिक शक्ति का अधिक उपयोग कर सकेंगे। यदि इस क्रिया को दिन में 3 बार—प्रातः, दोपहर व रात को सोने पहले दो माह तक करेंगे, तो वह वायु के प्रवाह के बीच आने वाली बाधा दूर करने और अनेक पुराने रोगों को ठीक करने में प्रभावी औषधि का काम करता है। इसके द्वारा प्रमुख ग्रंथियों, जैसे—तृतीय-नेत्र ग्रंथि, पोष ग्रंथि के माध्यम से कोशाओं का उपस्नेहन (लुब्रिकेशन) होता है और शुष्कता, सूजन, आंतचल (कोएग्युलेशन) रक्तस्राव (हैमरेज) जैसे रोगों का निवारण होता है। शीत, कोटर-संक्रमण (साइनस इन्फेक्शन) अथवा नासिका-गिल्टी (नेजल पाऑलीपस) आदि वायुमार्ग के खुल जाने से और ग्रसनि-कपाट (फैरेन्जाइल वॉल्व) ढीले होने से निवारण हो जाते हैं, और श्वसन को रोकने वाला श्लथ (फ्लैसिड) दूर हो जाता है। बाल गिरने बन्द हो जाते हैं।

स्मरण-शक्ति के लिए विशेष रूप से बच्चों व विद्यार्थियों के लिए नाभि पर 2 बूंद घी डालें फिर कपड़े की गीली पट्टी और उसके ऊपर सूखे कपड़े की पट्टी रखें। करीब 15-20 मिनट नित्य प्रति करें। इससे पेट की तमाम बीमारियाँ दूर होकर स्मरण-शक्ति बढ़ती है।

अनिद्रा—रात को नाक के नथुनों में 2-2 बूँद गुनगुना घी डालें और भीतर खींच लें। फिर 2-3 बूँद घी नाभि पर डाल लें फिर तीन-तीन बार क्लॉकवाइज व एन्टी-क्लॉकवाइज अँगुली घुमा लें। साथ ही घी से पाँव के तलवे पर मालिश करें, बहुत अच्छी नींद आएगी। शान्ति व आनन्द का अनुभव होगा। मस्तिष्क निद्रा-प्रेरक हारमोन्स को मुक्त करेगा और चार घण्टे की नींद का काल, 90 मिनट गहरी नींद और हल्की नींद का चक्र बना रहेगा। सामान्य कार्य के लिए इतनी नींद पर्याप्त है।

शक्तिवर्धक—नित्य दो चम्मच घी इतनी ही पिसी मिश्री में मिलाकर रोटी के साथ दो महीने खाने से कब्ज़ से उत्पन्न दुर्बलता दूर होकर शक्ति बढ़ जाती है। हृदयरोगी और मधुमेह ग्रस्त अपने परहेजों पर विचारकर खायें। सुन्नपन, बेहोशी, जोड़ों का दर्द, गठिया, जलन, सिर के बाल गिरना आदि में घी की मालिश करने से लाभ होता है।

बाँयटे (Cramps)—हाथों, पैरों, पिंडलियों, शरीर के जिस भाग में भी बाँयटे आयें, उसी ओर के हाथ या पैरों की सबसे छोटी अँगुली (कनिष्ठा) और अँगूठे के पास वाली अँगुली (तर्जनी) दोनों को एक साथ हाथ या पैर सीधे रखकर खेंचें। बाँयटे तुरन्त बन्द हो जायेंगे। यदि पैर में बाँयटा आ रहा हो तो उसी पैर की बताई गई दोनों अँगुलियाँ सीधी एक साथ खेंचें और इसी तरह हाथ की। गर्म दूध पियें। बाँयटों से हुए दर्द पर घी की मालिश करें।

हृदय रोग—बाईपास सर्जरी से बचने के लिए एवं हृदय रोग में या धमनियों में अवरोधों (Blockage) को दूर करने के लिए गौमूत्र चिकित्सा के साथ पंचगव्य लें और निम्न उपचार 30-40 दिन करें—20 ग्राम काले उड़द की छिलके वाली दाल रात्रि को भिगों दें, फिर सुबह उसमें बीस ग्राम गुग्गुल मिलाकर चटनी के समान पीसें, फिर उसमें एरंडी का 20 ग्राम तेल मिलायें, फिर देशी गौ का ताजा मक्खन 20 ग्राम मिलायें—इस पेस्ट को रात्रि को छाती पर अच्छी तरह लगायें, ऊपर एरंडी का पत्ता बाँधकर रात्रि भर रखें। सुबह उसको साफ करके फिर लेप लगायें और दिन भर रखें। 30-40 दिन में धमनियों का कोलेस्ट्रॉल साफ हो जायेगा। साथ में लौकी का प्रयोग करें। लेखक की पुस्तक **'क्या खायें और क्यों'** में हृदय रोग का पाठ पढ़ें।

स्मरण-शक्तिवर्धक—सिर पर गाय के घी की मालिश करने से स्मरण-शक्ति बढ़ती है सिर के रोग भी दूर होते हैं। नाक में घी की बूँदें भी डालें।

तलवों, हाथ-पैरों में जलन हो तो घी मलने से मिट जाती है।

पैरों में जलन—पैरों में घी या मक्खन मल कर आग से तपायें, इससे जलन दूर होगी।

हिचकी—थोड़ा-सा गर्म-गर्म देशी घी पी लेने से हिचकी बन्द हो जाती है। नाभि पर घी गर्म करके लगायें। गर्म दूध जितना पिया जा सके, घी में एक चम्मच मिलाकर पिलायें। हिचकी बन्द हो जायेगी।

मोटापा घटाना—नित्य प्रातः पैर के तलवों पर घी की मालिश करके दो किलोमीटर घूमें। मोटापा कम होगा।

मोटापा बढ़ाना—घी और शक्कर मिलाकर खाने से शरीर मोटा हो जाता है।

नकसीर—रोगी की गर्दन पीछे झुकाकर लेटा दो और उसके नाक के दोनों नथुनों में

पाँच-पाँच बूँद देशी घी की डालकर रोगी को इसे साँस से अन्दर खेंचने को कहो। इस तरह घी को सूँघने से नकसीर आना बन्द हो जाता है। यह क्रिया एक सप्ताह करें।

कैंसर—लिनोलैनिक—फैटी एसिड कैंसर को रोकने में सक्षम है जो घी में प्रचुर मात्रा में मिलता है। जो लोग घी नित्य खाते हैं उनको कैंसर से बचाव होता है। दूध में घी मिलाकर पीने से और हलवे में घी मिलाकर खाने से कैंसर में लाभ होता है। शरीर निर्विष रहता है।

प्रसूता—गर्भधारण होने पर नियमित रूप से घी खाते रहने से गर्भस्थ शिशु का पूर्ण रूप से पोषण होता है, प्रसव सरलता से होता है। प्रसव के बाद घी खाने से कमजोरी दूर होती है।

विष का प्रभाव—जिसने विष खाया हो, जिसे साँप ने काटा हो, जिसे प्लेग हो गया हो, उसे आधा पाव देशी घी, चार बार दूध के साथ या केवल घी पिला देने से सब प्रकार के विष बाहर निकल आते हैं। घी पीने के चार घण्टे बाद तेज गर्म पानी अधिकाधिक पिलायें। इससे उल्टी, दस्त होंगे। आवश्यकता हो तो दूसरे दिन भी पिलायें।

जलना—(1) चालीस ग्राम सफेद राल बारीक पीसकर मैदा की चलनी से छानकर भगोने में डालकर गर्म करें। भली प्रकार सिक (Fried) जाये तब ठण्डा पानी डालकर चम्मच से हिलायें। ठण्डी होने पर इसमें मिला हुआ पानी निथारकर फेंक दें एवं सौ ग्राम घी मिलाकर इसे सौ बार पानी से धोयें। इसका लेप जले हुए पर नित्य करें। पट्टी नहीं बाँधें। जला हुआ शीघ्र ठीक हो जायेगा। एक वृद्ध सज्जन ने मेरे सामने इसकी सफलता की बहुत प्रशंसा की है। (2) अग्नि से जलने पर घी लगाने से लाभ होता है।

बिवाइयाँ (Chilblains)—देशी घी और नमक मिलाकर बिवाइयों पर लगायें। इससे त्वचा कोमल रहती है। जाड़ों में हाथ-पैर नहीं फटते।

पित्ती (Urticaria)—पित्ती या छपाकी निकलने पर देशी घी और सेंधा नमक कों मिलाकर मालिश करें। फिर कम्बल ओढ़कर पसीना लें। पित्ती मिट जायेगी।

शराब का नशा होने पर दो चम्मच घी और इतनी ही चीनी मिलाकर पीने से नशा उतर जाता है।

नाभि पकने पर घी गर्म करके नाभि पर लगायें।

नाक में खुश्की तथा नथुनों पर पपड़ी जमने पर घी सूँघने और रूमाल पानी में भिगोकर सिर पर रखने से लाभ होता है।

खाँसी, गला बैठना—घी एक चम्मच, मिश्री एक चम्मच और 15 काली मिर्चें मिलाकर सुबह-शाम चाटने से गला बैठना और सूखी खाँसी ठीक हो जाती है। इसे चाटने के बाद कुछ घण्टे पानी न पियें। घी, कालीमिर्च गर्म कर ठण्डी करके खाने से भी लाभ होता है।

खाँसी—125 ग्राम दूध में एक चम्मच घी और एक कप पानी मिलाकर उबालें। उबालते-उबालते आधा भाग रहने पर स्वादानुसार मिश्री मिलाकर बच्चों को यह दूध नित्य चार बार पिलायें। खाँसी ठीक हो जायेगी।

पुरानी खाँसी—देशी घी और गुड़ आग पर गर्म करें, पिघलने पर खिलायें। छाती पर घी और सेंधा नमक मिलाकर मालिश करें। इससे पुरानी खाँसी ठीक हो जाती है।

क्षय रोग में मक्खन, मिश्री मिलाकर खाने से क्षय रोग का नाश होकर बल मिलता है।

फफोला—मकड़ी मूतने से फफोले हो जाते हैं। इन पर घी और नमक मिलाकर लगाने से लाभ होता है।

आमवात में पीड़ित स्थान पर घी में सेंधा नमक मिलाकर मालिश करें, सूजन व दर्द में आराम मिलेगा। असगंध के पत्ते या धतूरे के पत्ते पर घी लगाकर गर्म करके बाँधने से शीघ्र लाभ होता है।

निमोनिया—निमोनिया पीड़ित बच्चे के कमरे में चौबीस घण्टे घी का मोटी बत्ती का दिया जलाने से और उसी कमरे में पीड़ित बच्चे को रखने से निमोनिया ठीक हो जाता है।

जुकाम—विशेष रूप से बहने वाला व जुकाम के कारण सिरदर्द आदि में थोड़ा-सा घी गुनगुना करें। गुनगुने घी को अँगुली में लगाकर नाक के दोनों नथुनों में लगायें, एक-एक बूँद घी डालें और घी को ऊपर खींचें। तुरन्त आराम मिलना शुरू हो जायेगा। इस क्रिया को लगभग 10 मिनट बाद, फिर एक घण्टे बाद और आवश्यकतानुसार करते रहें, जुकाम जल्दी पककर ठीक हो जाता है।

टी.बी.—50 ग्राम मिश्री और 10 ग्राम पीपल पीसकर 250 ग्राम दूध में 250 ग्राम पानी मिलाकर उबालें, जब मिलाया हुआ पानी जल जाए और मात्र दूध ही बचे तब उसमें दो चम्मच घी और चार चम्मच शहद घोल लें और फिर दूध में मिलाकर इतना फेंटें कि दूध का झाग पैदा हो जाये। इसको चूसते रहें। अगर फेफड़ों में छेद व घाव भी हो गए हों तो वे भी भर जायेंगे।

सरसों का तेल (MUSTARD OIL)

लेटिन नाम—ब्रासिका केम्पेस्ट्रिस (Brassica compestris)

प्रकृति—गर्म। सरसों दो प्रकार की—पीली और लाल होती है। गुणवत्ता में पीली सरसों अच्छी होती है।

दाँत-दर्द— एक-दो बार सरसों का तेल एक नथुने से सूँघने पर दाँत का दर्द कुछ समय के लिए बन्द हो जाता है। *—Dr. E. P. Anshutz.* इसे सूँघने से नाक, कान, नेत्र और सिर को शक्ति मिलती है। सरसों का तेल, नीबू का रस, सेंधा नमक मिलाकर मञ्जन करने से दाँत साफ होते हैं, दर्द और हिलना बन्द हो जाता है। नमक बहुत बारीक कपड़े में छानकर सरसों के तेल में मिलाकर मञ्जन करने से भी दाँत-दर्द, मसूढ़े फूलना ठीक हो जाते हैं।

मंजन—बहुत बारीक सेंधा नमक + नीबू का रस + जरा-सी फिटकरी सरसों के तेल में मिलाकर नित्य मञ्जन करने से दाँतों और मसूढ़ों की बीमारियाँ, दाँतों के कीड़े, दर्द, मसूढ़े फूलना बन्द होकर दाँत मजबूत और साफ हो जाते हैं। पाचन संस्थान ठीक रहता है।

मधुमेह—*जयपुर, 3 मार्च, 1996.* बम्बई के अखिल भारतीय मधुमेह संस्थान में आयोजित कार्यशाला में किये गये अनुसंधान के बाद यह तथ्य सामने आया है कि यदि सरसों

के तेल का नियमित सेवन किया जाए तो इससे मधुमेह से पीड़ित रोगी को न केवल राहत मिलती है अपितु इस रोग के फैलाव को नियंत्रित करके रोगियों को मौत के मुँह में जाने से बचाया जा सकता है।

कार्यशाला में जयपुर के *डॉ. अरविन्द गुप्ता* ने बताया कि अनुसंधान के बाद यह निष्कर्ष सामने आया कि आहार के तौर-तरीकों को व्यवस्थित कर दिया जाए तो मधुमेह जैसे खतरनाक रोग के कारण होने वाली मौतों को काफी हद तक कम किया जा सकता है।

रोगियों पर किए गए प्रयोगात्मक कार्यों के निष्कर्ष में यह पाया गया कि मूँगफली व सूर्यमुखी का तेल इस रोग की उग्रता को और तेज कर देता है।

डॉ. गुप्ता का कहना है कि इस रोग से पीड़ित व्यक्ति को बिना किसी दवा के केवल आहार से ही ठीक किया जा सकता है क्योंकि विटामिन 'ई' व 'सी' युक्त आहार इस रोग के उपचार में काफी सार्थक भूमिका अदा करते हैं।

त्वचा का सूखापन—ठण्डे मौसम में त्वचा खुरदरी और सूखी होती है। ठण्ड में शरीर पर सरसों के तेल की मालिश करके स्नान करने से ठण्ड कम लगती है। ठण्ड का प्रभाव कम होता है। सरसों के तेल की मालिश से शरीर हृष्ट-पुष्ट, चेहरे के धब्बों में कमी, त्वचा के रंग में निखार, सुन्दर, कान्तिमय और आकर्षक हो जाती है।

सरसों का तेल हानिकारक जीवाणुओं को मारता है, इससे रक्तसंचार में तेजी आती है, माँसपेशियाँ मजबूत होती हैं और नाड़ी तंत्र को बल मिलता है। इससे शरीर में ताजगी आती है, थकान मिटती है।

मालिश—शीत ऋतु में त्वचा की रुक्षता मिटाने एवं स्निग्ध बनाए रखने के लिए शरीर की मालिश करनी चाहिए। इससे त्वचा सुन्दर दिखती है। मालिश के लिए सरसों का तेल उपयोग में लीजिए। रात को सोते समय सरसों के तेल की मालिश करने से मच्छर नहीं काटते। कसरत से थकान होने पर पैरों पर मालिश करने से लाभ होता है।

पैरों की मालिश—'भाव प्रकाश' में लिखा है कि तलवों में तेल की मालिश करने से उनमें स्थिरता रहती है, **नींद गहरी आती है; आँखों की रोशनी बढ़ती है; पैरों का फटना बन्द होता है; पैरों का सो जाना, थकावट,** स्तम्भ तथा संकोच मिटता है। पैरों में रोग नहीं होते।

जोड़ों का दर्द, मेरूदंड के रोग, लकवा, उच्च रक्तचाप आदि रोगों में तलवों पर सरसों के तेल की मालिश स्वयं 5 मिनट प्रतिदिन या सप्ताह में दो बार करने से लाभ होता है।

—स्वामी रामदेव योग संदेश, नव., 2005

पित्ती, छपाकी—पित्ती होने पर दस्तावर औषधि देकर पेट साफ करें। सरसों के तेल की मालिश करके गर्म पानी से स्नान करें। इससे पित्ती में लाभ होता है।

आटण, घट्टा (Corn)—सरसों के गर्म तेल से सेंक करने से आटण मिट जाता है।

अनुमावक स्नायुशूल (Trigeminal Neuralgia)—नाक, तालुमूल, **कान के मध्य भाग के दर्द** में सरसों का तेल सूँघने में लाभ होता है।

—बोरिक्स मेटेरिया मेडिका होम्यो. (सिनापिस एल्ब)

तिल (SESAME)

लेटिन नाम—सिसेमम इन्डिकम (Sesamum indicum)

प्रकृति—गर्म। तिल सर्दी के मौसम का शक्तिप्रद खाद्य है। गर्भवती को तिल न खिलायें, इससे **गर्भ गिर** सकता है। काले तिल उत्तम होते हैं। तिल चर्म को साफ करने वाले, **दूध बढ़ाने वाले, मस्तिष्क शक्तिवर्धक** हैं। 'तिल' शब्द से 'तेल' शब्द का चलन हुआ है। तेल तिल का द्योतक है। तिल धोकर ही खाने के काम में लेने चाहिए।

तिल सेवन करने से पाचन-क्रिया ठीक रहती है, भूख अच्छी लगती है। चिड़चिड़ापन दूर होता है, **स्मरण-शक्ति** बढ़ती है। मन शान्त रहता है। **थकावट** दूर होती है। दमा, खाँसी, फेफड़ों के रोगों में लाभ होता है। नेत्र रोग, गठिया में लाभ होता है। वातनाशक, कफनाशक, वीर्यवर्धक और बालों के लिए लाभदायक है।

तिल की गजक, रेवड़ी, पापड़, लड्डू सर्दी के मौसम में खाने से वात, कफ का नाश होता है। बार-बार पेशाब जाना कम होता है। ये वीर्यवर्धक रसायन हैं।

तिलों के सेवन से किसी प्रकार की हानि हो तो प्याज, नीबू सेवन करें।

तिल का तेल शरीर में जल्दी से फैलकर छोटे से छोटे छिद्रों में चला जाता है। **औषधियुक्त तेल** बनाने में तिल का तेल अधिक लाभ करता है। तेल शुद्ध होना चाहिये।

गण्डूष—20 ग्राम तेल मुँह में भरकर कम से कम पाँच मिनट कुलकुलाते रहें, यह तेल-गण्डूष क्रिया है।

तेल-गण्डूष अर्थात् मुँह में तेल रखने से जबड़ा, आवाज, शरीर पुष्ट हो जाता है, **होंठ नहीं फटते**, कण्ठ नहीं सूखता, दाँतों में दर्द नहीं होता तथा दाँत मजबूत रहते हैं। **पायोरिया** ठीक होता है।

कान—सात दिन में एक बार दोनों कानों में तीन-तीन बूँद तेल की डालें। इससे कान स्वस्थ रहेंगे। सुनने की शक्ति अच्छी रहेगी।

वात-रोग—तिल के तेल की मालिश करने से वात रोग में लाभ होता है।

बिस्तर में पेशाब—तिल खाने या तिल से बनी गजक, रेवड़ी, लड्डू खाने से बच्चे बिस्तर में पेशाब करना बन्द कर देते हैं।

अधिक पेशाब—दो बार तिल का लड्डू खाने से अधिक पेशाब आना बन्द हो जाता है।

बार-बार पेशाब, बिस्तर में पेशाब—(1) 50 ग्राम काले तिल, 25 ग्राम अजवायन, 100 ग्राम गुड़ में मिला लें। इसे 8 ग्राम नित्य सुबह-शाम खाते रहने से बार-बार पेशाब ज़ाना एवं बच्चों का बिस्तर पर पेशाब करना बन्द हो जायेगा। (2) दो चम्मच तिल + दो चम्मच अजवायन मिलाकर चबायें और पानी पियें। एक सप्ताह सेवन करने के बाद से लाभ होता जायेगा। यह मधुमेह, धातु गिरने में भी लाभदायक है।

बाल—जिनके बाल सफेद हो गए हों, बाल झड़ते हों, गंजापन हो, यदि वे नित्य तिल खाने लगें तो उनके बाल लम्बे, मुलायम और काले हो जायेंगे।

फरास—बालों में तिल के तेल की मालिश करें। मालिश के आधे घण्टे बाद एक

तौलिया गर्म पानी में डुबोकर, निचोड़कर सिर पर लपेट लें, ठण्डा होने पर पुनः गर्म पानी में डुबोकर, निचोड़कर सिर पर लपेट लें। इस प्रकार पाँच मिनट गर्म लपेट रखें। फिर ठण्डे पानी से सिर धो लें। बालों से रूसी दूर हो जायेगी।

गन्ना (SUGARCANE)

लेटिन नाम—सैकेरम औफिसिनेरम (Saccharum officinarum)

गन्ना मधुरता और समृद्धि की फसल है अर्थात् जो मन, कर्म और वचन में मधुरता लाता है, लक्ष्मी उसका वरण करती है।

इसे ईख, साँठा भी कहते हैं। गन्ने के रस में नीबू, अदरक और अल्प मात्रा में बर्फ मिलाकर भूखे पेट पीने से अधिक लाभदायक है। रस तुरन्त निकाला तथा सफाई से तैयार किया हुआ होना चाहिए। ज्यादा देर रखा हुआ रस खराब हो जाता है। **नीरोग**—नित्य गन्ने का रस पीने और चूसते रहने से स्वास्थ्य अच्छा रहता है। गन्ने और नीबू का रस मिलाकर पीने से एलर्जी के रोगियों को लाभ होता है, वृद्ध लोगों में स्फूर्ति का संचार होता है।

गन्ने का रस शीतल एवं शक्तिवर्धक होने के साथ-साथ **थकावट** को दूर करता है। ग्रीष्म ऋतु में गन्ने का रस पीने से शारीरिक उष्णता नष्ट होती है और तीव्र प्यास शांत होती है। शरीर में स्फूर्ति विकसित होती है। गन्ने के रस के सेवन से पित्त विकार नष्ट होते हैं।

गन्ने का रस स्नायुओं की क्षीणता को नष्ट करता है। **अम्ल-पित्त** में गन्ने के रस का सेवन करने से बहुत लाभ होता है। गन्ने के रस के सेवन से **पाचन-शक्ति तीव्र** होती है। गन्ने में विद्यमान लौह तत्त्व **रक्ताल्पता** में शरीर को बहुत लाभ पहुँचाता हैं। मूत्र के अवरोध में भी गन्ने का रस बहुत लाभ पहुँचाता है।

कूकर खाँसी—कच्ची मूली का रस एक छटांक (62 ग्राम) एक गिलास गन्ने के रस में मिलाकर दिन में दो बार पीने से लाभ होता है।

सूखी खाँसी—एक गिलास गन्ने का रस नित्य दो बार पीने से सूखी खाँसी में लाभ होता है। छाती की घबराहट जाती रहती है।

रक्तातिसार—एक कप गन्ने के रस में आधा कप अनार का रस मिलाकर सुबह-शाम पीने से रक्तातिसार मिटता है।

मासिक धर्म खुलकर न आना—मासिक धर्म के दिनों में पाँच चम्मच गन्ने का सिरका सोने से पूर्व लें। मासिक धर्म सही हो जाता है।

पथरी—गन्ना चूसते रहने से पथरी टुकड़े-टुकड़े होकर निकल जाती है। गन्ने का रस भी लाभदायक है।

मन्द ज्वर में गन्ने का रस एक गिलास नित्य दो बार पीना लाभदायक है।

रक्तविकार—खाने के बाद एक गिलास गन्ने का रस पीने से रक्त साफ होता है। गन्ना नेत्रों के लिए हितकर है।

पित्त की उल्टी—पित्त की उल्टी होने पर एक गिलास गन्ने के रस में दो चम्मच शहद मिलाकर पीने से लाभ होता है।

हिचकी—गन्ने का रस पीने से हिचकी बन्द हो जाती है।

पीलिया—जौ का सत्तू खाकर ऊपर से गन्ने का रस पियें। एक सप्ताह में पीलिया ठीक हो जायेगा। प्रातः गन्ना चूसें। गन्ने का रस पीने से यकृत के रोगों में भी लाभ होता है।

शक्तिवर्धक—गन्ना भोजन पचाता है, कब्ज़ दूर करता है, शक्तिदाता है। शरीर मोटा करता है। पेट की गर्मी, हृदय की जलन को दूर करता है।

गुड़ (JAGGERY)

सौ ग्राम गुड़ में लगभग 0.4 ग्राम प्रोटीन, 0.1 ग्राम वसा, 80 मि.ग्रा. कैल्शियम, 40 मि.ग्रा. फॉस्फोरस, 11.4 मि.ग्रा. लोहा, 0.6-1.0 ग्रा. कु. खनिज, 168 मि.ग्रा. केरोटिन, 0.02 मि.ग्रा. थायोमिन, 0.05 मि.ग्रा. रिबोफ्लाविन, 0.5 मि.ग्रा. विटामिन 'सी' और 383 किलो कैलोरी ऊर्जा होती है। शेष मात्रा सुक्रोज, रिड्यूसिंग शुगर और नमी की होती है। कहने का तात्पर्य यह है कि गुड़, गुणों की खान है। सर्दी में गुड़ खाना अति लाभप्रद है।

अधिकतर गन्ने के रस से बनाया गया गुड़ खाया जाता है। औषधीय प्रयोग में पुराना गुड़ अधिक लाभकारी है।

पुराना गुड़ बनाने की विधि—गुड़ को बारह घंटे धूप में रखें। यह गुड़ पुराने गुड़ के समान ही लाभकारी है। जहाँ भी पुराने गुड़ के उपयोग का लेख मिले, वहाँ धूप में रखा गुड़ काम में लें।

नीरोग—चीनी की अपेक्षा गुड़ खाने से व्यक्ति ज्यादा स्वस्थ रहता है। महाराष्ट्र की 22 वर्षीय चतुराबाई तोवरे ने जन्म से ही खाना नहीं खाया, पर वे स्वस्थ हैं। दिन में कई बार बिना दूध की चाय पीती हैं और चीनी के बजाय गुड़ मिलाती हैं।

मूत्रकृच्छ (Dysuria)—250 ग्राम कच्चा पिसा हुआ जीरा और 125 ग्राम गुड़ दोनों मिलाकर गोलियाँ बना लें। इसकी दो-दो गोली नित्य तीन बार खाने से मूत्रकृच्छ ठीक हो जाता है।

रक्तविकार वाले व्यक्ति को चीनी के स्थान पर गुड़ की चाय, दूध, लस्सी किसी भी पेय में लाभदायक है।

उदर-वायु (Flatulence)—खाने के बाद 25 ग्राम गुड़ नित्य खाने से उदर-वायु, उदर-विकार ठीक होते हैं, शरीर में यौवन बना रहता है।

अम्लपित्त—प्रातः भूखे पेट नित्य थोड़ा-सा गुड़ चूसें। अम्लपित्त में लाभ होगा।

पुत्रोत्पत्ति—(1) जिनके बार-बार कन्या पैदा होती है, यदि वे पुत्र उत्पन्न करना चाहते हैं तो एक मोर पंख का चन्द्रमा की शक्ल वाला भाग काटकर पीसकर जरा से गुड़ में मिलाकर एक गोली बना लें। इसी प्रकार तीन पंखों की तीन गोलियाँ बना लें। गर्भ के दूसरे महीने के अन्त में, जब स्त्री का दाहिना स्वर चल रहा हो, अर्थात् दाहिने नथुने से साँस आ रहा हो, नित्य प्रातः एक गोली तीन दिन तक जीवित बछड़े वाली गाय के दूध के साथ खिला दें। उस दिन केवल गौ-दूध पर ही रहें। खाना न खायें। शाम को चावल खा सकते हैं। शर्तिया पुत्र उत्पन्न होगा और चाँद जैसा गोरा होगा। यह सहस्रों बार परीक्षित है।

—स्वामी जगदीश्वरानन्द : 'घरेलू औषधियाँ'

पुस्तक '*स्वास्थ्य बोधामृत*' संकलक धर्मदिवाकर *श्री 108 क्षुल्लक सिद्धसागरजी महाराज, श्री जैन आचार्य धर्मसागरवर्ती आश्रम, सीकर (राज.)* में लिखा है—"मोरपंख का चन्दोवा लेकर उसके चारों ओर के किनारे के सारे बाल काट दें, केवल चन्दोवा रखें, फिर उसे बारीक पीसकर पुराने गुड़ में मिलाकर गोली बना लें। इस प्रकार तीन चन्दोवा की तीन गोलियाँ बना लें। चाहें तो ऊपर चाँदी का वर्क लगा लें; फिर गर्भ के पौने दो महीने से सवा दो महीने के भीतर रविवार या मंगलवार को बछड़े (नर) वाली काली गाय के दूध के साथ एक गोली नित्य तीन दिन तक लें। उस दिन केवल दूध ही पियें और कुछ न खायें। इससे पुत्र उत्पन्न होगा।"

(2) जिन स्त्रियों के कन्याएँ ही होती हैं लड़का नहीं होता, जब तक गर्भधारण नहीं हो तब तक वे दाहिनी करवट सोकर रतिक्रिया करें। (3) जिस स्त्री के कन्या ही कन्या जन्म लेती हों उसे मासिक धर्म में पलास (ढाक) का एक पत्ता दूध में पीसकर पिला दें। ऐसा करने के बाद पुत्र होने की सम्भावना अधिक है।

विस्तार से जानने के लिए लेखक की पुस्तक '**स्त्री रोगों की चिकित्सा**' पढ़ें।

आधे सिर में दर्द जो सूर्य के साथ घटे-बढ़े तो 12 ग्राम गुड़ को 6 ग्राम घी के साथ प्रातः सूर्योदय से पहले तथा रात को सोते समय खायें।

उर-क्षत—शारीरिक परिश्रम करने वाले मजदूर गुड़ खाकर अपने शरीर की टूट-फूट को ठीक कर लेते हैं, **थकावट** मिटा लेते हैं। अधिक व्यायाम, हॉकी आदि खेलने से छाती के अन्दर का माँस फट गया हो, जिसे उर-क्षत कहते हैं, तो यह दिन में तीन बार गुड़ खाने से ठीक हो जाता है।

शक्तिवर्धक—पति-पत्नी आपस में सम्पर्क करने के बाद दोनों ही एक छोटी-सी डली गुड़ खाकर थोड़ा पानी पियें। इससे शरीर में थकान, कमजोरी नहीं आती, स्फूर्ति आती है।

यौन क्षीणता में गुड़ से आशातीत लाभ होता है। 250 ग्राम गुड़ और 250 ग्राम तुलसी के बीज घोट-पीसकर 2-2 ग्राम की गोलियाँ बना लें। प्रतिदिन सुबह-शाम एक गोली दूध के साथ ढाई माह तक सेवन करें। यौन क्षमता बढ़ेगी।

20 ग्राम पुराना गुड़ और एक चम्मच आँवले का चूर्ण मिलाकर नित्य लेने से वीर्य की कमी पूरी होती है। इसके सेवन से वीर्य की दुर्बलता दूर होकर **वीर्य** पुष्ट व गाढ़ा होता है।

घी और गुड़ मिलाकर खाने से शरीर तगड़ा होता है। शुद्ध घी में गुड़ मिलाकर खाने से उसकी गुणवत्ता बढ़ जाती है। इससे रक्तविकार और रक्तपित्त नहीं होता। कड़ी मेहनत करने वालों को नित्य 10 ग्राम घी में 50 ग्राम गुड़ मिलाकर खाना चाहिए।

प्रसूतावस्था में महिलाओं को गुड़ और अजवायन समभाग देने से **कमर दर्द** से मुक्ति मिल जाती है। गर्भाशय की शुद्धि होती है, रक्त साफ आता है, भूख भी लगती है तथा बल भी बढ़ता है।

प्रसूतावस्था में महिलाओं के लिए गुड़ का लड्डू भी लाभदायक होता है। गुड़ में चिरौंजी, बादाम, मुनक्का, छुहारा और घी डालकर गुड़ के लड्डू बनायें। एक लड्डू नित्य खायें।

हृदय की दुर्बलता, शारीरिक शिथिलता में गुड़ खाने से लाभ मिलता है।

सन्धिवात (जोड़ों का दर्द)—आँवले के चूर्ण में दुगुनी मात्रा में गुड़ मिलाकर बड़े बेर के आकार की गोलियाँ बनाकर नित्य सुबह-दोपहर-शाम खाकर पानी पियें। इससे सन्धिवात दूर होता है। संधिवात में गुड़ का सेवन अधिक करना चाहिए। इससे दर्द का निवारण होता है।

दमा—15 ग्राम गुड़ और 15 ग्राम सरसों का तेल खरल में अच्छी तरह घोंट कर नित्य एक बार प्रात: कम-से-कम 1-2 महीने तक चाटने से स्थायी रूप से दमा ठीक हो जाता है।

सूखी खाँसी—15 ग्राम गुड़ और 15 ग्राम सरसों का तेल मिलाकर चाटने से लाभ होता है।

सर्दी—सर्द ऋतु में गुड़ और काले तिल के लड्डू खाने से जुकाम, खाँसी, दमा, ब्रोंकाइटिस आदि रोग दूर होते हैं। ये रोग नहीं होने पर भी, तिल-गुड़ के लड्डू खाने से ये रोग नहीं होते।

जुकाम—जरा-से गुड़ में मूँग के बराबर हींग, 5 पिसी कालीमिर्च मिलाकर सुबह खाने से जुकाम में लाभ होता है।

खाँसी, जुकाम होने पर 100 ग्राम गुड़ में एक चम्मच पिसी हुई सोंठ, एक चम्मच कालीमिर्च मिलाकर दिन में चार बार इसके चार हिस्से करके खायें, लाभ होगा।

पेशाब साफ आना—गर्म दूध में गुड़ मिलाकर पीने से पेशाब साफ और खुलकर आता है। रुकावट दूर होती है। यह नित्य दो बार पियें।

हिचकी—पुराना सूखा गुड़ पीसकर इसमें पिसी हुई सोंठ मिलाकर सूँघने से हिचकी चलना बन्द हो जाती है।

बवासीर—गुड़ और हरड़ का पाउडर समान मात्रा में मिलाकर नित्य दो बार भोजन के बाद 10-10 ग्राम खाने से लाभ होता है।

कृमि—कृमिनाशक औषधि लेने से पहले रोगी को गुड़ खिलायें। इससे आँतों में चिपके कृमि निकल कर गुड़ खाने लगेंगे। फिर कृमिनाशक औषधि लेने से सरलता से बाहर आ जायेंगे।

काँच, काँटा, पत्थर शरीर में चुभ जाए, बाहर न निकले तो (1) गुड़ और अजवायन गर्म करके बाँधने से बाहर निकल जाता है। (2) गुड़ और प्याज पीसकर काँटा चुभी जगह लेप करके पट्टी बाँधें। काँटा अपने आप बाहर आ जायेगा।

सौंदर्य—सर्दियों में गुड़ का सेवन अत्यन्त गुणकारी है। इसके नियमित सेवन से त्वचा में चमक आती है और सौंदर्य निखर उठता है।

पीलिया—प्रात: बिना कुल्ला किये (बासी मुँह) थोड़े से मूली के पत्ते और गुड़ एक साथ नित्य खाने से पीलिया में शीघ्र लाभ होता है।

पित्ती—5 ग्राम जीरा (बिन सेंका हुआ कच्चा) पीसकर 10 ग्राम गुड़ में मिलाकर सुबह-शाम खाने से लाभ होता है।

राई (MUSTARD)

लेटिन नाम—ब्रासिका नाइग्रा (Brassica nigra)

प्रकृति—गर्म। राई गर्म और पसीना लाने वाली होती है। इसका लेप करने से त्वचा लाल हो जाती है और रक्तवाहिनियाँ उत्तेजित हो जाती हैं जिससे उस भाग में शून्यता पैदा हो जाती है।

लेप विधि—राई को ठण्डे पानी के साथ पीसें। साफ मलमल के कपड़े को जिस अंग पर लेप करना हो, बिछा दें। फिर उस कपड़े पर पिसी हुई राई फैला दें, लेप कर दें। कपड़ा न रखकर लेप करने से त्वचा पर फुंसियाँ हो जाती हैं। इसे अधिक समय न रखें। लेप करीब 10-15 मिनट रख सकते हैं। इस लेप से उल्टियाँ बन्द हो जाती हैं।

उदरशूल (Colic) **और दुःसाध्य उल्टियों** को रोकने के लिए पेट पर राई का लेप आश्चर्यजनक लाभकारी है।

हैजा—रोगी को बहुत उल्टी, दस्त होते हों और शरीर में बाँयटे आते हों, अंगों में शिथिलता पैदा हो रही हो, ऐसी स्थिति में राई का लेप बहुत लाभ देता है। हैजा के अलावा भी उल्टी, दस्त होते हों, किसी औषधि से न रुकते हों तो राई के लेप से रुक जाते हैं। लेप पेट पर करें।

लौंग (CLOVE)

लेटिन नाम—साईजिगियम ऐरोमेटिकम (Syzygium aromaticum)

शुद्धता की पहचान—लौंग में अर्क निकाली हुई लौंगें मिला देते हैं। यदि लौंग में झुर्रियाँ पड़ी हों तो यह अर्क निकाली हुई लौंग है। अच्छी लौंग में झुर्रियाँ नहीं होतीं।

लौंग का गुण—यह दर्द दूर करती है।

लौंग में औषधीय गुण होते हैं। यह उत्तेजना देती है, **ऐंठन** दूर करती है, पेट फूलना रोकती है। **पाचनशक्ति** ठीक कर चयापचय को बढ़ाती है। लौंग पीसकर पाउडर बनाकर काम ली जाती है या काढ़ा बनाकर पिया जाता है। लौंग एंटीसेप्टिक गुणों से सड़न रोकती है, संक्रमण दूर करती है। लौंग एंजाइम के बहाव को बढ़ावा देती है और पाचन-क्रिया को तेज करती है।

लौंग में ऐसी सुगंध होती है जो **मुँह की दुर्गंध** दूर करती है, दंतक्षय को रोकती है। इसलिए लौंग दंतमंजन में डाली जाती है।

लौंग का तेल—लौंग के तेल में ऐसे अंश होते हैं जो रक्त परिसंचरण को स्थिर करते हैं और शरीर के तापमान को ठीक-ठाक रखते हैं। लौंग के तेल को बाहरी त्वचा पर लगाने से त्वचा पर उत्तेजक प्रभाव दिखाई देते हैं। त्वचा लाल हो जाती है और गर्मी पैदा करती है।

सिरदर्द—(1) लौंग को पीसकर लेप करने से सिरदर्द तुरन्त बन्द हो जाता है। इसका तेल भी लगाया जा सकता है। (2) पाँच लौंग पीसकर एक कप पानी में मिलाकर गर्म करें। आधा पानी रहने पर छानकर चीनी मिलाकर पियें। शाम को और सोते समय लेते रहने से सिरदर्द ठीक हो जाता है।

दाँत-दर्द—(1) पाँच लौंग पीसकर उसमें नीबू निचोड़कर दाँतों पर मलने से दर्द दूर हो जाता है। (2) पाँच लौंग एक गिलास पानी में उबालकर इससे नित्य तीन बार कुल्ले करने से दर्द ठीक हो जाता है। **दाँत-दर्द** होने पर दुखते दाँत पर लौंग का तेल लगाने से लाभ होता है।

दंत-रोग—दाँत में कीड़ा लगने पर लौंग को रखना या लौंग का तेल लगाना चाहिए। लौंग के तेल की फुरेरी लगाने से दाँत-दर्द मिट जाता है। पान खाने से **जीभ कट गई** हो तो एक लौंग मुँह में रखने से जीभ ठीक हो जाती है।

गुहेरी (Stye)—आँखों पर छोटी-छोटी फुंसियाँ निकलने पर लौंग घिसकर लगाने से वे बैठ जाती हैं तथा सूजन भी कम हो जाती है।

हैजा—हैजे में लौंग का पानी बनाकर देने से प्यास और वमन कम होकर पेशाब आता है।

गर्भिणी का वमन—दो लौंग पीसकर शहद के साथ गर्भिणी को चटाएँ, कै बन्द हो जायेगी।

गर्भवती को मिचली, उल्टी, चक्कर आते हों तो दो लौंग और दो इलायची पानी डालकर पीसकर शहद में मिलाकर नित्य तीन बार चटायें।

प्यास की तीव्रता—प्यास की तीव्रता होने पर उबलते पानी में लौंग डालकर पियें। इससे प्यास कम हो जाती है। परीक्षित है।

खसरा (Measles)—खसरा निकलने पर दो लौंग को घिसकर शहद के साथ लेने से खसरा ठीक हो जाता है। यह प्रयोग सहस्त्रश: अनुभूत है।

टी.बी., दमा आदि की खाँसी में दो कली लहसुन पीसकर दो चम्मच शहद और चार बूँद लौंग का तेल मिलाकर रात को सोते समय सेवन करने से लाभ होता है।

दमा—(1) पाँच लौंग कूटकर एक कप पानी में उबालकर हल्का-सा गर्म रहने पर दो चम्मच शहद मिलाकर इसके तीन भाग बनाकर नित्य तीन बार पियें। इससे दमा का **कफ सरलता से बाहर** आ जायेगा; खाँसी में आराम होगा। (2) दो लौंग भूनकर पीसकर आधा चम्मच शहद में मिलाकर चाटें। इस प्रकार नित्य तीन बार लेने से लाभ होता है। (3) दो लौंग कच्ची ही और दो बादाम चबा-चबाकर सुबह-शाम खाने से दमा में आराम होता है।

श्वास-कास—लौंग मुँह में रखने से कफ आराम से निकलता है तथा कफ की दुर्गन्ध दूर हो जाती है। मुँह और साँस की दुर्गन्ध भी इससे मिटती है। लौंग और अनार के छिलके समान मात्रा में पीसकर चुटकी भर चूर्ण शहद में नित्य तीन बार चाटने से खाँसी ठीक हो जाती है। दो लौंग तवे पर सेंककर चूसें। अन्त में चबा जायें। इससे गले की सूजन दूर होगी, खाँसी में आराम मिलेगा। इससे खाँसी के साथ **कफ (बलगम)** आना ठीक हो जाता है। कफ निकालने के लिए दो लौंग और थोड़ा-सा नमक चबायें। इससे कफ थूकने में सरलता से निकल जाता है।

खाँसी—(1) तीन लौंग सेंककर, पीसकर गर्म दूध में मिलाकर नित्य सोते समय पीने से खाँसी ठीक हो जाती है। (2) लौंग और अनार के छिलके समान मात्रा में पीसकर, इनका

चौथाई चम्मच, आधे चम्मच शहद में मिलाकर नित्य तीन बार चाटने से खाँसी ठीक हो जाती है।

कूकर खाँसी (Whooping Cough)—2 लौंग आग में भूनकर शहद में मिलाकर चाटने से कूकर खाँसी दूर हो जाती है।

जी मिचलाना (Nausea)—2 लौंग पीसकर आधा कप पानी में मिलाकर गर्म करके पीने से जी मिचलाना ठीक हो जाता है। लौंग चबाने से भी जी मिचलाना ठीक हो जाता है।

उल्टी—(1) चार लौंग कूटकर एक कप पानी में डालकर उबालें। आधा पानी रहने पर छानकर स्वाद के अनुसार मीठा मिलाकर पीकर करवट लेकर सो जायें। दिन भर में ऐसी चार मात्रा लें। उल्टियाँ बन्द हो जायेंगी। (2) दो लौंग सेंककर चूसने से उल्टी बन्द हो जाती है। (3) दो भुनी हुई लौंग पीसकर शहद में मिलाकर खाने से उल्टियाँ बंद हो जाती हैं। लौंग के संज्ञाहारी प्रभाव से पेट और गला सुन्न हो जाते हैं और उल्टियाँ रुक जाती हैं।

पित्त ज्वर—चार लौंग पीसकर पानी में घोलकर पिलाने से तेज ज्वर कम हो जाता है।

आंत्रज्वर (Typhoid) में लौंग का पानी पिलायें। पाँच लौंग दो किलो पानी में उबालकर आधा पानी रहने पर छान लें। इस पानी को नित्य बार-बार पिलायें। केवल पानी भी उबालकर ठण्डा करके पिलायें।

सौंफ (ANISEED)

लेटिन नाम—फोनिक्युलम वलगेरे (Foeniculum vulgare)

पेचिश—भूनी हुई सौंफ और मिश्री समान मात्रा में पीसकर हर दो घण्टे से छः बार दो-दो चम्मच की ठण्डे पानी के साथ फंकी लेने से मरोड़दार दस्त, आँव और पेचिश में लाभ होता है।

आँव—(1) सौंफ का तेल 5 बूँद, आधा चम्मच चीनी पर डालकर नित्य चार बार लेने से आँव बन्द हो जाती है। (2) 100 ग्राम सौंफ को सेंककर पीस लें। इसमें इतनी ही पिसी हुई मिश्री मिलायें। खाने के बाद इसकी दो-दो चम्मच सुबह-शाम ठण्डे पानी के साथ फंकी लें। आँव आना बन्द हो जायेगा।

दस्त—(1) यदि मरोड़ देकर तथा थोड़ा-थोड़ा मल आता हो तो 3 ग्राम कच्ची और 3 ग्राम भुनी सौंफ मिश्री के साथ मिलाकर लें। (2) सौंफ आधी पकी, आधी कच्ची सेंककर शक्कर समान मात्रा में मिलाकर पीस लें। यह दो चम्मच आधा चम्मच घी मिलाकर नित्य चार बार खायें। दस्तों में लाभ होगा। सौंफ और बेलगिरी समान मात्रा में मिलाकर फंकी लेने से भी दस्तों में लाभ होता है।

250 ग्राम मोटी सौंफ लेकर आधी को सेंकें, आधी कच्ची रखें। दोनों को पीस लें। इसमें 250 ग्राम मिश्री पीसकर मिला लें। इसकी 2-2 चम्मच नित्य तीन बार पानी के साथ फंकी लेने से **एमोबाथेसिस, पतले दस्त, दस्त में आँव आना, कोलाइटिस** आदि रोगों में लाभ होता है।

4 चम्मच सौंफ तथा 1 चम्मच जीरा—इन दोनों को सेंक लें। नित्य खाना खाने के बाद 2 चम्मच खाकर पानी पियें। इससे खाने के बाद होने वाले **दस्त बन्द** हो जायेंगे।

पुराने दस्त—(1) यदि नित्य पाँच, छः बार दस्त आते हों तो सौंफ, जीरा, धनिया समान मात्रा में सेंक लें। समान मात्रा में ही सोंठ और बेलगिरी (पंसारी के मिलता है) मिलाकर पीस लें। इसकी एक-एक चम्मच तीन बार ठण्डे पानी या छाछ से फंकी लें। (2) पुराने दस्तों में नित्य एक चम्मच सौंफ सुबह-शाम भोजन से पहले खायें।

छोटे बच्चों को दस्त होने पर दूध में दो चम्मच सौंफ डालकर उबाल कर रख लें। यह दूध पिलाने से दस्त बन्द हो जाते हैं।

छोटे बच्चों को **पतले दस्त, पेचिश** में 6 ग्राम सौंफ, 82 ग्राम पानी में उबालें। जब पानी आधा रह जाए तब उसमें एक ग्राम काला नमक डाल दें। बच्चों को 12 ग्राम पानी दिन में तीन बार पिलाने से बहुत लाभ होता है।

सरलता से दाँत निकलना—दाँत निकलते समय यदि बच्चा रोता हो तो गाय के दूध में मोटी सौंफ उबालकर, छानकर बोतल में भर लें तथा एक-एक चम्मच चार बार पिलायें। इससे दाँत सरलता से निकल आयेंगे।

बच्चों को अपच हो तो एक चम्मच सौंफ एक कप पानी में उबालकर, छानकर यह पानी बार-बार पिलायें। इसे दूध में मिलाकर भी पिला सकते हैं।

बच्चों का पेट फूलना—रात को एक चम्मच सौंफ आधा कप पानी में भिगो दें। प्रातः सौंफ को मसलकर छान लें। इस पानी को दूध में मिलाकर पिलाने से बच्चों का पेट फूलना, गैस भरना, पेट दर्द ठीक हो जाता है।

खुजली—सौंफ और धनिया समान मात्रा में पीस लें। इसमें डेढ़ गुना घी और दुगुनी चीनी मिलाकर रखें। सुबह-शाम 30-30 ग्राम खायें। हर प्रकार की खुजली में लाभ होता है।

चक्कर—सौंफ और मिश्री समान मात्रा में पीसकर दो-दो चम्मच नित्य तीन बार खायें।

नेत्रज्योति—(1) भोजन के बाद एक चम्मच सौंफ खाने मे पाचन और नेत्रज्योति बढ़ती है तथा पेशाब खुलकर आता है। सौंफ पीस लें। रात को सोते समय आधा चम्मच सौंफ एक चम्मच शक्कर मिलाकर दूध से फंकी लें। नेत्रज्योति बढ़ेगी। (2) 100 ग्राम सौंफ को कूटकर छिलका उतारकर समान मात्रा में धनिया, मिश्री एवं दस इलायची मिलाकर पीस लें। इसकी दो-दो चम्मच सुबह-शाम गर्म दूध से फंकी लें। नेत्रज्योति बढ़ेगी। इसके नियमित सेवन से **मोतियाबिन्द बढ़ना** रुक जाता है।

मोतियाबिन्द (Cataract)—मोटी सौंफ, धनिया और बूरा समान मात्रा में पीसकर 2-2 चम्मच नित्य दो बार पानी के साथ फंकी लेने से मोतियाबिन्द का बढ़ना रुक जाता है।

आँखों की ललाई—समान मात्रा में सौंफ और सूखा आँवला पानी डालकर पीस लें। इसे गर्म करके सहन करने योग्य गर्म रहने पर आँखें बन्द करके पलकों का सेंक करें तथा अन्त में लेप करें। इससे आँखों की ललाई दूर हो जाती है।

आई फ्लू—सौंफ खाने अथवा रात्रि को एक कप पानी में थोड़ी सौंफ भिगोकर सुबह उसका पानी पीने से 'आई फ्लू' जल्दी ठीक हो जाता है। 'आई फ्लू' के रोगी को कुछ दिन टेलीविजन नहीं देखना चाहिए और न ही ऐसा काम करना चाहिए जिससे आँखों पर जोर पड़े।

गर्मी की फुंसियाँ—चार चम्मच सौंफ और इतनी ही मिश्री पीसकर पानी में घोलकर नित्य पीने या फंकी लेने से गर्मी के मौसम में होने वाली फुंसियों में लाभ होता है।

हल्दी (TURMERIC, CURCUMA)

लेटिन नाम—कुरक्युमा लौंगा (Curcuma longa)

हल्दी अपने स्वास्थ्यवर्धक गुणों में कीटाणुरोधक (एंटीसेप्टिक) तथा रक्त-शोधक है। दूल्हे को हल्दी के उबटन का लेपकर स्नान कराने के पीछे उसे नीरोग रखने तथा उसमें रोग-निरोधक शक्ति उत्पन्न करना ही मुख्य उद्देश्य होता है। हल्दी का स्वभाव गर्म है, अतः यह शक्तिवर्धक एवं रक्त परिवहन को सुव्यवस्थित करने में भी सहायक है। हल्दी के सेवन से बुढ़ापा दूर रहता है, रोग शरीर में लम्बे समय तक नहीं रहते।

हल्दी स्वास्थ्यरक्षक, मांगलिक और सौभाग्यसूचक है, इसलिए शुभ-कार्य एवं विवाह आदि में काम में ली जाती है। हल्दी पेनीसिलिन तथा स्ट्रेप्टोमाइसिन की भाँति कीटाणुनाशक है।

तत्त्व—हल्दी में एक विशेष प्रकार का उड़नशील तेल 5.8% होता है। तेल में करक्यूमिन नामक टरपेन्ट (Terpent) होता है जो रक्त की धमनियों में एकत्र कोलेस्ट्रॉल को घोलने की क्षमता रखता है। इसके अतिरिक्त हल्दी में विटामिन 'ए', प्रोटीन 6.3%, कार्बोहाइड्रेट 69.4% और खनिज तत्त्व 3.5% मात्रा में होते हैं।

हल्दी में जीवाणुओं को नष्ट करने की अद्भुत शक्ति होती है। हल्दी रक्त को शुद्ध करती है। शुक्र (वीर्य) संबंधी विकारों में हल्दी से बहुत लाभ होता है। यह वात विकारों को नष्ट करती है। हल्दी कटु और तिक्त होने के कारण रसयुक्त, रुक्ष, उष्ण वीर्य, कफ-पित्त नाशक, त्वचा व रक्तविकार-नाशक होती है। इसके सेवन से शोथ, रक्ताल्पता में बहुत लाभ होता है। हल्दी व्रणशोधक होने के कारण व्रण, फोड़े-फुंसियों को नष्ट करती है।

सेवन—हल्दी का सेवन अल्प मात्रा में आरम्भ करते हुए धीरे-धीरे मात्रा बढ़ाते जायें और लम्बे समय तक सेवन करते रहें। 1 या 2 चम्मच हल्दी से अधिक एक बार में सेवन नहीं करें। हल्दी का सेवन पानी या दूध से करें। रोगग्रस्त अंग पर लगायें, लेप करें। बाह्य लेप और आन्तरिक सेवन दोनों प्रकार से प्रयोग करने पर शीघ्र लाभ होता है। हल्दी पीसकर सेवन करें। इस लेख में हल्दी 1 चम्मच से तात्पर्य 1 चम्मच पिसी हुई हल्दी से है। नित्य मसाले के रूप में खाई जाने वाली हल्दी के उपयोग यहाँ दिए जा रहे हैं। हृदय रोगी हल्दी का प्रयोग कम-से-कम करें। दर्दों में आमी हल्दी अधिक लाभ करती है। यदि यह उपलब्ध नहीं हो तो नित्य काम आने वाली हल्दी प्रयोग करें।

कैंसर—हल्दी में एक विशेष प्रकार का अल्कलायड (क्षारीय तत्त्व) कर्कुमिन तत्त्व

पाया जाता है जो कैंसर विरोधी है। हल्दी के सेवन से शरीर में एक विशेष तत्त्व म्यूटाजेन का निर्माण नहीं होता। यह शरीर की कोशिकाओं के 'डीएनए' को क्षति पहुँचाता है। कैंसर रोगी आधा चम्मच हल्दी एक बार पानी या दूध से सेवन करें।

पाचक—हल्दी खाया-पीया पचाकर शीघ्र रक्त बनाती है।

अम्लपित्त (Acidity)—पेट में जलन, खट्टी डकारें, वायु इकट्ठी होने पर समान मात्रा में हल्दी और काली मुनक्का, इन दोनों को पीसकर गोलियाँ बनाकर 4-4 गोली नित्य 3 बार खाने से लाभ होता है।

पीलिया—2 चम्मच हल्दी, आधा किलो बिना मलाई वाले दही में मिलाकर दिन में 3 बार खायें। पीलिया में लाभ होगा।

ज्वर—1 गिलास गर्म दूध में 1 चम्मच हल्दी, 10 कालीमिर्च (पिसी हुई) मिलाकर सुबह-शाम पियें। सर्दी लगकर आने वाला ज्वर (Fever) ठीक हो जायेगा। गला बैठा हो, आवाज बिगड़ गई हो तो वह भी ठीक हो जायेगी।

बवासीर, अर्श (Piles)—हल्दी की गाँठ पीसकर बवासीर पर लगाने से लाभ होता है।

दस्त—बासी भोजन, खान-पान में गड़बड़ी से आँतें खराब होकर दस्त लग जाते हैं। हल्दी आँतों के विष को दूर करती है। आँतों के किसी भी रोग, दस्त होने पर, 1 चम्मच हल्दी, 1 कप पानी में घोलकर, नित्य 2 बार पीने से आँतों के रोग ठीक हो जाते हैं।

पुराने दस्तों में 1 चम्मच हल्दी, 1 कप छाछ में घोलकर नित्य 2 बार कुछ सप्ताह पीने से लाभ होता है।

बिवाइयाँ—कारण—शरीर में तैलीय पदार्थों की कमी, पौष्टिक तत्त्वों के अभाव, दुर्बल पाचनशक्ति तथा राख, तेजाब, मिट्टी, चूना, पानी के निरन्तर सम्पर्क में रहने से बिवाइयाँ फट जाती हैं। कुछ लोग इसे एलर्जी का प्रभाव भी मानते हैं। बिवाइयाँ फटने का प्रधान कारण पाचनशक्ति की दुर्बलता और इसका गड़बड़ा जाना है। पेट में कीड़े होने से भी इसका आक्रमण होता है। कभी-कभी इसका प्रभाव इतना तीखा होता है कि प्रभावित अगों से खून रिसने लगता है।

उपचार—सहने योग्य गर्म पानी में नमक डालकर 15 मिनट हाथ अथवा पैर, जो भी प्रभावित हों, डुबोकर रखें।

कच्चे पपीते को चटनी की तरह पीसकर बनी हुई चटनी के वजन का चौथाई भाग सरसों के तेल में करीब दो बड़े चम्मच पिसी हुई हल्दी मिलाकर हलुए की तरह पकायें तथा इसे बिवाईग्रस्त स्थानों पर लेप करके अच्छी तरह ढककर पट्टी बाँध लें। दो या तीन दिन इस क्रिया को दुहराएँ। कैसी भी तेज बिवाई फटी हो, ठीक हो जायेगी।

हाथ-पैर फटना—कच्चे दूध में पिसी हुई हल्दी मिलाकर मलने से त्वचा मुलायम होती है। हाथ-पैर नहीं फटते। यदि फट गए हों तो उनमें हल्दी भर दें। ठीक हो जायेंगे।

होंठ फटना—सरसों के तेल में जरा-सी हल्दी मिलाकर होंठ तथा नाभि पर लगायें। होंठ फटना बन्द हो जायेंगे।

रक्ताल्पता—हल्दी में लौह तत्त्व होता है। दो चम्मच कच्ची हल्दी का रस, दो

चम्मच शहद, चौथाई कप पानी में मिलाकर नित्य दो बार पियें। इससे रक्त की कमी दूर होती है।

दर्द—एक चम्मच पिसी हुई कच्ची हल्दी, एक गिलास गर्म दूध में मिलाकर पीने से शरीर में कहीं भी दर्द हो, कमर दर्द, सिरदर्द हो, ठीक हो जाता है। दूध में चीनी नहीं डालें। फीका या शहद मिलाकर दूध पियें।

हड्डी टूटना—आधा चम्मच हल्दी गर्म दूध से नित्य दो बार जब तक प्लास्टर रहे, सेवन करते रहने से हड्डी जुड़ जाती है।

चोट—त्वचा पर कैसे भी निशान हो, फोड़े-फुंसी के, काले-सफेद, चोट, दर्द, मोच आयी हो, चोट के कारण दर्द, सूजन रक्त जम गया हो, घाव हो, काँटा चुभ गया हो, किसी भी कारण से दर्द हो, केवल दर्द हो, आमवात जोड़ों का दर्द हो, इन सभी अवस्थाओं में हल्दी का निम्न प्रकार से उपयोग करें, लाभ होगा—

हर रसोई में मिलती है, लाभकारी पिसी हल्दी।
चोट लगे तो दूध के साथ, ले लो इसको जल्दी॥

1. जितनी मात्रा में हल्दी लें, उसकी आधी मात्रा में घी, दोनों को गर्म करके कपड़े में पोटली बाँध लें और सेंक करें। सेंक करने के बाद इसी को दर्द वाले स्थान पर फैला दें, लेप कर दें, उस पर रुई लगाकर पट्टी बाँध दें। अनुभूत प्रयोग है। लाभ होगा।
2. थोड़ी-सी हल्दी सरसों के तेल में गर्म करके लेप करें। कच्ची हल्दी पीसकर लेप करें। हल्दी और पान में लगाने का चूना मिलाकर लेप करें।
3. दो चम्मच हल्दी, एक चम्मच नमक थोड़े-से पानी में गूँधकर गर्म करके लेप करें।
4. थोड़ा-सा घी या सरसों का तेल, पिसी हुई हल्दी दो चम्मच, प्याज का रस दो चम्मच, गेहूँ का आटा दो चम्मच सबको हलुए की तरह पकाकर गर्मा-गर्म लेप करें।

(1) चोट लगने पर एक चम्मच हल्दी, एक गिलास गर्म दूध और एक चम्मच घी मिलाकर पीने से दर्द, सूजन दूर होती है। शरीर की टूट-फूट दूर होती है। चोट लगे स्थान पर हल्दी को पानी में गूँधकर लेप करें। चोट से कटकर रक्त बह रहा हो तो उस स्थान पर हल्दी भर दें, खुरन्ट लेकर ही उतरेगी। आँख में चोट लगने पर हल्दी का सेवन लाभदायक है। (2) दो चम्मच पिसी हुई हल्दी, चार चम्मच गेहूँ का आटा, एक चम्मच देशी घी, आधा चम्मच सेंधा नमक, थोड़ा-सा पानी मिलाकर हलुआ पकाएँ। चोट लगे स्थान पर इस हलुए की पट्टी बाँधें। आवश्यकतानुसार मात्रा घटा-बढ़ा सकते हैं। आधा किलो उबलते हुए गर्म पानी में आधा चम्मच सेंधा नमक, एक चम्मच हल्दी डालें, फिर हिलायें। बर्तन को उतारकर, ढककर रख दें। जब सेंक करने जैसा हो जाए तो कपड़ा भिगोकर चोट वाले अंग का इससे सेंक करें। दर्द में आराम मिलेगा। (3) हड्डी टूटने पर हल्दी के नियमित सेवन से भी लाभ होता है। (4) एक प्याज को पीसकर एक चम्मच हल्दी मिलाकर कपड़े में पोटली बाँध लें। इसे तिल के तेल में रखकर गर्म करें और इससे सेंक करें। कुछ देर सेंकने के बाद पोटली खोलकर दर्द वाले स्थान पर बाँध दें। (5) कहीं भी चोट लगी हो, चोट से सूजन आ गई हो, दो भाग पिसी हुई हल्दी और शहद एक भाग चूना मिलाकर लेप करें, दर्द दूर हो जायेगा।

(6) चोट, मोच आये स्थान पर हल्दी और तेल मिलाकर गर्म करके लेप करने से लाभ होता है।

उपर्युक्त विविध प्रयोगों में से कोई एक आन्तरिक सेवन का तथा दूसरा कोई भी बाहरी लेप का प्रयोग करें।

कान छेदना—कान छेदने के बाद होने वाले दर्द पर चूहे की मींगनी और हल्दी दोनों पानी से पीसकर लेप करने से दर्द दूर हो जाता है।

दाँत हिलना—कोयला जलाकर दहकते हुये कोयलों पर हल्दी की गाँठें डालकर जलायें। जली हुई हल्दी की गाँठों को किसी बर्तन से ढक दें। ये बुझकर हल्दी का कोयला बन जायेंगे। इसी प्रकार गैस पर जलाकर भी कोयले बना सकते हैं। इसी जली हुई हल्दी को पीसकर उसमें समान मात्रा में पिसी हुई अजवायन मिला लें। इससे नित्य मञ्जन करें। हिलते दाँत मजबूत हो जायेंगे। तवे पर पिसी हुई हल्दी सेंककर मञ्जन करने से **दाँत-दर्द** ठीक हो जाता है।

दो चम्मच पिसी हुई हल्दी, दो चम्मच पिसी हुई सफेद फिटकरी, 100 ग्राम बहुत बारीक पिसा हुआ मेदा की चलनी से छना हुआ नमक—ये सब मिलाकर रख लें। आधा चम्मच यह पाउडर 10 बूँद सरसों का तेल मिलाकर मञ्जन करें। दाँतों में पानी लगना, हिलना, दर्द दूर होगा। दाँत साफ होकर चमकने लगेंगे।

दाँतों का पीलापन—सरसों के तेल में हल्दी और नमक मिलाकर मञ्जन करने से दाँत साफ हो जाते हैं, **मसूढ़ों की सूजन** व पीलापन दूर हो जाता है। **विधि**—20 ग्राम हल्दी + 50 ग्राम सेंधा नमक बहुत बारीक पीसकर 30 ग्राम सरसों के तेल में मिलाकर रख लें। इससे नित्य दो बार मञ्जन करें।

दाँत रोग—हल्दी, नमक और सरसों का तेल मिलाकर नित्य मञ्जन करने से दाँत मजबूत होते हैं। हल्दी को आग पर भूनकर बारीक पीस लें। इसे दुखते दाँतों पर मलने से दर्द ठीक हो जाता है। दाँतों के कीड़े मर जाते हैं। केवल हल्दी से मञ्जन करने से भी दाँत-दर्द ठीक होता है। दर्द वाले दाँत के नीचे हल्दी का टुकड़ा दबा लें।

दाँतों में कीड़े लगने पर थोड़ी-सी हल्दी को जल में घोलकर थोड़ा-सा नमक मिलाकर कुल्ले करने से दर्द दूर होता है। गरारे करने से स्वर भंग की विकृति ठीक हो जाती है। हल्के गर्म जल का प्रयोग करें।

दाँत का दर्द—हल्दी और हींग दोनों पीसकर जरा-सा पानी डालकर गोली बना लें और दुखते दाँत के नीचे रखकर दबा लें। इससे दाँत का दर्द ठीक हो जायेगा।

गर्भ न ठहरना—हल्दी की गाँठें पीसकर, छानकर 6 ग्राम की पानी के साथ फंकी जब तक मासिक धर्म चले, लेते रहने से गर्भ नहीं ठहरता, ऐसी मान्यता है।

गैस—पेट में जब वायु एकत्रित हो जाती है तो बड़ा दर्द होता है। ऐसी स्थिति में पिसी हुई हल्दी और नमक 3-3 ग्राम, गर्म पानी के साथ फंकी लें, तुरन्त लाभ होगा।

आँख दुखना—(1) पिसी हुई हल्दी में पानी डालकर सफेद पतला कपड़ा रंग लें। इस कपड़े को दुखती आँखों पर रखकर ऊपर कपड़ा बाँधें। इससे आँखों का दर्द कम हो जाता है। (2) आधा चम्मच हल्दी में 5 बूँदें घी की डालकर गर्म करके पलकों पर लगायें।

1 चम्मच हल्दी 1 गिलास पानी में घोलकर, उबालकर, छानकर नित्य 2 बार आँखें धोयें। आँखें बन्द रखें जिससे पानी अन्दर नहीं जाए और सेंक हो जाए। इससे आँखों की ललाई, सूजन, आँखों से पानी गिरना आदि सामान्य रोग ठीक हो जाते हैं।

आँखों में लाली और टीस जैसा दर्द हो, पीव आती हो तो एक चाय की चम्मच हल्दी पिसी हुई, आधा किलो पानी में इतना उबालें कि चौथाई पानी रह जाए। फिर उसे बारीक कपड़े में छानकर सुबह-शाम आँख में डालने से लाभ होता है। यह हर तीसरे दिन ताजा बनाकर काम में लें। आँखों में लाली, शोथ, पानी बहने पर हल्दी पानी में घिसकर किंचित् गर्म करके पलकों पर लेप करने से लाभ होता है।

गुहेरी (Stye)—चुटकी भर हल्दी में दो बूँद घी मिलाकर अँगूठे से लगाने से लाभ होता है। अँगूठे में अग्नि तत्त्व होता है। तत्त्व ज्ञान के लिए लेखक की पुस्तक **'शक्तिवर्धक भोजन'** पढ़ें।

गठिया होने पर हल्दी के लड्डू खाने से लाभ होता है।

रक्तशोधक—आधी चम्मच हल्दी, एक चम्मच पिसा हुआ आँवला मिलाकर गर्म पानी के साथ फंकी लेने से रक्त साफ होता है। हल्दी रक्त साफ करती है। फोड़े-फुंसी होने पर हल्दी अधिक मात्रा में सेवन करें।

घाव—पिसी हुई हल्दी घी या तेल में मिलाकर गर्म कर उसमें रुई भिगोकर घाव पर नित्य पट्टी बाँधने से घाव भर जाता है।

घाव में कीड़े—(1) घाव पर पिसी हुई हल्दी बुरकाएँ। इससे घाव में उत्पन्न कीड़े मर जाते हैं। घाव शीघ्र भर जाता है। (2) हल्दी की गाँठ पानी में घिसकर लेप करने से घाव के कीड़े मर जाते हैं। घाव पर पिसी हुई हल्दी बुरकने से घाव जल्दी भर जाता है।

हींग (ASAFOETIDA)

लेटिन नाम—फैर्यूला आसाफोइटिडा (Ferula asafoetida)

प्रकृति—हींग पित्तप्रधान प्रकृति का होता है। यह गर्मी पैदा करता है। अतः गर्भवती महिला को नहीं देना चाहिये। इसे अल्प मात्रा में प्रयोग करें। यह वायुनाशक होता है। अतः मसाले के रूप में सेवन करना लाभकारी है।

सेवन विधि—चने की दाल के बराबर हींग निगलकर भर पेट पानी ऊपर से पीना चाहिये। बच्चों को कम दें।

शुद्ध हींग की पहचान—(1) हींग में रंगा हुआ गोंद या राल मिला देते हैं। शुद्ध हींग की पहचान है—इसे पानी में घोलने से सफेद रंग का घोल बनता है। यदि घोल का रंग सफेद हो तो शुद्ध है। (2) हींग को माचिस से जलाने पर यदि पूरा जल जाये तो हींग शुद्ध है, असली है। शुद्ध हींग अति सुगन्धित होता है। (3) अशुद्ध या कृत्रिम हींग पानी में घोलने पर नीचे बैठ जाता है।

पसीना निकालने के लिए—ज्वर, बदन में दर्द होने पर पसीना आने से लाभ होता है। पसीना निकालने के लिए हींग, अजवायन, सेंधा नमक, सोंठ सभी समान मात्रा में मिलाकर पीस लें। इसकी आधा चम्मच गर्म पानी के साथ फंकी लेकर कम्बल ओढ़कर

सो जायें। इससे रोम-रोम से पसीना निकलेगा। चार-चार घण्टे से दो खुराक इसी प्रकार लें।

जलना—जरा-सा हींग पानी में घोलकर जले हुए स्थान पर लगाने से शीघ्र जलन बन्द हो जाती है। फफोला नहीं उठता।

कान में दर्द—ठण्ड से कान में दर्द होने पर जरा सी हींग एक चम्मच सरसों के तेल में उबालकर, इस तेल की दो बूँदें कान में टपकाने से दर्द शीघ्र ठीक हो जाता है।

दर्द—हींग को घी में सेंककर, पीसकर गर्म पानी में घोलकर दर्द वाले स्थान पर लेप करने से दर्द ठीक हो जाता है।

मोतियाबिन्द—सौंफ, बच, हींग और सोंठ सब समान मात्रा में लेकर पीस लें। इसकी चौथाई चम्मच नित्य प्रातः शहद मिलाकर चाटें। एक माह निरन्तर सेवन करने से लाभ होगा।

आमवात—जोड़ों में दर्द हो, पैर में दर्द हो तो सुबह-शाम हींग, मूँग की दाल-बराबर एक गिलास पानी में डालकर उबालें तथा उबलते हुए आधा पानी रहने पर नित्य कुछ दिन पियें।

पसली का दर्द—हींग को गर्म पानी में घोलकर जिन पसलियों में दर्द हो रहा हो, वहाँ लेप करें।

सिरदर्द—सर्दी से सिरदर्द हो तो हींग गर्म पानी में घोलकर लेप करें।

सिरदर्द (आधे सिर में)—हींग को पानी में घोलकर सूँघने से आधे सिर का दर्द ठीक हो जाता है।

कब्ज़—जरा-सा हींग व मीठा सोडा, चार चम्मच सौंफ सबको पीसकर एक चम्मच सुबह-शाम गर्म पानी के साथ फंकी लें। कब्ज़ दूर हो जायेगी।

अचार—बर्तन में पहले हींग का धुआँ दें, फिर उसमें अचार भरें। इससे अचार खराब नहीं होता।

पेट दर्द, गैस, डकारें आने पर हींग को गर्भ पानी में घोलकर नाभि के आस-पास लेप करें तथा भुना हुआ हींग आधा ग्राम किसी भी चीज के साथ खाने से लाभ होता है। इसके सेवन से भूख बढ़ती है। यदि पेट दर्द वायु रुकने से हो तो 2 ग्राम हींग आधा किलो पानी में उबालें। चौथाई पानी रहने पर गर्म-गर्म पिला दें।

पेट दर्द—(1) मूँग के बराबर हींग को गुड़ में लपेटकर गर्म पानी से लें। गैस का पेट दर्द ठीक हो जायेगा। हींग को पानी में घोलकर नाभि के आसपास लेप करने से दर्द शीघ्र ठीक हो जाता है। हींग को घी के साथ हल्की आँच पर भून कर उसका चूर्ण बना कर रखें। पेट दर्द होने पर थोड़ा-सा चूर्ण पानी में घोल कर पीने से तुरन्त लाभ होता है। (2) बच्चा रोता हो, हाथ-पैर पटके, हाथ पेट की ओर ले जाये तो यह पेट दर्द का संकेत है। मूँग की दाल के बराबर हींग माँ के दूध में घोलकर बच्चे को पिलायें। पेट का सेंक करें। पेट दर्द ठीक हो जायेगा। इसके बाद राई व हींग को पीसकर पतला लेप नाभि के आसपास लगायें, बच्चों को आराम मिलेगा।

अपच—हींग, छोटी हर्र, सेंधा नमक, अजवायन—ये सब समान मात्रा में मिलाकर पीस लें। एक चम्मच नित्य तीन बार गर्म पानी के साथ फंकी लेने से अपच ठीक हो जाता है।

पेट दर्द, अपच—सेंकी हुई हींग और जीरा, सोंठ व सेंधा नमक मिलाकर चौथाई चम्मच गर्म पानी के साथ फंकी लें।

हैजा—जरा-सी हींग एक कप पानी में घोलकर पीने से हैजा के कीटाणु क्रियाशील नहीं रहते। मक्खी, मच्छर भगाने के लिए घर में आग पर हींग डालकर धुआँ फैलायें।

उल्टी—5 ग्राम भुना हुआ हींग, चार चम्मच अजवायन, बीज सहित दस मुनक्का, स्वादानुसार काला नमक, सबको कूट-पीसकर चौथाई चम्मच नित्य तीन बार लेने से उल्टी होना, जी मिचलाना ठीक हो जाता है।

दस्त—आम की गुठली सेंककर गिरी निकाल लें। ऐसी गिरी 50 ग्राम में 5 ग्राम हींग सेंककर डालें। स्वादानुसार सेंधा नमक मिलाकर पीस लें। यह चूर्ण चौथाई चम्मच तीन बार रोजाना ठण्डे पानी के साथ फंकी लें। दस्त बन्द हो जायेंगे।

बाला (नारू)—(1) 60 ग्राम मोठ के आटे में दो चने-भर हींग मिलाकर पानी में घोलकर गर्म करें। जब लेई जैसा हो जाए, उतारकर बाला (नारू) पर इसकी पट्टी बाँधें। इस पुल्टिस से बाला का सूत-सा निकल जायेगा। (2) हींग में सरसों का तेल डालकर सेंक लें और जहाँ से नारू निकल रहा हो वहाँ यह तेल लगायें। लाभ होगा। (3) हाथ-पैरों में कहीं भी सूजन होकर एक फफोला-सा उठता है। फिर फफोला फटकर उसमें से तांत के समान एक धागा-सा निकलता है। यह बाला है। 5 ग्राम हींग एक गिलास ठण्डे पानी में घोलकर सुबह-शाम चार दिन पीने से बाला रोग कभी नहीं होता।

जीरा (CARAWAY CUMIN)

लेटिन नाम—क्यूमिनम साइमिनम (Cuminum cyminum)

गुण—पाचक और दर्दनाशक। जीरा एक स्वादिष्ट मसाला है। सफेद जीरा और काला जीरा दोनों के गुण समान होते हैं। जीरा से शरीर की क्रियायें ठीक रहती हैं।

मुँह में बदबू आती हो तो जीरे को भूनकर खाने से दूर हो जाती है।

शक्तिवर्धक—2 चम्मच जीरा, एक कप पानी में रात को भिगो दें। प्रातः छानकर शक्कर मिलाकर पियें, इससे ताकत आती है।

हृदय रोग—दस ग्राम पिसा जीरा एक कप पानी में भिगोकर प्रातः छानकर मिश्री मिलाकर नित्य पीते रहने से हृदय रोग में लाभदायक है। पेशाब अधिक लाकर हृदय को शक्ति देता है।

खाँसी—एक चम्मच जीरा और एक चम्मच सौंफ पीसकर आधा चम्मच शहद में मिलाकर खाने से खाँसी ठीक होती है। ऐसी तीन खुराक नित्य लें।

मलेरिया—एक चम्मच जीरा बिना सेंका हुआ पीस लें। इसका तीन गुना गुड़ इसमें मिलाकर इसकी तीन गोलियाँ बना लें। निश्चित समय पर सर्दी लगकर आने वाले मलेरिया के बुखार के आने से पहले एक-एक घण्टे से एक-एक गोली लें। कुछ दिन नित्य लेते रहें। मलेरिया ठीक हो जायेगा।

मलेरिया आने पर एक चम्मच करेले के रस में 1-1 चम्मच जीरा और गुड़ मिलाकर 3 बार लेना लाभप्रद है।

रक्तस्रावी अर्श—जीरा, सौंफ, धनिया—प्रत्येक एक चम्मच एक गिलास पानी में उबालें। आधा पानी रहने पर छानकर एक चम्मच देशी घी मिलाकर सुबह-शाम पीने से बवासीर में रक्त गिरना बन्द हो जाता है। यह गर्भवती स्त्रियों के बवासीर में अधिक लाभदायक है।

बवासीर (अरक्तस्रावी)—जीरा और मिश्री समान मात्रा में पीसकर एक-एक चम्मच तीन बार ठण्डे पानी के साथ फंकी लें तथा जीरा पानी में पीसकर गुदा पर लेप करें। इससे बवासीर की सूजन और दर्द में लाभ होगा।

बवासीर दर्दपूर्ण—(1) जीरा बारीक पीसकर घी में गर्म करके मस्सों पर लगायें। दर्द दूर होगा। (2) एक चम्मच जीरा, चौथाई चम्मच कालीमिर्च पीसकर एक औंस शहद में मिला लें। इसकी एक-एक चम्मच नित्य तीन बार चाटें। दर्दपूर्ण बवासीर ठीक हो जायेंगे।

बवासीर, स्तन में हुई गाँठ, अण्डकोश की सूजन एवं पेट दर्द में जीरे का लेप लगाने पर पीड़ा शान्त होती है।

पुराना मन्द ज्वर, रुक-रुक कर आने वाला ज्वर, ज्वर में कमजोरी, स्त्री-रोग, दूध-वृद्धि—कच्चा जीरा पीसकर समान मात्रा में गुड़ मिलाकर मटर के दाने के बराबर गोलियाँ बना लें। ये दो-दो गोलियाँ नित्य तीन बार खाकर पानी पियें। इससे स्त्रियों का दूध बढ़ेगा तथा गर्भाशय और योनि की सूजन, प्रसव के बाद गर्भाशय की शुद्धि और श्वेत-प्रदर, ज्वर आदि में लाभ होता है।

बुखार—एक चम्मच जीरा एक कप पानी में उबालें। अच्छी तरह उबलने के बाद छानकर इसका पानी पिलायें। इससे ज्वर का ताप कम होता है।

बुखार आने पर एक चम्मच भर जीरे को गुड़ के साथ नित्य तीन बार देने से बुखार कम हो जाता है।

पुराना बुखार—कच्चा पिसा हुआ जीरा एक ग्राम इतने ही गुड़ में मिलाकर नित्य तीन बार लेते रहने से पुराना बुखार ठीक हो जाता है।

कालीमिर्च (BLACK PEPPER)

लेटिन नाम—पाइपर नाइग्रम (Piper nigrum)

हर प्रकार की सब्जी में कालीमिर्च डालना लाभदायक है।

आधे सिर में दर्द हो तो 12 ग्राम कालीमिर्च चबाकर खायें और ऊपर से 30 ग्राम देशी घी पियें।

नेत्र-ज्योति—पिसी कालीमिर्च, घी, बूरा सभी समान मात्रा में मिलाकर चौथाई चम्मच सुबह-शाम खाने से नेत्र-ज्योति तेज होती है।

ज्वर—(1) यदि ज्वर में उबासियाँ या जम्हाइयाँ आती हों, शरीर में दर्द हो, दुर्बलता और कँपकँपी हो तो सुबह-शाम बीस कालीमिर्च कूटकर एक गिलास पानी में उबालें। चौथाई पानी रहने पर सुहाता-सुहाता गर्म पिलायें। ज्वर उतर जायेगा। (2) पाँच कालीमिर्च, 5 तुलसी के पत्ते, 4 मुनक्का, एक लौंग, जरा-सी अदरक, एक इलायची—सबको चाय के साथ उबालकर नित्य तीन बार पिलाने से कफ ज्वर ठीक हो जाता है।

जुएँ, रूसी—6 कालीमिर्च, 12 सीताफल के बीज पानी में पीसकर घी में मिलाकर रात को सिर में लगायें। प्रात: सिर धो लें। इससे जुएँ, फरास खत्म हो जायेगी, बाल अधिक बढ़ेंगे। पूर्ण सावधानी रखें कि लगाते, सिर धोते समय किसी भी प्रकार से आँखों में न जाए। सिर धोते समय आँखें बन्द रखें तथा बहुत-सा पानी डालकर शीघ्र धोयें।

पुरानी खाँसी में अनुभूत—कालीमिर्च दिन भर में 6 नग धीरे-धीरे चूसने से खाँसी में पहले ही दिन से लाभ मिलता है। एक बार में 2 कालीमिर्च मुँह में डालकर चूसें। इस तरह तीन बार चूसें। वर्षों पुरानी खाँसी को हमने शीघ्र ही इस प्रयोग से ठीक होते देखा है।

कफ—(1) तीस कालीमिर्च पीसकर दो कप पानी में उबालें। चौथाई पानी रहने पर छानकर एक चम्मच शहद मिलाकर सुबह-शाम पियें। इससे खाँसी, कफ, गले में कफ लगे रहना ठीक हो जाता है। (2) **जुकाम, कफ, विवरप्रदाह (साइनस), कब्ज** आदि रोगों में कालीमिर्च 10 ग्राम, शक्कर 25 ग्राम, बादाम की गिरी 50 ग्राम सबको पीस कर मिला लें। नित्य रात को सोते समय एक चम्मच पाउडर की गर्म दूध से फंकी लें।

बलगम—दस कालीमिर्च, 15 तुलसी के पत्ते पीसकर शहद में मिलाकर नित्य तीन बार चाटने से गले में जमा बलगम, कफ बाहर निकलकर गला साफ हो जाता है।

दमा—5 कालीमिर्च, 5 तुलसी के पत्ते चबाकर पानी पीने से दमा का दौरा शान्त हो जाता है।

दमबेल (टाइलोफोरा इंडिका) एक बेल है जो बाग-बगीचों, वनस्पति विभाग में मिलती है। टाइलोफोरा इंडिका का एक पत्ता अच्छा मोटा सबसे बड़ा, पका हुआ में एक कालीमिर्च लपेट कर पान की तरह प्रात: भूखे पेट चबाते जायें और इसमें से निकलने वाले रस को चूसते रहें। अन्त में बचे गूदे को थूक दें। इस प्रकार नित्य तीन दिन तक लेने से दमा (Asthma) के रोगियों को आशातीत लाभ होता है। तीन दिन में लाभ नहीं मिलने पर इसे सात दिन ले सकते हैं। तीन या सात दिन यह पत्ता कालीमिर्च के साथ लेने से दमा जैसे कष्टसाध्य रोग में लाभ होता है।

सावधानी—किसी-किसी रोगी को इसके सेवन से उल्टी हो जाती है, पर घबराने की बात नहीं है। जिनके कफ जमा होता है, उस कफ को निकालने के लिए उल्टी होती है। कफ निकल जाने के बाद उल्टी अपने आप बन्द हो जाती है। इसे रोगियों को सेवन करा कर इससे होते हुए लाभ को मैंने देखा है, अनुभव किया है।

परहेज—इसका सेवन करने के बाद एक घंटे तक कुछ भी नहीं खायें। एक महीने तक रोगी को खटाई, तेल, घी, ठण्डी चीजें नहीं दें।

खाँसी, सूखी खाँसी—(1) इसमें कालीमिर्च और मिश्री मुँह में रखें। इससे गला भी खुल जाता है। खाँसी में लाभ होता है।(2) कालीमिर्च और मिश्री सम भाग पीस लें। इसमें इतना घी मिलायें कि गोली बन जाये। इस गोली को मुँह में रखकर चूसें, हर प्रकार की खाँसी में लाभ होगा। (3) पिसी हुई दस कालीमिर्चें एक चम्मच गर्म घी में मिलाकर चाटने से सूखी खाँसी ठीक होती है या दस कालीमिर्च पीसकर शहद में मिलाकर प्रात:-शाम चाटें। रात को कालीमिर्च और दूध गर्म करके पियें। (4) बीस कालीमिर्च तीन चम्मच घी में डालकर गर्म करें। कालीमिर्च गर्मी से कड़कड़ा कर ऊपर आ जाये तो आँच से उतार लें। इसमें 20

ग्राम कूटी हुई मिश्री के टुकड़े डालकर मिला लें। फिर चबा-चबा कर स्वाद चखते हुए खायें। इसके बाद एक घंटे तक कुछ भी नहीं खायें, पियें। खाँसी में लाभ होगा। (5) पाँच कालीमिर्चें और चौथाई चम्मच पिसी हुई सोंठ एक चम्मच शहद में मिलाकर सुबह-शाम चाटने से कफ वाली खाँसी ठीक होती है।

(6) एक चम्मच पिसी हुई कालीमिर्च 60 ग्राम गुड़ में मिलाकर गोलियाँ बना लें और सुबह-शाम चूसें। इससे हर प्रकार की खाँसी ठीक हो जाती है। (7) आधा गिलास दूध में दस पिसी हुई कालीमिर्च डालकर उबालें। अच्छी तरह उबालने के बाद गर्मा-गर्म पी जायें। इस प्रकार नित्य पियें, खाँसी में यह लाभदायक पेय है। (8) प्रातः 5 कालीमिर्च पान में रखकर चबाने व रस चूसने से इससे हर प्रकार की खाँसी ठीक हो जाती है। (9) पिसी 10 कालीमिर्च, आधा चम्मच हल्दी, 4 छुहारे गुठली निकाले हुए, 2 कप पानी में उबालें। 1 कप पानी रहने पर इसमें 1 कप दूध डालकर पुनः उबालें एवं पियें। नित्य रात को लेने से सर्दी के मौसम की खाँसी ठीक हो जाती है। (10) कालीमिर्च, छोटी हरड़, पीपल—प्रत्येक 25 ग्राम मिलाकर, पीसकर भोजन के बाद 1-1 चम्मच सुबह-शाम पानी के साथ फंकी लें। खाँसी ठीक हो जायेगी।

बवासीर (Piles)—(1) एक कालीमिर्च तथा बीज सहित मुनक्का दोनों एक साथ नित्य सुबह-शाम खाते रहने से मस्से सूख जाते हैं। (2) रक्तार्श (Bleeding Piles)—दस कालीमिर्च और 60 ग्राम अनार के पत्ते दोनों पीसकर एक गिलास पानी में घोलकर नित्य एक बार पियें। बवासीर से रक्त गिरना बन्द हो जायेगा। (3) 20 ग्राम कालीमिर्च, 15 ग्राम मिश्री, 10 ग्राम जीरा सबको कूट-पीसकर मिला लें। इसकी एक-एक चम्मच की फंकी पानी से सुबह-शाम लें। लाभ होगा।

बिवाइयाँ फटना—कालीमिर्च, राल, कत्था, समान मात्रा में मिलाकर पीस लें। इसमें दो चम्मच देशी घी और चार चम्मच चमेली का तेल मिलायें और लोहे के बर्तन में डालकर गर्म कर लें। फिर इसे चौड़े मुँह की शीशी में भर लें। इसे लगाने से बिवाइयाँ फटना ठीक हो जाती हैं।

कटना—काम करते हुए चाकू, छुरी, किसी धारदार चीज से कट जायें तो रक्तस्राव को पानी से धोकर, साफ करके बारीक पिसी हुई कालीमिर्च भुरका कर दबा दें। रक्तस्राव बन्द हो जायेगा तथा कालीमिर्च से जलन, चिरमिराहट नहीं होगी।

खाँसी, गैस—दस कालीमिर्चें एक गिलास पानी में उबालकर पियें।

पित्ती होने पर पिसी हुई दस कालीमिर्च और आधा चम्मच घी मिलाकर पियें तथा इन दोनों की ही शरीर पर मालिश करें।

सूजन—5 कालीमिर्च पीसकर चौथाई चम्मच मक्खन के साथ खिलाने से बालकों की सूजन दूर हो जाती है।

सुन्दर संतान—गर्भावस्था में आठ माह तक प्रातः चौथाई चम्मच पिसी कालीमिर्च, 1 चम्मच मिश्री, 1 चम्मच घी या मक्खन नित्य खायें। इसके बीस मिनट बाद नारियल तथा आधा घण्टे बाद सौंफ खायें। इसके आधे घण्टे बाद गर्म दूध पियें। भोजन या नाश्ता आधा घण्टे बाद करें। इससे संतान सुंदर होगी।

धातु पुष्टि—यदि धातु क्षय होता हो तो रात को 250 ग्राम दूध में 10 कालीमिर्च डालकर गर्म करें। फिर ठण्डा करके छानकर पहले उन कालीमिर्चों को खाकर ऊपर से दूध पियें। इससे धातु पुष्ट होता है।

हरीमिर्च (GREEN CHILLY)

लेटिन नाम—कैप्सिकम एन्युअम (Capsicum annuum)

हरीमिर्च की डंडियाँ तोड़ देने से वे कई दिनों तक खराब नहीं होतीं। मिर्च में एंटी-ऑक्सीडेंट्स नामक कुछ ऐसे तत्त्व होते हैं जो कैंसर की रोकथाम करते हैं। मिर्च में विटामिन-'सी' भी होता है। 1 ताजी हरीमिर्च 1 नारंगी के बराबर होती है।

मलेरिया—एक हरीमिर्च के बीज निकालकर, बीजरहित खोले को मलेरिया आने के दो घण्टे पहले अँगूठे में पहनाकर बाँध दें। इस तरह दो-तीन बार बाँधने से मलेरिया बुखार आना बन्द हो जाता है।

जलना—जले हुए पर हरीमिर्च पानी डालकर पीसकर लेप करें। लाभ होगा।

मोटापा—भोजन में नित्य हरीमिर्च खाने से मोटापा कम होता है।

लालमिर्च (RED CHILLY)

लेटिन नाम—कैप्सिकम एन्युअम (Capsicum annuum)

शुद्धता की पहचान—पिसी हुई लालमिर्च में लकड़ी का बुरादा व रंग मिला होता है। एक चम्मच पिसी हुई लालमिर्च एक कप पानी में घोलें। इससे पानी रंगीन हो जायेगा और बुरादा पानी में तैरने लगेगा।

पिसी हुई लालमिर्च में थोड़ा-सा नमक या तेल मिलाकर रखें, मिर्च खराब नहीं होगी।

मिर्च में पाए जाने वाले तत्त्व

पोषक पदार्थ	भारतीय हरीमिर्च	भारतीय लालमिर्च (सूखी)	कैप्सिकम एनुअम (बड़ी मिर्चें)
नमा ग्रा.	35.7	15.9	92.4
रेशा ग्रा.	6.8	30.2	1.3
प्रोटीन ग्रा.	2.9	-	1.3
कार्बोहाइड्रेट ग्रा.	3.0	31.6	4.3
ऊर्जा कि. कैलो.	29.0	264.0	24.0
कैल्शियम मि. ग्रा.	30.0	160.0	30.0
फॉस्फोरस मि. ग्रा.	80 .0	370.0	-
कैरोटीन मि. ग्रा.	17.5	34.5	42.7
विटामिन 'सी' मि. ग्रा.	111.0	50.0	138.0

'पोषण पत्रिका' 19 अगस्त, 1984, राष्ट्रीय पोषण संस्थान, हैदराबाद से साभार।

आँख दुखना—आँखें दुखने पर लालमिर्च पीसकर, थोड़ा-सा पानी मिलाकर लुगदी बना लें। जिस ओर आँख दुख रही हो उस पैर के अँगूठे के नाखून पर मिर्ची का लेप करें। यदि दोनों आँखें दुःख रही हों तो दोनों अँगूठों के नाखूनों पर लेप करें।

पागल कुत्ते द्वारा काटा जाना—लालमिर्च पीसकर खाने में काम आने वाले तेल में मिलाकर कुत्ते द्वारा काटे घाव पर लगा दें। इससे कुत्ते के दाँत का विष नष्ट हो जाता है।

पागल कुत्ता काटने पर काटे हुए अंग पर लालमिर्च पीसकर लगाने से लाभ होता है। इससे विष नष्ट होकर घाव अच्छा हो जाता है।

—नई दिल्ली, 25 मार्च, 1979 (हिस)

पागल कुत्ते के काटने पर लाल मिर्चों का लेप करने की विधि गाँवों में तो प्रचलित है ही, अब इसके वैज्ञानिक परीक्षण से भी उपयोगिता सिद्ध हो गई है। यह लेप लगाने से बहुत पसीना आता है, जिसमें लार बह जाती है।

सर्प-दंश—सर्प के काटने पर लालमिर्च खाने पर कड़वी नहीं लगती। इससे सर्प-काटे की पहचान कर सकते हैं।

फोड़े-फुंसियों पर लालमिर्च तेल में पीसकर लगायें।

अकोता, दाद, शोथ, खुजली और त्वचा के रोगों में लालमिर्च का तेल लगाना लाभदायक है। वर्षा में होने वाली फुंसियों पर लगाने से अधिक लाभ होता है। लालमिर्च 125 ग्राम, सरसों का तेल 375 ग्राम दोनों को गर्म करके अच्छी तरह उबलने पर छान लें। यह लालमिर्च का तेल है। यह **हड्डी पर लगी चोट के दर्द** में भी लाभ करता है।

बिच्छू काटे स्थान पर लालमिर्च पीसकर लगाने से ठण्डक पड़ जाती है।

पेट दर्द हो तो पिसी हुई लालमिर्च गुड़ में मिलाकर खाने से लाभ होता है।

पानी के दोष—देशाटन करते समय जगह-जगह जाना पड़ता है और वहाँ गंदा पानी पीने में आता है। लालमिर्च की चटनी घी में छौंककर नित्य खाने से पानी के दुष्प्रभाव नष्ट हो जाते हैं। मिर्चों में विटामिन 'ए' और 'सी' भरपूर होते हैं। इनमें टोकोफेरोल अथवा विटामिन 'ई' भी होते हैं। लालमिर्च विटामिन 'सी' का बहुत अच्छा स्रोत है। कटिवेदना, तंत्रिकाएँ (न्यूरेल्जिया) और रूमेटिक गड़बड़ियों में मिर्च के व्यंजन प्रति-उत्तेजक के रूप में दिए जाते हैं। इन्हें खाने पर टॉनिक का-सा प्रभाव होता है। लेकिन अंधाधुंध खाने पर जठर-आंत्रशोथ हो सकता है।

भोजन के साथ खाने पर मिर्चें हमारी स्वाद-कलिकाओं को उद्दीप्त करती हैं और लार के प्रवाह को प्रेरित करती हैं, जो मंड वाले अथवा धान्य खाद्य-पदार्थों के पाचन में सहायक होता है। सलाद के साथ ताजे रूप में लेने पर ये विटामिन सम्पूरक का काम करती हैं क्योंकि इनमें विटामिन 'ए' और विटामिन 'सी' बहुत होते हैं। पकी, सूखी अथवा पिसी मिर्चों की तुलना में हरी मिर्चें पौष्टिक होती हैं। 'शिमला मिर्च' में विटामिन 'सी' विशेष रूप से अधिक होता है। मिर्च से रतौंधी की रोक में सहायता मिलती है।

हानियाँ—कुछ लोगों में गर्म व मसालेदार खाद्य पदार्थ, जिनमें कि काफी अधिक मिर्चें हों, उत्तेजना और अम्लीय जठर रसों का स्रवण (प्रवाह) कर सकते हैं, जिनसे जठर-व्रण (Peptic Ulcer) पनप सकते हैं और जिनके कारण ऊपरी मध्य उदर में दर्द और बेचैनी होने

लगती है। ऐसे लोगों को मसालेदार भोजन नहीं करना चाहिए क्योंकि इससे स्थिति बहुत बिगड़ सकती है।

होम्योपैथी में लालमिर्च से बनी औषधि कैप्सिकम न्युअम (Capsicum annuum) है। इसके मदर टिंचर के निम्न लाभ हैं—

1. **हैजे के रोगी** को दस-दस बूँद एक चम्मच पानी में हर आधे घण्टे से देने से लाभ होता है।
2. **अधिक नींद** आने पर पाँच-पाँच बूँद सुबह-शाम एक चम्मच पानी में मिलाकर पिलायें।
3. **कफ वाली खाँसी** में पाँच-पाँच बूँद गर्म पानी में तीन बार पिलायें।
4. **भूख की कमी** होने पर 5-5 बूँद पानी में मिलाकर भोजन से पहले पिलायें।
5. **मिरगी, हिस्टीरिया** और **पागलपन के दौरे**, बेहोशी में कुछ बूँदें नाक में डालने से होश आ जाता है।

सावधानी—*बवासीर होने पर मिर्च न खायें।*

धनिया (CORIANDER)

लेटिन नाम—कोरिएंड्रम सातिवम (Coriandrum sativum)

प्रकृति—शीतल और खुश्क। हरा धनिया पोलिथीन की थैली में रखने से ताजा रहता है। धनिए का गुण ठण्डक पहुँचाना है। **पित्तनाशक**—हरा धनिया पित्तनाशक है।

थायरॉयड ग्रन्थि बढ़ जाए, क्रिया उच्च या निम्न (Hyper or Hypothyroid) हो जाए तो पाँच चम्मच सूखा साबुत धनिया एक गिलास पानी में तेज उबालकर, छानकर नित्य सुबह-शाम पिलायें।

मुँह में सुगन्ध—धनिया हरा या सूखा चबाने से मुँह में सुगन्ध रहती है। अतः नित्य एक चम्मच धनिया चबायें।

पेट दर्द—पिसा हुआ धनिया और मिश्री पिसी हुई पानी में घोलकर पीने से दर्द ठीक हो जाता है।

नकसीर, रक्तस्रावी बवासीर, मासिक धर्म में अधिक रक्तस्राव होता हो तो 50 ग्राम साबुत धनिया दो कप पानी में रात को भिगो दें। प्रातः यह पानी छानकर पियें। रक्तस्राव बन्द हो जायेगा। इसके अलावा नकसीर में धनिये की हरी पत्तियाँ पीसकर सूँघें, ललाट (Forehead) पर लेप करें, इसके रस की तीन बूँद नाक में डालें, नित्य हरे धनिये की चटनी खायें, नकसीर में लाभ होगा।

ज्वर—हरा धनिया 20 ग्राम, मिश्री 10 ग्राम—ये दोनों पीसकर एक कप पानी में घोलकर हर तीन घण्टे से पिलाने से ज्वर उतर जाता है। प्यास कम लगती है।

खाने के बाद दस्त—धनिया में काला नमक मिलाकर भोजन के पश्चात् एक चम्मच लेने से खाने के बाद दस्त जाने की आदत छूट जाती है। केवल धनिए की फंकी से दस्त बन्द हो जाते हैं।

उल्टी—(1) उल्टी होने पर सूखा या हरा धनिया कूटकर उसका पानी निचोड़कर 5

चम्मच बार-बार पीने से उल्टी रुक जाती है। गर्भवती की उल्टी भी मिट जाती है। (2) चौथाई कप हरे धनिये का रस स्वादानुसार नीबू और सेंधा नमक मिलाकर जब तक उल्टियाँ बन्द नहीं हों, हर उल्टी के बाद पीने से लाभ होता है।

तिल, लाल मस्से और अन्य मस्सों (Warts) पर सूखा या हरा पत्तीदार धनिया पीसकर लेप करने से वे मिट जाते हैं और नये नहीं निकलते। यह दो माह तक लगायें।

गर्मी के रोग—रात को मिट्टी के बर्तन में दो गिलास पानी में पाँच चम्मच सूखा धनिया भिगो दें। प्रातः इसमें स्वाद के अनुसार मिश्री मिलाकर पियें। गर्मी के रोग ठीक हो जायेंगे। ग्रीष्म ऋतु में यह बहुत उपयोगी है। इससे पेशाब की जलन और रुकावट में भी लाभ होता है। गर्मी के कारण चक्कर और कै में लाभ होता है। गर्भिणी स्त्री के लिए ज्यादा लाभदायक है। नकसीर भी ठीक हो जाती है।

गले में दर्द व जलन हो तो हर तीन घण्टे से दो चम्मच सूखा साबुत धनिया चबा-चबाकर रस चूसते रहें। यह हर प्रकार के गले के दर्द विशेषकर गर्मी से गले में दर्द के लिए लाभदायक है। स्वाद के लिए मिश्री साथ में चबा सकते हैं।

पैरों की जलन—सूखा धनिया 10 ग्राम को भिगोकर पीसकर ठण्डाई की तरह तैयार करके पीने से शरीर के दाह (जलन) खासकर पैरों की जलन में लाभ होता है।

मूत्र जलन—यदि तेज प्यास, पेट, शरीर या मूत्र में जलन हो तो 15 ग्राम धनिया रात्रि में भिगो दें। सुबह उसे ठण्डाई की तरह पीसकर, छानकर मिश्री और दूध मिलाकर पियें, इससे जलन व हृदय की धड़कन यदि अधिक हो तो ठीक हो जाती है। धनिया और आँवला रात को भिगोकर प्रातः मसलकर उस पानी को पीने से भी मूत्र की जलन दूर हो जाती है।

पेशाब रुकना—धनिये की हरी पत्तियों का रस आधा कप में स्वादानुसार चीनी मिलाकर पियें। यदि रुका हुआ पेशाब नहीं आए तो 1 घण्टे बाद पुनः पियें। पेशाब आ जायेगा।

रक्तस्राव—50 ग्राम धनिया पीसकर एक गिलास पानी में मिलायें। इसमें मीठा मिलाकर छानकर पियें। कहीं से भी रक्तस्राव हो रहा हो, इससे बन्द हो जाता है।

हृदय की धड़कन यदि अधिक मालूम होती हो तो सूखा धनिया और मिश्री समान मात्रा मिलाकर नित्य एक चम्मच ठण्डे पानी से लें।

आँव—धनिया और सौंफ 2-2 चम्मच को 2 कप पानी में रात को भिगो दें। प्रातः छानकर पानी अलग गिलास में भर लें तथा धनिया और सौंफ को पीसकर उसी पानी में घोलकर छानकर पियें। इससे मल में आँव आना बन्द होगा।

तुतलाना—(1) 30 ग्राम धनिया और दस अमलतास (यह पंसारी के मिलता है) का गूदा दोनों को पीसकर इसकी 3 चम्मच नित्य एक गिलास पानी में घोलकर दो महीने कुल्ले करने से तुतलाना ठीक हो जाता है। (2) हरा धनिया पीसकर पानी डालकर छान लें। इसमें आधा चम्मच भुनी हुई फिटकरी मिलाकर नित्य कुल्ले करें।

नमक (SALT)

पसीने और पेशाब में दुर्गन्ध—यह अधिक नमक खाने से आती है। नमक खाने से

कोशाणु मरते हैं और जब मरे हुए कोशाणु पसीने के साथ छिद्रों में से बाहर निकलते हैं तो तेज दुर्गन्ध आती है।

अत: दुर्गन्ध से बचने के लिए नमक कम-से-कम खाना चाहिए।

फ्लू—केवल लहसुन और नमक की चटनी खाकर गर्म पानी पियें और कम्बल ओढ़कर सो जायें। इससे पसीना आयेगा और फ्लू ठीक हो जायेगा।

खटाई खाने से **दाँत आम गए** हों तो पिसे हुए नमक को दाँतों पर मलें। **दाँत हिलता** हो तो तिल के तेल में काला नमक बारीक पीसकर, मिलाकर मञ्जन करें।

गठिया या आमवात—यदि जोड़ों पर सूजन और दर्द तेज हो तो नमक या बालू मिट्टी गर्म करके पोटली में बाँधकर सेंक करें। दर्द और सूजन में आराम होगा।

सिरदर्द—(1) एक चुटकी नमक जीभ पर रखें, दस मिनट बाद एक गिलास ठण्डा पानी पियें, सिरदर्द ठीक हो जायेगा। (2) चौथाई कप जल में 3 ग्राम या तीन चने के बराबर नमक मिलाकर उस पानी को सूँघने से सिरदर्द में आराम होता है।

उच्च रक्तचाप—प्राय: यह मान्यता रही है कि उच्च रक्तचाप के रोगियों को नमक नहीं लेना चाहिए, लेना भी पड़े तो कम-से-कम लेना चाहिए। नमक कम-से-कम लेना मेरे विचार से उपयुक्त है।

जलना—नमक का गाढ़ा घोल बनाकर जले हुए पर लगाने से छाले नहीं पड़ते।

होंठ फटना—जरा-सा सेंधा नमक, मक्खन में मिलाकर होंठों पर लगाने से होंठ नहीं फटते।

दाद पर हर घण्टे बाद नमक को पानी में गूँधकर लेप करें। एक सप्ताह में दाद ठीक हो जायेगा।

अँगुलबेड़ा (Whitlow)—जब दर्द लगातार हो रहा हो तो नमक के पानी में अँगूठा या अँगुली डुबोये रखने पर दर्द घट जाता है। *—डॉ. एन. सी. घोष, होम्यो. मेट*

पेशाब में रुकावट—एक चम्मच नमक दो चम्मच पानी में घोलकर एक रुई का फोआ भिगोकर नाभि पर रखें। पेशाब खुलकर आयेगा।

बलगम निकालने के लिए दो चम्मच घी में आधा चम्मच नमक मिलाकर गर्म करके सीने पर मालिश करें। गर्म पानी में तेज नमक घोलकर पिलायें।

गले के रोग—गले में कोई भी रोग हो जैसे टॉन्सिल, गला दर्द, आवाज बैठना, कौवा लटकना, गर्म पानी में नमक डालकर गरारे करने से लाभ होता है।

हिचकी (Hiccough)—(1) सेंधा नमक, काला नमक और नित्य उपयोग में आने वाला नमक सब समान मात्रा में मिलाकर पीस लें। इसकी आधी चम्मच गर्म पानी से लें तो हिचकी बन्द हो जायेगी। जिन बीमारियों में नमक बन्द किया गया हो, उनमें नमक का सेवन न करें।

नाखून बढ़ना—गर्म पानी में नमक मिलाकर एक महीने तक नाखूनों का सेंक नित्य 10 मिनट करें। नाखून बढ़ने लगेंगे।

नाखून टूटते हों, दरारें पड़ती हों तो गर्म सरसों का 2 चम्मच तेल में चौथाई चम्मच नमक मिलाकर मालिश करें। नाखून नहीं टूटेंगे तथा नाखून चमकीले व पुष्ट हो जायेंगे।

दाँत—गर्म पानी में नमक डालकर कुल्ले करें। बारीक सेंधा नमक सरसों के तेल में मिलाकर मन्जन करें। इससे दाँतों में ठण्डा पानी लगना बन्द हो जाता है।

दाँत हिलना—काला नमक कपड़े से छान कर तिल के तेल में मिलाकर नित्य मंजन करने से दाँत मजबूत होते हैं।

दाँतों व मसूढ़ों में दर्द हो तो बारीक पिसा हुआ सेंधा नमक मलने से लाभ होगा।

बिच्छू काटना—(1) बिच्छू काटने पर जहाँ बिच्छू ने काटा हो, उसके विपरीत कान में नमक के संतृप्त घोल (Saturated Solution) की चार बूँद डालें, जैसे—दायें पैर में बिच्छू ने काटा हो तो बायें कान में चार बूँद डालें। इससे अतिशीघ्र आराम हो जायेगा। इस घोल को बिच्छू काटे स्थान पर लगायें तथा एक घूँट पी लें। यह अनुभूत है, सफल है।

संतृप्त घोल बनाने की विधि—(1) पानी में नमक डालते जायें और हिलाते जायें। जब नमक डालते-डालते हिलाने पर घुलना बन्द हो जाए तो यह घोल संतृप्त घोल बन जाता है। (2) एक भाग नमक, पाँच भाग पानी में मिलाकर काजल की तरह आँख में लगाने से बिच्छू का जहर तुरन्त उतर जाता है। संतृप्त घोल लगाने से **कीड़े-मकोड़े के काटे** भी ठीक हो जाते हैं। (3) दो गिलास गर्म पानी में चार चम्मच नमक मिलाकर जिस जगह बिच्छू ने डंक लगाया हो उसे उस पानी में डुबोयें या कपड़ा भिगोकर रखें। इससे बिच्छू काटने पर होने वाली जलन, दर्द ठीक हो जाती है।

अजवायन (CAROM SEEDS)

लेटिन नाम—कैरम कॉप्टिकम (Carum copticum)

प्रकृति—शुष्क और तर तथा पाचक (Digestive)।

जोड़ों का दर्द—जोड़ों का दर्द हो, सामान्य दर्द शरीर में कहीं भी हो, घुटने, बाँह, गर्दन, कमर में दर्द हो, तो दो गिलास पानी में चार चम्मच अजवायन और तीन चम्मच काला नमक या नित्य खाये जाने वाला नमक डालकर उबालें और फिर इस गर्म पानी में कपड़ा भिगोकर सुबह-शाम सेंक करें। इसके बाद अजवायन के तेल की दो बार ही मालिश करें। तेल बनाने के लिए 5 चम्मच अजवायन और दस चम्मच तिल का तेल मिलाकर उबालें। अच्छी तरह उबलने पर तेल को ठण्डा करके छान लें और इस तेल से मालिश करें। इस तेल की मालिश से दर्दों में लाभ होता है। **पेट दर्द** में भी लाभ होता है।

नित्य 5-5 चम्मच पिसी अजवायन व गुड़ मिलाकर 1-1 चम्मच खाने से जोड़ों के दर्द में लाभ होता है।

फ्लू—(1) 3 ग्राम अजवायन और 3 ग्राम दालचीनी दोनों को उबालकर इनका पानी पिलायें। (2) बारह ग्राम अजवायन दो कप पानी में उबालें, आधा रहने पर ठण्डा करके छानकर पियें। इसी प्रकार नित्य चार बार पीने से फ्लू शीघ्र ठीक हो जाता है।

शराब की आदत—यदि आप शराब पीना छोड़ना चाहते हैं तो आधा किलो अजवायन पीसकर सात किलो पानी में दो दिन भिगोये रखें। हर पाँच घंटे बाद हिलायें। फिर धीमी आँच पर इतना उबालें कि दो किलो पानी ही रह जाये। उबालते समय भी बार-बार हिलाते रहें। ठण्डा करके छान कर बोतलें भर लें। इसकी पाँच-पाँच चम्मच नित्य दो बार तथा जब भी

शराब पीने की इच्छा हो तभी पियें। शराब पीने की आदत छूट जायेगी। पेट साफ रहेगा, भूख अच्छी लगेगी।

दमा—एक चम्मच अजवायन और चौथाई चम्मच कालीमिर्च दोनों पीसकर, मिलाकर गर्म पानी से सुबह-शाम फंकी लेने से दमा में लाभ होता है।

बहुमूत्र—(1) अजवायन और तिल मिलाकर खाने से ठीक हो जाता है। (2) गुड़ और पिसी हुई कच्ची अजवायन समान मात्रा में मिलाकर एक-एक चम्मच नित्य चार बार खायें। इससे **गुर्दे का दर्द** भी ठीक हो जाता है।

अम्लपित्त—एक चम्मच अजवायन + 3 कालीमिर्च + 2 पीपल—इन सबको रात को इतने से पानी में भिगोयें कि ये पानी सोख लें। प्रात: इनको पीसकर एक गिलास पानी में डालकर 3 चम्मच मिश्री मिलाकर छानकर प्रात: पी जायें। जब तक अम्लपित्त ठीक नहीं हो, इनका सेवन करते रहें।

गैस—(1) 6 ग्राम अजवायन में डेढ़ ग्राम काला नमक मिलाकर फंकी देकर गर्म पानी पिलाने से गैस मिटती है। अजवायन पेट की वायु को बाहर निकालती है। भोजन में किसी भी रूप से अजवायन का सेवन करना चाहिए। अजवायन और काला नमक समान मात्रा में पीसकर 4-4 ग्राम की फंकी छाछ के साथ लेने से **वायु गोला** दूर होता है।

मुँहासे—अजवायन पीस लें। इसकी चार चम्मच दो चम्मच दही में मिलाकर एक घण्टे भीगने के बाद चेहरे पर लगायें। दो घण्टे बाद गर्म पानी से चेहरा धोयें। मुँहासे मिट जायेंगे।

हृदय-शूल—हृदय-शूल में अजवायन देने से शूल बन्द होकर हृदय उत्तेजित होता है।

पथरी—6 ग्राम अजवायन नित्य फाँकने से गुर्दा व मूत्राशय की पथरी निकल जाती है।

बाँझपन—मासिक धर्म के प्रारम्भ से 8 दिन तक नित्य 25 ग्राम अजवायन और 25 ग्राम मिश्री, 125 ग्राम पानी में रात्रि को मिट्टी के बर्तन में भिगो दें। प्रात: ठण्डाई की तरह पीसकर पियें। पथ्य में मूँग की दाल और रोटी (बिना नमक की) लें। इससे गर्भधारण होगा।

इलायची (छोटी) (CARDAMOM)
बड़ी इलायची (BLACK CARDAMOM)
लेटिन नाम—ईलेटिरिया कार्डेमम (Ellatteria cardamum)

उल्टी—एक गिलास पानी में दो इलायची उबालें। आधा पानी रहने पर गुनगुना पियें।

पेट दर्द में दो इलायची पीसकर शहद में मिलाकर चाटने से लाभ होता है।

खाँसी, दमा और हिचकी में इलायची खाने से लाभ होता है।

छाले (Stomatitis)—एक इलायची पीसकर आधा चम्मच शहद मिलाकर लगाने से मुँह के छाले और कण्ठ के छाले ठीक हो जाते हैं।

आँखों से पानी बहता हो तो तीन छोटी इलायची पीसकर एक गिलास दूध में उबालकर रात को पीने से लाभ होता है।

हिचकी—आधा चम्मच बड़ी इलायची के दाने सेंककर दो चम्मच चीनी में मिलाकर

पीस लें। इसकी आधा-आधा चम्मच हर दो घण्टे बाद पानी के साथ फंकी लें। हिचकी बन्द हो जायेगी।

शहद (HONEY)

सारे रोगों की औषधि—आधा चम्मच तुलसी के पत्तों का रस या सौ पत्ते तुलसी के पीसकर तीन चम्मच शहद, दो चम्मच पानी में मिलाकर एक महीना पियें।

फेफड़ों के रोग जैसे—ब्रोन्काइटिस, निमोनिया, टी.बी., दमा आदि में शहद लाभदायक है। रूस में फेफड़ों के रोगों में शहद अधिक प्रयोग किया जाता है।

दमा—श्लेष्मीय, दुर्बल व्यक्ति जिनके फेफड़े श्लेष्मा से भरे रहते हैं और साँस लेना कठिन होता है उनको दो चम्मच प्याज़ का रस या एक प्याज को कूट-कूट कर गूदा बनाकर, इसे दो चम्मच शहद में मिलाकर देना एक पुराना नुस्खा है। दमा और फेफड़े के रोग शहद का सेवन करने से दूर होते हैं। शहद फेफड़ों को बल देता है, खाँसी, गले की खुश्की तथा स्नायु कष्ट दूर करता है। छाती की घ..र.. घरर दूर होती है। केवल शहद भी ले सकते हैं।

सर्दी, खाँसी, ज्वर होने पर एक चम्मच शहद में चौथाई चम्मच पिसी हुई पीपल मिलाकर नित्य तीन बार खायें।

जुकाम, खाँसी—एक चम्मच शहद और चौथाई चम्मच नमक मिलाकर, नित्य तीन बार चाटें।

खाँसी (Cough)—(1) एक नीबू पानी में उबालें फिर निकालकर काँच के गिलास में निचोड़ें। इसमें एक औंस ग्लिसरीन और तीन औंस शहद मिलाकर हिलायें। इसकी एक-एक चम्मच चार बार लेने से खाँसी चलना बन्द हो जाती है। (2) शहद खाँसी में आराम देता है। 12 ग्राम शहद दिन में तीन बार चाटने से कफ़ निकल जाता है, खाँसी ठीक हो जाती है।

मलेरिया—पिसी हुई कलौंजी 1 चम्मच, 1 चम्मच शहद में मिलाकर नित्य एक बार खाने से चौथे दिन आने वाला मलेरिया ठीक हो जाता है।

प्यास अधिक लगती हो तो 2 चम्मच शहद मुँह में भरकर 10 मिनट रखें, फिर थूक कर कुल्ला कर लें। बार-बार अधिक प्यास लगना ठीक हो जायेगा।

पित्ती—जब बड़ी-बड़ी दवाओं और इंजेक्शनों से भी पित्ती में लाभ न हो तो नागकेसर 6 ग्राम, शहद 25 ग्राम मिलाकर रोगी को सुबह-शाम खिलायें। अनुभूत योग है।

चर्म पर काले धब्बे, दाग—एक चम्मच शहद में चौथाई चम्मच नीबू का रस मिलाकर काले धब्बों पर लेप करें। एक घंटे बाद धोयें। कुछ सप्ताह में काले दाग मिट जायेंगे।

नमी—शहद में नमी को सोखने का गुण है। इससे कीटाणु मर जाते हैं।

एड़ी फटने, तलवों में खारवे (वर्षा के पानी से पैरों में खुजली, फुंसियाँ) होने, अँगुलियों की त्वचा गलने, नाखून उतर जाने पर तीन बार शहद लगाना चाहिए।

चर्म रोग—शहद में पानी मिलाकर पीने से अनेक चर्म रोग, जैसे—खुजली, शरीर पर हल्के दाग, फोड़े, फुंसी, मुँहासे ठीक हो जाते हैं।

विसर्प (Erysipelas)— पुराने लोगों का कहना है कि बार-बार शुद्ध शहद लगाने या कपड़े पर शहद लगाकर लगाने से विसर्प ठीक हो जाते हैं। शहद रक्त साफ करता है। नया रक्त बनाता है।

आँतों के रोग, भूख, नेत्र तथा चर्म रोगों को दूर करने के लिए तीन चम्मच पिसा हुआ आँवला रात को एक गिलास पानी में भिगो दें। प्रातः उसे छानकर चार चम्मच शहद मिलाकर पियें।

विषैले दंश—सियार, कुत्ता, बिच्छू आदि के काटने पर काटे हुए स्थान पर शहद लगाने और आंतरिक सेवन से लाभ होता है।

शीत दंश (Frost Bite)—यदि शीत क्षत अंग में लगातार दर्द होता रहे तो उस पर शहद रगड़ें।

कै, हिचकी—दो चम्मच प्याज के रस में इतना ही शहद मिलाकर चाटने से कै और हिचकी बन्द होती है। केवल शहद चाटने से भी हिचकी बन्द होती है।

घावों पर—(1) शहद की पट्टी बाँधने से आराम होता है। (2) एक भाग पीला मोम, चार भाग शहद की मरहम से पट्टी बाँधें। मोम को गर्म करके शहद मिलायें। मरहम बन जायेगा। जो घाव ठीक नहीं होते वे इससे ठीक हो जाते हैं।

आग से जले हुए अंगों पर शहद का लेप करने से जलन कम होती है, घाव होने पर भी जब तक ठीक न हो, शहद लगाते रहें। घाव ठीक होने पर जले हुए के सफेद दाग बने रहते हैं। इन पर शहद लगाकर पट्टी बाँधते रहें। दाग मिट जायेंगे।

गठिया या संधिवात (Rheumatism)—संधिवात ग्रस्त लोगों को लम्बे समय तक शहद बहुतायत में खाना चाहिए। इससे बहुत लाभ होता है। जोड़ों का दर्द कम होता है।

दीर्घ आयु—शहद शरीर को ताकतवर और लम्बी आयु प्राप्त करने के लिए लाभदायक है। बूढ़े लोगों के लिए शहद उत्तम भोजन है। यह बुढ़ापे के कष्टों से बचाता है।

कब्ज—यह प्राकृतिक हल्का दस्तावर है। प्रातः व रात को सोने से पहले 50 ग्राम शहद ताजा पानी या दूध में मिलाकर पियें। शहद का पेट पर शामक प्रभाव पड़ता है।

थकावट—शहद के प्रयोग से शक्ति, स्फूर्ति और स्नायु को शक्ति मिलती है। समुद्र में काम करने वाले जिनको बहुत समय तक पानी में रहना पड़ता है, वे शहद से यह शक्ति प्राप्त कर सकते हैं। शहद का सबसे बड़ा गुण थकावट दूर करना है।

शक्कर से पाचन अंग खराब होते हैं, पेट में वायु पैदा होती है लेकिन शहद वायु बनने से रोकता है। यह मानसिक और शारीरिक शक्ति को बढ़ाता है। आप सारे काम-काज करने के बाद रात को या जब भी थकावट हो तो दो चम्मच शहद आधे गिलास गर्म पानी में नीबू का रस निचोड़कर पी लें, सारी थकावट दूर हो जायेगी और पुनः ताजगी प्रतीत करने लगेंगे।

मधुमेह (Diabetes) में मीठा खाने की तीव्र इच्छा होने पर शक्कर के स्थान पर अति अल्प मात्रा में शहद लेकर मूत्र में शक्कर आने, गुर्दे (वृक्क) के पुराने रोगों से बच सकते हैं।

काले मोतियाबिन्द से बचाव—*जयपुर 25 जून, 1977.* आँखों के काले मोतियाबिन्द

एवं शेयों जैसे भयानक रोग से बचने के लिए शहद का उपयोग बड़ा लाभकारी साबित हुआ है।

सवाई मानसिंह अस्पताल, जयपुर के नेत्र विशेषज्ञ *डॉ. आर.जी. शर्मा* ने बताया है कि प्रतिदिन एक बूँद शहद डालने से लोग इस रोग से बच सकते हैं। उन्होंने बताया कि इतना ही नहीं, जिन लोगों के मोतियाबिन्द हो गया हो यदि वे प्रारम्भिक अवस्था में तीन-चार सप्ताह तक शहद का उपयोग करें तो उन्हें निश्चित रूप से लाभ होगा।

रतौंधी—आँखों में काजल की तरह सोते समय शहद लगाने से रतौंधी दूर होती है। इससे दृष्टिक्षीणता भी दूर हो जाती है।

आधे सिर में दर्द (Migraine)—(1) यदि सिरदर्द सूर्योदय से शुरू हो, जैसे-जैसे सूर्य ढलने लगे, सिरदर्द बन्द हो जाए, ऐसे आधे सिर के दर्द में जिस ओर सिर में दर्द हो रहा हो उसके दूसरे नथुने में एक बूँद शहद डाल दें, दर्द में आराम हो जाएगा। (2) कभी-कभी अचानक आधे सिर में तेज दर्द हो जाता है, रोगी दर्द में उल्टी तक करता है। उल्टी होने पर दर्द बन्द हो जाता है। यह दर्द बार-बार होता रहता है। नित्य भोजन के समय दो चम्मच शहद लेते रहने से दर्द नहीं होता। कभी दर्द हो भी जाए तो उसी समय दो चम्मच शहद ले लेने से ठीक हो जाता है।

सौंदर्यवर्धक—नीबू, शहद, बेसन और तिल के तेल का उबटन करने से त्वचा में प्राकृतिक निखार आकर सौन्दर्य बढ़ता है।

गले में सूजन हो तो एक चम्मच शहद दिन में तीन बार चाटने से लाभ होता है।

गले की आवाज बैठ गई हो तो एक कप गर्म पानी में एक चम्मच शहद डालकर गरारे करने से आवाज खुल जाती है।

नींद में रोना—यदि बच्चा नींद में रो उठे तो समझें कि वह बदहजमी से स्वप्न देख रहा है। उसे कुछ दिन शहद चटाएँ, बदहजमी दूर होगी और नींद में रोना बन्द हो जाएगा।

यक्ष्मा (T.B.)—एक कप अनार का रस, एक कप दूध दोनों मिलाकर तीन चम्मच शहद मिलाकर नित्य प्रातः पियें।

क्षय—25 ग्राम शहद, 100 ग्राम मक्खन में मिलाकर देना चाहिए। एक चम्मच शहद, दो चम्मच देशी घी मिलाकर सेवन करने से शरीर का क्षय होना रुक जाता है, बल बढ़ता है।

हृदय शक्तिवर्धक (Heart Tonic)—शहद हृदय को शक्ति देने के लिए विश्व की समस्त औषधियों से सर्वोत्तम है। इससे हृदय इतना शक्तिशाली हो जाता है जैसे घोड़ा हरे जौ खाकर शक्ति प्राप्त कर लेता है। शहद के प्रयोग से हृदय की पट्टी की शोथ दूर हो जाती है। जहाँ यह रोगग्रस्त हृदय को शक्ति देता है वहाँ स्वस्थ हृदय को पुष्ट और शक्तिशाली बनाता है। हृदय फेल होने से बच जाता है। जब रक्त में ग्लाइकोजेन के अभाव से रोगी को बेहोश होने का डर हो तो शहद खिलाकर रोगी को बेहोश होने से बचाया जा सकता है। शहद मिनटों में रोगी में शक्ति व उत्तेजना पैदा कर देता है और कमजोर तथा फेल होने वाला हृदय शक्तिशाली हो जाता है। सर्दी या कमजोरी के कारण जब हृदय की धड़कन अधिक हो जाए, दिल बैठना आदि कोई कष्ट हो तो शहद की एक चम्मच गर्म पानी

में डालकर पियें। एक चम्मच शहद प्रतिदिन लेने से हृदय सबल बनता है। एक चम्मच शहद में 100 कैलोरी शक्ति होती है।

पीलिया (Jaundice)—नित्य तीन बार एक-एक चम्मच शहद को पानी के गिलास में मिलाकर पीने से लाभ होता है।

पित्ती—एक चम्मच शहद और एक चम्मच त्रिफला मिलाकर सुबह-शाम खायें। इससे पित्ती ठीक हो जायेगी।

बच्चों के पेट में दर्द हो तो एक गिलास पानी में दो चम्मच सौंफ उबालें। आधा पानी रहने पर स्वादानुसार शहद मिलाकर पिलायें। यदि दर्द रह-रह कर उठता हो तो पोदीने का रस चार चम्मच और एक चम्मच शहद मिलाकर पिलायें।

कृमि (Worms)—सुबह-शाम शहद लेने से कृमि में लाभ होता है।

—ई.एफ. फैरिंगटन : थेराप्युटिक पौइन्ट्स एण्ड लेसर राइटिंग।

दो भाग दही, एक भाग शहद मिलाकर चटाने से कृमि मरकर मल के साथ बाहर आ जाते हैं।

सारे रोगों की औषधि—आधा चम्मच तुलसी के पत्तों का रस या सौ पत्ते तुलसी के पीसकर तीन चम्मच शहद, दो चम्मच पानी में मिलाकर एक महीना पियें।

फुंसियाँ—आटा और शहद को मिलाकर लेई बना लें। इसको कपड़े के टुकड़े पर लगाकर फुंसियों पर लगायें। कोई भी चर्म रोग हो तो शहद की पट्टी बाँधने से आराम होता है। दाद, खाज, फोड़े आदि चर्म रोगों में 40 ग्राम शहद 300 ग्राम पानी में मिलाकर प्रातः कुछ महीने पीने से रक्त साफ होकर लाभ होता है। शहद त्वचा को कोमल बनाता है।

गर्भावस्था—शहद में प्रोटीन होता है। प्रोटीन का सेवन गर्भावस्था में करने से पैतृक गुण सन्तान में चले जाते हैं। शहद में कुछ हारमोन होते हैं जो गर्भस्थ महिला के यौवन और रंग-रूप को बनाए रखते हैं। गर्भावस्था में रक्त की कमी आ जाती है। इस काल में रक्त बढ़ाने वाली चीजों का सेवन अधिक किया जाना चाहिए। महिलाओं को दो चम्मच शहद नित्य पिलाते रहने से रक्त की कमी नहीं आती, शक्ति आती है और बच्चा सुन्दर मोटा-ताजा एवं तेज मानसिक शक्ति से सम्पन्न होता है। गर्भवती को आरम्भ से ही या अन्तिम तीन माह में दूध और शहद पिलाने से बच्चा स्वस्थ और आकर्षक होता है।

शहद का विकल्प—500 ग्राम गुड़, 150 मिलीलीटर पानी (30 चाय के चम्मच)।

विधि—गुड़ व पानी को मिलाकर एक उबाल देकर (गुड़ पूरा घुल जाने पर) कपड़े से छान लें। एक काँच की बोतल में भरकर रखें। यह एक महीने तक बिना रंग व स्वाद के बदले रह सकेगा। यह शहद का प्राकृतिक विकल्प है। जो शहद का सेवन नहीं करना चाहते, गुड़ का इस विधि से प्रयोग करके शहद जैसे लाभ ले सकते हैं।

मात्रा—बड़ों के लिए 1-2 चम्मच, बच्चों के लिए आधी चम्मच।

सेवन विधि—शहद से कोई हानि प्रतीत हो तो नीबू का सेवन विकारों को दूर कर लाभ पहुँचाता है। शहद को दूध, पानी, दही, मलाई, चाय, टोस्ट, रोटी, सब्जी, फलों का रस, नीबू किसी भी वस्तु में मिलाकर ले सकते हैं। सर्दियों में गर्म पेय के साथ, गर्मियों में ठण्डे पेय के साथ और वर्षा ऋतु में प्राकृतिक रूप में ही सेवन करना चाहिए। शहद को आग

पर कभी गर्म नहीं करना चाहिए। अधिक गर्म चीज में मिलाने से शहद के गुण नष्ट हो जाते हैं। अतः इसे हल्के गर्म दूध, पानी में ही मिलाना चाहिए। घी, तेल, चिकने पदार्थ के साथ शहद समान मात्रा में लेने से विष (Poison) बन जाता है।

शक्कर (SUGAR)

मन्दाग्नि, अपच, कब्ज़, अम्लता (Acidity), सर्दी, संधिवात, बदबूवाला पसीना, टॉन्सिल आदि रोग अधिक मात्रा में शक्कर, शक्कर से बनी चीजें खाने से होते हैं। अधिक शक्कर खाने से स्वाद-शक्ति मर जाती है, ताजे फलों और सब्जियों के प्राकृतिक मिठास का अनुभव नहीं होता। अत: मिठाइयाँ और शक्कर से बनी चीजें नहीं खानी चाहिये, खानी भी पड़ें तो कम-से-कम खानी चाहिए।

—आरोग्य और नेत्र-रक्षा : लेखक डॉ. गोविन्दभाई पटेल से साभार।

दानेदार चीनी को प्राकृतिक चिकित्सा में 'सफेद विष' कहा गया है। इसे खाने से क्षय, गठिया, रक्तचाप और मदिरा सेवन की इच्छा होती है। इसके स्थान पर मीठे फल, गुड़, गुड़िया शक्कर, देशी बूरा, मिश्री उपयोगी हैं। चीनी खाने से व्यवहार में अपराधवृत्ति आती है। चिड़चिड़ापन और क्रोध अधिक आता है। चीनी सारहीन खाद्य है। इसके सेवन से शरीर में विद्यमान विटामिन और कैल्शियम नष्ट हो जाते हैं। चीनी खाना आवश्यक नहीं है।

हिचकी—लगातार हिचकी चलती रहे, बन्द ही नहीं हो तो एक चम्मच चीनी, शक्कर जीभ के नीचे रख कर चूसें। हिचकी बन्द हो जायेगी। चीनी इस विधि से चूसने से गले के पिछले भाग की नसें उत्तेजित हो जाती हैं जिससे शरीर के अन्दर सिग्नल रुक जाते हैं और हिचकी बन्द हो जाती है।

कैंसर—अधिक शक्कर खाने से कैंसर हो जाता है। *—डॉ. जे. एलिस बार्कर*

कैंसर की अन्तिम अवस्था में बीमार को शक्कर देना बन्द करके केवल फल और साग-सब्जी दी जाये तो इसकी वेदना कम हो जाती है और उसे बहुत आराम मिलता है।

—डॉ. एम. आर. लोट्स

मोटापा—यकृत (Liver) 150 ग्राम से अधिक शक्कर का संग्रह नहीं कर सकता। इसलिए अधिक शक्कर खाने का रूपान्तर चर्बी में होता है और शरीर मोटापे के कारण बेडौल बन जाता है। *—डॉ. विक्टर लॉरेन्स*

दाँतों के रोग—शक्कर के अधिक उपयोग से दाँत सड़ते हैं। प्रयोगों से सिद्ध हुआ है कि नीरोग दाँत वालों को शक्कर खिलाने से दाँत बिगड़ने लगते हैं। शक्कर बन्द करते ही बिगाड़ रुक जाता है।

बाल-लकवा—प्रोटीन वाले पदार्थों के साथ शक्कर खाने से लकवा होता है। दूध में शक्कर अधिक लेने से पेट में ऑक्जेलिक अम्ल पैदा होता है। यह अम्ल जब रक्त में मिलता है तो लकवा होता है। डॉ. वेन्जामिन सेल्डलर ने लिखा है—"शक्कर के अधिक उपयोग से बाल-लकवा होता है। यदि रोगी की चौबीस घण्टे शक्कर बन्द कर दी जाये तो वह बच जाता है। दस वर्ष तक अगर बालकों को शक्कर न खाने दी जाये, तो उन्हें न तो लकवा होगा और न इसके कारण होने वाली मृत्यु ही होगी।"

मासिक धर्म में दर्द शक्कर अधिक खाने से होता है।

कमर दर्द—खस-खस (पंसारी के मिलती है) और मिश्री समान भाग लेकर पीसकर दो-दो चम्मच सुबह-शाम गर्म दूध से नित्य फंकी लें। कमर दर्द मिट जायेगा।

बेचैनी, हड़फूटनी, बदन में दर्द हो तो आधा कप शक्कर की गर्म चाशनी पीकर कपड़ा ओढ़कर सो जायें। शीघ्र आराम होगा।

चक्कर आना—दो चम्मच शक्कर और दो चम्मच सूखा धनिया मिलाकर चबाने से लाभ होता है।

खुजली—जिन्हें खुजली हो वे चीनी व चीनी से बनी चीजें, जैसे—टॉफी, मिठाइयाँ नहीं खायें। खुजली ठीक हो जायेगी।

जलना—जले हुए अंगों पर चीनी घोलकर लेप करें। पानी कम मात्रा में मिलायें जिससे घोल गाढ़ा तैयार हो। इससे जलन बन्द हो जाती है।

गर्मी के मौसम के रोग—दही में चीनी डालकर गर्मी के मौसम में नित्य खायें। इससे अधिक प्यास लगना, लू लगना, और दाह दूर हो जाता है। सर्दी-जुकाम ठीक होता है। वीर्य की वृद्धि होती है।

शक्तिवर्धक—दो चम्मच चीनी और दो चम्मच घी में दस पिसी हुई कालीमिर्चें मिलाकर नित्य भूखे पेट चाटें। इससे मस्तिष्क में तरावट आती है, कमजोरी का सिरदर्द ठीक हो जाता है।

आँखें दुखने पर देशी शक्कर (बूरा) या बताशे के साथ रोटी खाने से लाभ होता है।

खाँसी बार-बार चलती हो तो मिश्री का टुकड़ा मुँह में रखें। मिश्री चबायें नहीं अपितु उसे चूसते रहें।

पथरी—15 दाने बड़ी इलायची के, एक चम्मच खरबूजे के बीजों की मींगी, दो चम्मच मिश्री—इन सबको पीसकर एक कप पानी में मिलाकर नित्य सुबह-शाम पीते रहें। इससे गुर्दे की पथरी भी गल जाती है।

कोलेस्ट्रॉल—चीनी खाने से बढ़ता है।

फरास—चीनी, नीबू का रस, बेसन और पानी प्रत्येक तीन-तीन चम्मच मिलाकर सिर में लगायें। एक घण्टे बाद साबुन से सिर धोयें। बाल सूखने पर नारियल का तेल लगायें। फरास दूर हो जायेगी।

रुका हुआ जुकाम—जलते हुए कोयलों पर शक्कर डालकर नाक से धुआँ अन्दर खींचने पर रुका हुआ जुकाम ठीक हो जाता है।

होम्योपैथी में चीनी से बनी औषधि सैकेरम ऑफिसिनेल है। जब चर्म पर ललाई हो, चर्म से पानी निकलता हो, खुजली हो तो सैकेरम ऑफिसिनेल 30 शक्ति की आठ-आठ गोलियों की पाँच खुराक नित्य लेने से शीघ्र लाभ होता है।

शीघ्रता से प्रसव—प्रसवकाल के अन्तिम भाग में जबकि कोई यान्त्रिक अवरोध न रहे, जरायु की क्रियाहीनता के कारण विलम्ब होता हो, उस हालत में शीघ्रता से प्रसव कराने के लिए चीनी का प्रयोग उपयुक्त होता है। 25 ग्राम चीनी जल में गलाकर आधा घण्टे के अन्तर से कई बार देना चाहिए।

दस्त—दस्त होने से अभिप्राय है दिन में कम-से-कम तीन बार पतले शौच का आना। दस्त होने पर शीघ्रता से शरीर में पानी, नमक व शक्ति की कमी अनुभव होती है।

दस्तों के उपचार के लिए रोगी को पानी एवं नमक का सेवन कराइए। पानी को उबालकर ठण्डा करके एक गिलास भर लें। इसमें जरा-सा नमक और स्वाद के अनुसार चीनी मिलाकर घोल लें। इसे बार-बार पिलायें। रोगी को कुछ-न-कुछ पिलाते रहें तथा नियमित भोजन करने को कहें, जिससे कि शारीरिक कमजोरी न होने पाए।

आधे सिर में दर्द—यदि सिरदर्द सूर्य उदय होने के साथ बढ़े और सूर्य ढलने के साथ कम होता जाए तो ऐसे सिरदर्द में सूर्य के उदय होते समय सूर्य के सामने खड़े हो जायें और 150 ग्राम पानी में 60 ग्राम शक्कर मिलाकर धीरे-धीरे पियें। आधे सिर का दर्द ठीक हो जायेगा।

अरुचि (Aversion, Sickness of Stomach)—खाने-पीने की इच्छा न होने पर एक कप पानी में स्वादानुसार शक्कर, इमली तथा बारीक पिसी हुई चौथाई चम्मच कालीमिर्च मिलाकर छानकर नित्य चार बार पीने से खान-पान के प्रति रुचि उत्पन्न हो जाती है। अदरक का पाठ भी पढ़ें।

सावधानी—*शक्कर या कोई भी मीठी चीज खाने के बाद दाँतों को अच्छी तरह साफ करना चाहिए। ऐसा न करने से दाँत खराब हो जाते हैं। मधुमेह के रोगी शक्कर व शक्कर से बनी चीजें न खायें।*

कॉफी (COFFEE)

लेटिन नाम—कोफिया अरेबिका (Coffea arabica)

दर्द—कहीं भी, कैसा भी दर्द हो, कॉफी पीने से कम होता है। कॉफी में कैफीन तत्त्व होता है जो मस्तिष्क के अनुभव केन्द्र जिसे सेन्सरी कार्टेक्स (Sensory Cortex) कहते हैं, को प्रभावित कर उत्तेजना लाता है। इससे दर्द कम होता है।

कॉफी पेशाब अधिक लाती है। कॉफी पीने से हृदय व साँस की नलियाँ फैलती हैं। यदि **तेज खाँसी, दमा का दौरा** पड़ा हो तो बिना दूध और चीनी की गर्म काफी पियें।

स्फूर्तिदायक और पाचक—कॉफी पीने से मानसिक और शारीरिक थकान एवं भोजन के बाद पेट में होने वाली गड़बड़ियाँ दूर हो जाती हैं। भोजन के बाद कॉफी लेने से चित्त प्रसन्न और हल्कापन मालूम होता है मानो कि पेट में कुछ खाया ही नहीं है। —*हैनीमन*

खाने-पीने से होने वाला पेट दर्द, अफीम खाने से हुई तेज अपच, भोजन न पचना, पेट दर्द होना, ऐसी स्थिति में तेज कॉफी पीने से स्फूर्ति आती है। अनिद्रा से उत्पन्न थकान भी कॉफी पीने से दूर होती है। कॉफी पीने से मस्ती प्रतीत होती है। —*फैरिंगटन*

दमा का दौरा पड़ने पर कॉफी पीने से आराम मिलता है। यह बिना चीनी और दूध की पियें।

अफीम (Opium)—आधा-आधा घण्टे के अन्तर से गर्मा-गर्म कॉफी दो बार पीने से अफीम का नशा उतर जाता है। अफीम खाने की आदत छोड़ने वाले यदि कुछ सप्ताह कॉफी पीते रहें तो अफीम खाने की आदत छूट जाती है।

दुर्बलता—कॉफी अधिक पीने से वीर्य पतला होता है, ज्ञानतन्तु दुर्बल होते हैं, भूख बन्द होती है। पाचनशक्ति कमजोर हो जाती है।

बुढ़ापे में स्मरण-शक्ति कॉफी पीने से अच्छी रहती है। नित्य कॉफी पीने से बुढ़ापे में भूलने की बीमारी (अल्जाइमर्स डिजीज) होने का खतरा 50 प्रतिशत तक घट जाता है।

गर्भवती महिलाओं को कॉफी का कम-से-कम सेवन करना चाहिए, क्योंकि इसके कारण नवजात शिशु का वजन कम हो जाता है।

कॉफी लगातार लम्बे समय तक पीते रहने से स्नायु दुर्बल हो जाते हैं, स्वास्थ्य खराब रहता है। अत: इसे औषधि की तरह आवश्यकता पड़ने पर ही पीना चाहिए। कॉफी पीने से हानियाँ प्रतीत होने लगें तो होम्योपैथिक औषधि नक्स वोमिका-30 की चार खुराक नित्य एक सप्ताह तक लेने से इसके हर प्रकार के दुष्प्रभाव दूर हो जाते हैं।

चाय (TEA)

लेटिन नाम—कैमिलिया थिया (Camellia thea)

चाय, दूध, शक्कर आवश्यक मात्रा में लेकर खूब उबालते हैं फिर छानकर पीते हैं। इस प्रकार बनाई गई चाय काफी नुकसान करती है।

चाय बनाने का सही तरीका इस प्रकार है—पानी, दूध, शक्कर आवश्यक मात्रा में लेकर उबालें। जब उबलने लगे तब नीचे उतार लें और उसमें आवश्यक मात्रा में चाय डालकर आठ मिनट ढककर रखें। इसके बाद छानकर कुछ नाश्ता करके पियें। इस प्रकार बनाई गई चाय शरीर के लिए आरोग्यप्रद है। चाय को अधिक स्वादिष्ट बनाने के लिए पुदीना, सोंठ, कालीमिर्च, लौंग, इलायची भी डाली जा सकती है। ऐसी चाय अधिक स्वादिष्ट और स्वास्थ्य के लिए हितकारी होती है।

एक कप चाय में 4 ग्राम टैनिन होता है जो आपके शरीर में विष का काम करता है। एक कप चाय को कुछ समय पड़े रहने दीजिये। एक-दो घण्टे बाद उसकी स्थिति देखें कि ऊपर की निकोटिन की परत के नीचे काली चाय होगी। रंग में परिवर्तन कितना हो जायेगा। इस प्राकृतिक देह में जाकर यह दशा उस चाय की होती है। आप अँगुली से चाय की परत को देखें कितनी चिपचिपी और मोटी होती है जो आँतों में विकार उत्पन्न करती है। देखिये, चाय कितना नुकसान करती है। चाय से केवल ताजगी का भ्रम मात्र होता है।

चाय में टैनिन (Tannin) होता है जो शरीर में लौह तत्त्व (Iron) को पचाने में बाधा पहुँचाता है। अत: लौह तत्त्व वाली चीज़ें व लौह-प्रधान औषधि लेने के दो घण्टे बाद चाय पियें। चाय पीने की आदत नहीं डालें। नित्य चाय पीने की आदत होने पर चाय बहुत हानि पहुँचाती है। यह पाचनशक्ति कम करती है। रक्त जलाकर शरीर को सुखाती है।

हानियाँ—(1) चाय आँतों और आमाशय को खराब करती है। (2) चाय भूख खराब करती है। नींद उड़ जाती है। (3) चाय पेट में एसिडिटी बढ़ाती है। (4) चाय से कभी-कभी नासूर (Ulcer) हो जाता है। (5) अधिक चाय पीने से हृदय की धड़कन बढ़ती है और हृदय की बीमारी की संभावना रहती है।

यदि आप चाय पीना ही चाहते हैं तो 1 या 2 बार से अधिक मत पीजिये और इसे

खाली पेट नहीं पियें। चाय का दुष्प्रभाव दूर करने के लिए एक कप चाय पीने के थोड़ी देर बाद पाँच कप शुद्ध पानी पियें।

अनिद्रा के रोगी तथा **नशीली दवा खाने वालों** के लिए चाय हानिकारक है। ऐसे रोगी यदि चाय पियें तो रोग अति गंभीर बन जायेगा। चाय पीने से नींद कम आती है। चाय अम्लपित्त (Acidity) और परिणाम शूल (Peptic Ulcer) वालों के लिए हानिकारक है।

कैफीन—चाय-कॉफी एक परम्परा-सी बन गई है। अध्ययनकर्ताओं ने निष्कर्ष निकाला है कि चाय, कॉफी में पाया जाने वाला 'कैफीन' व्यक्ति में काम करने की क्षमता कम कर देता है। तीन कप कॉफी और एक कप चाय में 350 मि.ग्रा. कैफीन होता है और इतनी मात्रा में कैफीन का सेवन व्यक्ति में तनाव को बढ़ा सकता है साथ ही ध्यान केन्द्रित करने की क्षमता भी कम हो जाती है। *—दैनिक भास्कर, जयपुर, 1 फरवरी, 2001*

चाय वनस्पति कुल की दवा है, नित्य पीने के लिए नहीं। यह आवश्यकतानुसार पीने पर लाभदायक है। यह ठण्डी जलवायु एवं ठण्डी प्रकृति वालों के लिए हितकारी है। भूखे पेट चाय पीने से पाचन-शक्ति खराब होती है एवं सोते समय पीने से नींद कम आती है। चाय से स्नायविक-दर्द (Neuralgia), रक्तचाप (Blood Pressure) बढ़ता है, अत: ऐसे रोगी चाय न पियें।

दस्त, मरोड़—एक चम्मच चाय की पत्ती और चौथाई चम्मच नमक दोनों को पीसकर इसके तीन भाग करके दिन में तीन बार गर्म पानी के साथ फंकी लें। ऐसा नित्य करें। मरोड़ी देकर होने वाले दस्तों में लाभ होगा।

बालों में चमक—बालों में ज्यादा देर तक शैम्पू लगाये रखने से रूसी कम होने के बजाय बढ़ती है। चाय के पानी से बाल धोने से बाल गिरना बन्द होते हैं।

चाय पत्ती उबालकर उसके पानी को छानकर फ्रिज में रख लें। बालों को धोने के बाद इस पानी को बालों में कंडीशनर की तरह लगायें, इससे बालों में चमक बढ़ेगी।

कोलेस्ट्रॉल—चाय पीने से हृदय रोग का खतरा कम हो जाता है। चाय रक्त में कोलेस्ट्रॉल की मात्रा कम कर देती है।

हड्डी, जोड़ों का दर्द—अत्यधिक चाय के सेवन से हड्डियों के जोड़ों में दर्द, दाँतों का पीलापन, अवसाद, तनाव आदि बीमारियाँ हो सकती हैं। चाय के एक प्याले में 18.13 पीपीएम फ्लोराइड होता है, जबकि विश्व स्वास्थ्य संगठन के अनुसार 1.5 पीपीएम फ्लोराइड ही उचित है। फ्लोरोसिस के अत्यधिक सेवन से हड्डियों के जोड़ों में दर्द, कमजोरी आदि की शिकायत आम है।

फ्लोराइड की अधिक मात्रा शरीर में मौजूद लाल रक्त कणिकाओं के इर्द-गिर्द जमा होकर ऑक्सीजन का वितरण सही तरीके से नहीं होने देती। इन कणिकाओं में ऑक्सीजन की कमी से थकान आना प्राथमिक चरण है। शनैः-शनैः फ्लोराइड हड्डियों का क्षरण कर देता है, जिससे जोड़ों का दर्द शुरू हो जाता है। कई बार फ्लोराइड गुर्दों में प्रवेश कर जाता है, जिससे मूत्र त्यागने में परेशानी हो जाती है।

12 साल तक के बच्चों में फ्लोरोसिस बीमारी का इलाज संभव है। फ्लोरोसिस बीमारी में विटामिन-'सी' तथा 'डी' ही सर्वाधिक कारगर है।—*दै. भास्कर, जयपुर 4 मार्च, 2001*

भूख न लगना—चाय को ज्यादा देर तक उबालने से उसमें टैनिन नामक रसायन निकलता है जो पेट की भीतरी दीवार पर जमा हो जाता है जिससे भूख लगना बन्द हो जाती है।

वात—चाय पेशाब में **यूरिक अम्ल** बढ़ाती है। यूरिक अम्ल से गठिया, जोड़ों की सूजन बढ़ती है। अत: वात रोगियों को चाय नहीं पीना चाहिए।

होम्योपैथिक दवा थिया चिनेन्सिस (Thea chinensis) चाय से बनी है। यह चाय अधिक पीने के दुष्परिणाम जैसे अजीर्ण, अनिद्रा, कमजोरी, हृदय की अधिक धड़कन, पेट में वायु होना, मन्दाग्नि आदि दूर करती है। यह 30 शक्ति में पाँच खुराक लें।

चाय के घरेलू उपयोग—(1) चाय की गीली पत्तियों में थोड़ा-सा चूना (पनवाड़ी के उपलब्ध) मिलाकर दर्पण या शीशों पर मलकर कुछ देर बाद सूखे कपड़े से साफ करने पर चमक आ जाती है। (2) चाय की बची हुई पत्तियों में से एक चुटकी बर्तन धोने का पाउडर मिलाकर बर्तनों पर रगड़ने से साफ हो जाते हैं। (3) चाय की पत्तियों को एकाध घण्टे तक पानी में उबालकर शीशी में बन्द करके रख लीजिए। वार्निश वाला फर्नीचर, दरवाजे आदि साफ करने के लिए घोल अच्छा काम करेगा। (4) उबली हुई चाय की पत्तियों को लकड़ी के फर्नीचर पर रगड़ने पर फर्नीचर का मैल छूट जाता है। (5) शक्कर रहित चाय की पत्तियाँ गुलाब के पौधे के लिए एक अच्छा खाद है।

(6) यदि आपकी रसोई में मक्खी-मच्छर हो जायें तो चाय बनाने के उपरान्त चाय की पत्ती को अँगीठी में डालकर रसोई में धुआँ कर दीजिए। (7) बरसात में माचिस को चाय पत्ती के डिब्बे में रखने से उसमें सीलन नहीं आती।

पानी (WATER)

मनुष्य के शरीर के सम्पूर्ण भार का दो तिहाई भाग पानी है। हमारे शरीर में प्रतिदिन प्राय: 2600 ग्राम पानी खर्च होता है। गुर्दों से 1500 ग्राम, त्वचा से 650 ग्राम, फेफड़ों से 320 ग्राम और मल मार्ग से 130 ग्राम पानी खर्च होता है जिसकी पूर्ति भोजन में रहने वाले जलांश से होती है फिर भी संतुलन बनाए रखने के लिए कम-से-कम अढ़ाई किलो पानी प्रतिदिन पीना आवश्यक है। पानी एक साथ नहीं, धीरे-धीरे, घूँट-घूँट पीना चाहिए ताकि शरीर के तापमान के अनुसार वह पेट में पहुँचे।

पानी की शुद्धता—पानी में तुलसी के पत्ते डाले रखें। इससे पानी शुद्ध रहता है।

पानी कब न पियें ?—गर्म भोजन, खीरा, खरबूजा, ककड़ी खाने के बाद, सोकर उठने के तुरन्त बाद चाहे दिन हो या रात, पत्नी संग के बाद, दस्त हो जाने के बाद, दूध या चाय लेने के बाद, धूप से आने के पश्चात् तुरन्त पानी नहीं पीना चाहिए।

पानी कब पियें ?—भोजन से पहले पानी पीने से पाचनशक्ति कम हो जाती है, शरीर पतला होता है। भोजन के मध्य 5-6 घूँट पानी पीने से भोजन जल्दी पचता है। भोजन के तुरन्त बाद पानी पीने से शरीर फूलने लगता है, मोटा होता है। पाचन-क्रिया और बल कम हो जाता है। भोजन के एक घण्टे बाद पानी पीने से आमाशय को शक्ति मिलती है। जिन्हें पतले दस्त आते हैं, उन्हें भोजन करते समय पानी नहीं पीना चाहिए।

पानी कब अधिक पियें?—उच्च रक्तदाब, अर्श, ज्वर, लू लगना, सुजाक, पेशाब की बीमारियाँ, रक्तपात, हृदय की धड़कन, कब्ज़, पेट में जलन आदि रोगों में अधिकाधिक पानी पीना चाहिए।

पानी कैसे पियें ?—गिलास या बर्तन को होंठों से लगाकर पानी पीने के बजाए ऊपर से सीधे मुँह में डालकर पानी पीने का प्रचलन बढ़ता जा रहा है। इससे पेट की बीमारियों की आशंका बनी रहती है। पानी ऊपर से या एक साथ पीना मुँह से लेकर गुदा द्वार तक की आहार नाल में वायुदोष उत्पन्न करता है और वायु ऊपर उठकर बदहजमी, खट्टी डकारें, अपच, जी मिचलाने जैसी व्याधियाँ हो जाती हैं। गिलास को होंठों से लगाकर घूँट-घूँट करके पानी पिया जाए तो अनेक बीमारियों से बचा जा सकता है।

पानी कितना पियें ?—हमें कम-से-कम आठ लीटर पानी पीना चाहिए। चिकित्सकों का कहना है कि यदि आप इसका सही नाप जानना चाहते हैं तो अपने शारीरिक वजन को 0.55 से गुणा करें। जो परिणाम हासिल हो, उतना पानी तो आपको पीना चाहिए। यदि आप शारीरिक रूप से ज्यादा मेहनत करते हैं तो इसे 0.66 से गुणा करें। बीमारी के समय भी पीना चाहिए, जिससे अदर ठण्डक पहुँचे और शरीर का तंत्र फिर शुरू हो जाए। एक स्वस्थ शरीर ही बीमारी से लड़ सकता है।

नीरोग—पानी को थोड़ी-थोड़ी मात्रा में बार-बार पीना स्वास्थ्य के लिए हितकर माना गया है। प्यास के समय इच्छा के विपरीत बेहद ठूँस-ठूँसकर जल पीना हानिकारक होता है। भोजन, भजन एवं गमन से पूर्व तीन घूंट पानी अवश्य पियें। तीन घूँट जल, तन-मन करे निर्मल। सुबह नींद से उठते ही प्रभु स्मरण कर तीन घूंट पानी पीना और रात को सोने से पूर्व तीन घूँट पानी पीना, स्वास्थ्यवर्धक व जरा-व्याधि विनाशक होता है। जल ही औषधि है।

नेत्रों की नीरोगिता—भोजन करने के बाद हाथों को पानी से धोकर गीले हाथों की दोनों हथेली आपस में रगड़ कर नेत्रों पर लगायें। इस प्रकार नित्य करते रहने से नेत्रों में कभी भी कोई रोग नहीं होता और यदि कोई रोग हो तो दूर हो जाता है।

नेत्र-ज्योतिवर्धक—बाल्टी में साफ पानी भरकर चेहरा डुबोकर नेत्र बार-बार खोलें, बन्द करें। इससे नेत्रज्योति बढ़ती है।

स्नान—बूढ़े तथा निर्बल मनुष्यों को छोड़कर, गर्म पानी की अपेक्षा ठण्डे जल से स्नान करना सबके लिए हितकर है, चाहे मौसम सर्दी का ही क्यों न हो। यदि किसी व्यक्ति का दिल घबरा रहा हो और बेचैनी महसूस हो रही हो तो ठण्डे पानी से स्नान करने पर आराम होता है।

शीतल जल से स्नान तथा टबबाथ स्वप्नदोष तथा वीर्य रोगों में अधिक लाभदायक है। पहाड़ों की चढ़ाई में थकान आने पर ठण्डे पानी से स्नान करने से स्फूर्ति आती है।

ठण्डा स्नान शरीर व मन को अधिक ताजगी और सुखद अहसास कराता है।

सप्ताह में एक बार शरीर पर पानी की भाप अवश्य देनी चाहिये। इससे शरीर की सफाई हो जाती है, रोम छिद्र खुल जाते हैं और शरीर की गन्दगी बाहर निकल कर शरीर पर चमक आ जाती है।

नकसीर—ठण्डा पानी सिर पर धार बाँधकर डालने से रक्त गिरना बन्द हो जाता है।

अपच—अपच में पानी दवा का काम करता है और भोजन पचने के बाद पानी पीने से शरीर में बल बढ़ता है। अग्नि के सामने काम करने के बाद और तेज धूप से आने के बाद एकदम शीतल जल से स्नान न करें। इससे चमड़ी तथा दृष्टि को नुकसान पहुँच सकता है।

पानी का अवरोधन कम कैसे करें?—पाचन क्रिया के समय शरीर में कुछ हानिकारक पदार्थ भी बनते हैं। यदि ये पदार्थ शरीर से बाहर न निकलें तो इसका स्वास्थ्य पर बुरा प्रभाव पड़ता है। जब शरीर में पानी की मात्रा कम हो जाती है, तो यह पदार्थ शरीर में ही रह जाते हैं और शरीर को नुकसान पहुँचाते हैं, जैसे—जी मिचलाना, भूख न लगना, सुस्ती दूर न होना, सिरदर्द, घबराहट।

बचाव—इन स्थितियों से बचने के लिए भोजन में मौसमी फल, हरी पत्तेदार सब्जियाँ और रेशेयुक्त खाद्य पदार्थ खाने चाहिए।

मुँह के दर्द में, दाँत के रोगों में नमक को गर्म पानी में डालकर गरारे करने से दर्द दूर हो जाता है। दाँत निकलवाने के बाद होने वाले रक्तस्राव में ठण्डे पानी से गरारे करने पर रक्तस्राव बन्द हो जाता है।

खाँसी—हथेली में पाँच बूँद पानी की डालकर दोनों हथेलियों को आपस में रगड़ें, फिर गले से छाती, पसली पीठ पर ऊपर से नीचे दो-दो मिनट नित्य तीन बार मालिश करें। इसके साथ करेले की सब्जी खायें। खाँसी ठीक हो जायेगी।

दमा—दमा का दौरा पड़ने पर हाथ और पैर गर्म पानी में डुबोकर दस मिनट रखें। इससे बहुत आराम मिलता है।

कमर का मोटापा—पाँच चम्मच जामुन का सिरका एक गिलास पानी में मिलाकर प्रातः भूखे पेट पीते रहने से कमर का मोटापा दूर हो जाता है।

मोटापा घटाना—हमारे शरीर की कोशाएँ पानी में इस तरह फूलती हैं, जिस तरह पानी में चने या चावल। इन चने या चावलों को सुखा दो। ये पिचक जायेंगे, सूखकर सिकुड़ जायेंगे। इसी तरह मोटेपन में पानी और पानी वाले खाद्य कम लेने से मोटापा घट जाता है। पतलापन होने पर पानी व पानी युक्त खाद्य अधिक लेने चाहिए। याद रखें मोटापा आयु घटाता है।

जिनका शरीर मोटा हो गया है और जो चाहते हैं कि अधिक मोटा न हो, उन्हें सदा गुनगुना पानी अधिक मात्रा में पीना चाहिए। भोजन से पहले एक गिलास गुनगुना पानी पी लिया जाए तो भोजन अधिक नहीं किया जा सकता। 125 ग्राम पानी उबालकर ठण्डा करें। जब गुनगुना रह जाये तब उसमें तीन चम्मच नीबू का रस और दो-तीन चम्मच शहद मिलाकर पीने से मोटापा दूर होता है। शरीर में चाहे कैसी भी चर्बी बढ़ गई हो, घटकर शरीर, सुडौल बन जाता है। पेट के रोग दूर होकर भूख तेज लगती है। यह प्रातः खाली पेट एक दो मास लें।

विशेष—भोजन हल्का और दिन में एक बार करें। चोकर की रोटी खाना लाभप्रद है। हरी सब्जियों का विशेष रूप से सेवन करें। सायंकाल केवल फल लें। भोजन के साथ जल

न लें। भोजन के एक घण्टे पश्चात् थोड़ा जल पियें। चाय, कॉफी, चर्बी बढ़ाने वाले और मीठे पदार्थों का सेवन यथासम्भव कम कर दें।

दोनों समय भोजन के तुरन्त बाद एक कप उबलता हुआ गर्म पानी जितना गर्म पिया जा सके, चाय की भाँति छोटे-छोटे घूँट धीरे-धीरे पी लें। चाहे तो एकाध घूँट ठण्डा पानी भोजन के बीच में ले सकते हैं। इस प्रकार खाने के तुरन्त बाद गर्म पानी के लगातार सेवन करने से मोटापा घटकर शरीर संतुलित हो जाता है। परन्तु गर्म पानी का यह प्रयोग लगातार दो महीनों से अधिक नहीं करना चाहिए। इस प्रयोग से दो महीने में चर्बी घटने लगेगी। डॉक्टर **ल्यूकस** की राय में सर्वोत्तम तरीका यह है कि तीन गिलास पानी में चुटकी भर नमक डालकर उबालकर रख लिया जाए और इस पानी का एक गिलास प्रातः भूखे पेट, दूसरा दोपहर और तीसरा रात में सोने से पहले पियें।

बच्चों का मोटापा बढ़ना—ताजा जल चार घण्टे धूप में रखें। फिर इससे बच्चों को नित्य एक निश्चित समय पर स्नान कराने से बच्चा मोटा हो जाता है।

गर्म पानी—मोटापा घटाना, गैसेज, कब्ज़, कोलाइटिस, एमोबायेसिस, कृमि, पसली का दर्द, जुकाम, बादी के रोग, गले के रोग, दस्तावर दवा के बाद, नया बुखार, संग्रहणी, श्वास, खाँसी, हिचकी, चिकनी चीजें, खाना खाने के बाद एक गिलास गर्म पानी, जितना गर्म पिया जा सके, लगातार पीते रहने से ठीक हो जाते हैं।

प्रातः चाय जैसे गर्म पानी का एक गिलास (आधा लीटर) पीने से जुकाम, खाँसी, नजला, स्वरभंग, छींकें, सिरदर्द, कब्ज़, बदहजमी इत्यादि से व्यक्ति सदैव मुक्त रहता है। यदि उस गर्म पानी में आधा नीबू का रस निचोड़ दिया जाए तो समय पर भूख भी अच्छी लगती है और पेट में गैस और सड़न भी नहीं होती। सर्दी के मौसम में प्रातः गर्म पानी पीने से जुकाम, खाँसी नहीं होंगे।

मौसम के बदलने पर खाँसी-जुकाम होने पर गुनगुने पानी का सेवन और परहेजी खाना सबसे अच्छा उपचार है। छोटे बच्चों को गर्म पानी में भीगे तौलिये से मालिश किया जा सकता है। यदि किसी स्थान पर **मोच आ** जाती है तो मोच लगने के दूसरे दिन से गर्म पानी में डालकर सेंकने से मोच में लाभ होता है।

गर्म पानी पीने से—इससे प्रसव के पश्चात् बढ़ा हुआ पेट ठीक होकर सुगठित हो जाता है। मोटे रोगियों, गठिया तथा जोड़ों के दर्द व सूजन के लिये गर्म पानी का सेवन बहुत लाभप्रद है। इससे मूत्र अधिक मात्रा में आकर शरीर से **यूरिक अम्ल** और विषैले अंश निकल जाते हैं। अधिक **गैस** पैदा होना बन्द होता है। कब्ज़ नहीं रहती, पाखाना खुलकर आता है। मल आँतों में नहीं सड़ता। पेट में कीड़ों की उत्पत्ति नहीं होती। आमाशय और अन्तड़ियों की कमजोरी, पेट फूलना, आमाशय की सूजन, पेचिश आदि बीमारियाँ नष्ट हो जाती हैं। यकृत को शक्ति प्राप्त होती है। औरत की मासिक धर्म की अनियमितता दूर होती है। आँखों के नीचे काले घेरे और चेहरे का भद्दापन दूर होकर रंग साफ निखरता है। **कमर सुन्दर** बनती है।

नाश्ता मोटापा घटाने के लिए—छिलका सहित सेब और गाजरें लेकर, दोनों को लगभग बराबर मात्रा में, अलग-अलग कद्दूकस कर लें। इन लच्छों को प्रातः खाली पेट

नाश्ते के समय प्रसन्नचित्त जितना खा सकें, या दो सौ ग्राम खा लें। इसे खाने के बाद दो घंटे तक कुछ न खायें। इससे जहाँ शरीर में शक्ति, स्फूर्ति का संचार होगा वहाँ अनावश्यक चर्बी घटेगी, रक्त साफ होकर रूप निखरेगा।

मोटापा बढ़ाने के लिए—यही खुराक (अर्थात् समभाग छिलका सहित सेब व गाजरों को कद्दूकस करके बनाए गये लच्छों को) दोपहर भोजन के बाद खायें। यदि आपका वजन गिर रहा हो या आपको कमजोरी का अनुभव हो रही है तो इससे आशातीत लाभ होगा।

ठण्डे पानी की पट्टी—एक नेपकिन, मोटा कपड़ा पानी में भिगोकर, निचोड़कर पेट पर रखें। ऊपर से सूखे कपड़े से एक घण्टा बन्धा हुआ रखें। एक घण्टे बाद खोल दें। इससे **अम्लपित्त, यकृत रोग, पेट में घाव** (Ulcer), **मासिक धर्म में दर्द** आदि रोगों में लाभ होता है। कपालभाति प्राणायाम, कुंजल क्रिया भी लाभदायक है।

सिरदर्द—यदि सर्दी-जुकाम की वजह से सिरदर्द है, तो गुनगुने पानी में पैर डालकर लगभग आधा घण्टे तक बैठ जायें। इससे सिरदर्द ठीक होगा तथा जुकाम में भी आराम मिलेगा।

कमर दर्द—गर्म पानी पियें। यदि पानी ठण्डा ही पीना हो तो पानी में पाँच पत्ते तुलसी या दो छोटी इलायची पीसकर डालकर पानी उबालें। सुबह उबाले पानी को शाम तक और शाम को उबालें पानी को प्रातः तक पियें। इस तरह ठण्डे पानी को पियें। इससे कमर दर्द में लाभ होता है। यदि बदन दर्द व पैरों में सूजन व दर्द हो तो गुनगुने पानी में थोड़ा सा नमक डालकर आधा घण्टे पाँव डाल कर बैठने पर आराम आ जाता है।

✧✧✧

शाकाहार

दिन-रात काम करते रहने से हमारी शरीर की शक्तियाँ खर्च होती रहती हैं। स्वस्थ रहने के लिए इस कमी को पूरा करने के लिए भोजन की आवश्यकता होती है।

भोजन के कार्य

1. शरीर निर्माण एवं तन्तु क्षय की पूर्ति।
2. उष्मा, ऊर्जा तथा जीवन क्रिया का निर्माण।
3. स्वास्थ्य रक्षा एवं रोग अवरोधक शक्ति का संचय।

भोजन के आवश्यक तत्त्व हैं—(1) प्रोटीन, (2) कार्बोहाइड्रेट (शर्करा), (3) वसा (चिकनाई), (4) विटामिन, (5) खनिज लवण, एवं (6) जल।

उपर्युक्त तत्त्व सब प्रकार की सब्जियों, फल, अनाज, दालों, दूध में पाए जाते हैं। माँसाहारी भोजन में इनमें से कई तत्त्व बिल्कुल नहीं हैं, कुछ नगण्य हैं और कुछ आवश्यकता से अधिक होते हैं जो पाचन क्रिया को प्रभावित करते हैं। ऐसे में शाकाहार ही सम्पूर्ण भोजन है। आपका स्वास्थ्य आपके हाथ में है।

शाकाहारी शब्द का अर्थ अंग्रेजी पर्याय 'वेजीटेरियन' लेटिन शब्द 'वेजिटस' से व्युत्पन्न हुआ है जिसका अर्थ है 'सक्रिय' अथवा 'ओजपूर्ण'। इस तरह यह शब्द 'वेजीटेबल'

से नहीं बना है जैसा कि सामान्यतया समझा जता है लेकिन इसका मतलब है—वह व्यक्ति जो माँस वाले भोजन से परहेज रखता है।

सन् 1961 तक अमेरिका में आँतों का कैंसर सर्वाधिक था। जाँच करने पर माँसाहार ही इसका मुख्य कारण पाया गया। इससे बचने के लिए सन् 1970 से वहाँ के निवासियों ने अपनी भोजन व्यवस्था में परिवर्तन किया। माँसाहार कम करके वे प्राकृतिक आहार, सलाद आदि लेना अधिक पंसद करते हैं। शाकाहार के प्रति लोगों की प्रवृत्ति में काफी परिवर्तन हुआ है। अमेरिका और यूरोप के समृद्ध देशों में भी शाकों वाले आहार की ओर रुचि अधिक बढ़ी है।

शाकों वाले आहार में प्रोटीन—शरीर की वृद्धि, मरम्मत और नए ऊतकों के बनने के लिए प्रोटीन महत्त्वपूर्ण निर्माणकारी इकाइयाँ हैं। आज यह ज्ञात हो गया है कि प्रोटीनों के घटक एमीनो अम्ल कहलाते हैं। शरीर के सामान्य कार्यों के लिए इसे 23 एमीनो अम्लों की जरूरत पड़ती है जिनमें से आठ अनिवार्य होते हैं यानि आहार द्वारा इनकी आपूर्ति अवश्य होनी चाहिए। यदि सभी अनिवार्य एमीनो अम्ल आदर्श अनुपात में विद्यमान रहते हैं तो स्वस्थ शरीर अधिकांश प्रोटीनों का उपयोग कर सकता है। उचित योजना से शाकाहारी व्यक्ति भी अपने आहार से उच्च गुणता और दक्षता वाले प्रोटीन प्राप्त कर सकता है। इसके लिए व्यक्ति को प्रोटीन संपूरण के सिद्धान्तों की पूरी-पूरी जानकारी होनी चाहिये।

उदाहरण के लिए फलियों में एक अनिवार्य एमीनो अम्ल मैथियोनिन कम मात्रा में होता है। लेकिन इनमें दूसरा एमीनो अम्ल लाइसीन यथेष्ट मात्रा में होता है। धान सरीखे धान्यों से मिलाने पर, जिनमें कि मैथियोनिन अधिक होता है पर लाइसिन कम। इनसे जो प्रोटीन का मिश्रण प्राप्त होता है वह पर्याप्त होता है। भारतीय आहारों का दाल-भात वाला संयोजन इस तरह का जाना-पहचना आदर्श उदाहरण है। धान्यों, दालों, सब्जियों और दूध की चीजों के मिश्रण से संतुलित आहार सुनिश्चित होता है।

कार्बोहाइड्रेट—मानव आहार में कार्बोहाइड्रेट सबसे अधिक ऊर्जा प्रदान करते हैं। शाकाहारी लोग मुख्यतया धान्यों, साबुत दालों और विविध प्रकार के कन्दमूलों से मंड (स्टार्च) के रूप में काफी मात्रा में कार्बोहाइड्रट प्राप्त करते हैं।

वसाएँ—वसाएँ और तेल ऊर्जा के सबसे गाढ़े स्रोत हैं। वनस्पति वसाओं में (नारियल के तेल), वनस्पति आदि को छोड़कर अधिकांशतया असंतृप्त वसाएँ होती हैं, कोलेस्ट्रोल नहीं होता और साथ ही अनिवार्य वसा अम्ल बहुत अधिक होता है। यह एक मान्य तथ्य है कि असंतृप्त वसाएँ सीरम कोलेस्ट्रोल स्तर को कम करके रखती हैं। रक्त में कोलेस्ट्रोल की अधिक मात्रा से परिहृद धमनी रोग हो सकता है। वनस्पति वसा की खपत से हृदय की गड़बड़ियों के होने की संभावना कम होती है।

विटामिन—विटामिन बी-12 के संभव अपवाद को छोड़कर शाकाहारी व्यक्ति का भोजन सभी अनिवार्य विटामिनों की आपूर्ति कर सकता है। विटामिन बी-12 रक्त कोशिकाओं के सामान्य रूप से बनने और तंत्रिका के सामान्य कार्यान्वयन के लिए आवश्यक है। इस विटामिन की कमी से तंत्रिका को क्षति पहुँच सकती है। दूध और पनीर तथा पत्तेदार सब्जियों से इस विटामिन की आपूर्ति करते हैं।

खनिज—मानव शरीर को करीब 24 खनिजों की जरूरत होती है। शरीर की वृद्धि, मरम्मत और आवश्यक कार्यों के नियमन के लिए खनिज जरूरी हैं। आहार में धान्यों, ज्वार, बाजरा और दालों के खाने से शाकाहारी व्यक्ति को सभी अनिवार्य खनिज प्राप्त हो जाते हैं।

जल—मनुष्य को जीवित रहने के लिए जल अत्यंत आवश्यक तत्व है। हमारे शरीर का लगभग दो-तिहाई भाग जल से ही निर्मित है। जल की आवश्यकता इसी बात से सिद्ध हो जाती है कि मनुष्य भोजन के बिना कुछ दिन जीवित रह सकता है, परन्तु जल के बिना नहीं।

जो लोग माँसाहारी भोजन अधिक करते हैं, वे प्रकृति की संरचना के विरुद्ध कार्य करते हैं और अपने ही पाचन क्रिया के प्रति अन्याय करते हैं। उनकी बड़ी आँतें काम ही नहीं आतीं, इसलिए वे शिथिल और निष्क्रिय होकर सूखती जाती हैं और बाद में सिकुड़ जाती हैं। यही कारण है कि माँसाहारी मनुष्यों में बड़ी आँतों का और मलाशय का कैंसर बहुत व्याप्त है। माँसाहारी भोजन में चर्बी बहुत अधिक होती है, जिसे माँसाहारी जीव तो झेल लेते हैं, लेकिन शाकाहारी व्यक्ति झेल नहीं पाते। यही कारण है कि माँसाहारी मनुष्यों में रक्तचाप बहुत बढ़ जाता है।

मछली को छोड़कर (जिसमें विटामिन 'ए' और 'डी' पाया जाता है) अन्य माँस में विटामिन बिलकुल नहीं होते, जिसकी वजह से मनुष्यों की रोग-निरोधक शक्ति क्षीण हो जाती है। इसी प्रकार माँसाहारी भोजन में रेशा बिल्कुल नहीं होता, जो मनुष्य के आमाशय में झाड़ू का काम करता है। इसी वजह से माँसाहारी मनुष्य में पेट की दीवारें पट जाती हैं और वे तरह-तरह के रोगों से ग्रसित हो जाते हैं।

सामाजिक और मनोवैज्ञानिक दृष्टि से भी माँस भक्षण हानिकारक है। कहा गया है 'जैसा खाए अन्न, वैसा पाए मन'। यह अक्सर देखा गया है कि माँस-भक्षी लोगों में प्रायः क्रूरता, क्रोध, आक्रामकता और हिंसक प्रवृत्ति का अंश ज्यादा होता है, जबकि शाकाहारी व्यक्ति में दया, करुणा, सहनशीलता और उदारता का समावेश प्रायः अधिक होता है। वर्तमान समाज में व्याप्त तनाव, हिंसा, असहिष्णुता और आतंक के अनेक कारणों में एक महत्त्वपूर्ण कारण माँस-भक्षण भी है।

शाकाहार से लाभ

1. शाकाहार जीवन को दीर्घायु, शुद्ध, बलवान एवं स्वस्थ बनाता है।
2. शाकाहार 'जीओ और जीने दो' के सिद्धान्त को प्रतिपादित करता है।
3. शाकाहारी माँसाहारी की तुलना में अधिक मात्रा में उष्णता (कैलोरीज) विटामिन, प्रोटीन एवं धातु प्राप्त करते हैं।
4. शाकाहारी रोगी पशु के सड़े-गले माँस के खाने से होने वाली बीमारियों से बचा रहता है।
5. सरसों का तेल, दालें, हरी सब्जियाँ व चना का उपयोग शरीर में विद्यमान कोलेस्ट्रोल में कमी करता है।

6. शाकाहारी भोजन मन में दया, समानता, आपसी स्नेह और सहनशीलता उत्पन्न करता है।
7. शाकाहारी संकल्प हिंसा के दोष से मुक्त रहता है। अतः वह सब बन्धनों से मुक्त होकर मोक्ष का रास्ता प्रशस्त करता है।
8. नैतिक और आध्यात्मिक सभी दृष्टि से शाकाहारी भोजन मानव के लिए सर्वोत्तम है।
9. शाकाहारी अधिक उत्पादक हैं और कम-से-कम अपव्ययी हैं। शाकाहारी कम खर्च में जीवन निर्वाह कर सकता है।
10. सात्विक भोजन से ही मनुष्य अध्यात्म के मार्ग पर चल सकता है।
11. 99 प्रतिशत शहरी नागरिकों को कब्ज़ व सिरदर्द का रोग भोगना पड़ता है। इनसे बचने के लिए फलों व सब्जियों के रस का सहारा लेना चाहिए।
12. फलाहार विटामिन की कमी के कारण होने वाले रोगों से बचाव एवं छुटकारा देता है।
13. दुर्बल रोगी फलों अथवा सब्जियों के रसों का उपयोग कर स्वास्थ्य लाभ प्राप्त कर सकते हैं।
14. एक मुट्ठी भर भुने हुए चने मनुष्य प्रातःकाल खा ले तो उसे क्षय या प्लूरिसी की बीमारी जन्म भर नहीं हो सकेगी।
15. प्रकृति ने मनुष्य के दाँतों और आँतों की रचना शाकाहारी भोजन के लिए की है। माँसाहार तो हिंसक पशुओं का आहार है।
16. शाकाहारी भोजन मधुमेह रोगी के गुर्दे और तंत्रिका तन्त्र को स्वस्थ रखता है। यह वजन घटाने में सहायक है। फल और सब्जियाँ खाने से मस्तिष्क की कार्यक्षमता बढ़ती है। शाकाहारियों की मृत्युदर माँसाहारियों की तुलना में कम है। शाकाहारी होना मानवीय है। शाकाहारी भोजन 'स्मार्ट फूड' है।

स्वस्थ रहने के लिए आवश्यक

कठोर परिश्रम करने से गति, शक्ति और आन्तरिक बल मिलता है। क्रियाशील रहने हेतु जिन तत्त्वों की आवश्यकता होती है, उनकी पूर्ति दूध, फल, रोटी-सब्जियाँ से होती है। हम स्वस्थ रहते हुए उत्साह से कार्य करें, इसके लिए भोजन करने की कला का ज्ञान चाहिये। भोजन भूख लगने पर ही करना चाहिये। यदि भूख नहीं लगती है तो खाना नहीं खायें। भोजन शरीर का निर्माण करता है, शरीर को गतिशील रखता है लेकिन भोजन से जीवनी-शक्ति नहीं मिलती। हमारा स्वास्थ्य, जीवनी-शक्ति की सशक्तता पर निर्भर करता है। जीवनी-शक्ति हमारी पवित्र दिनचर्या से सशक्त होती है। सदा सुखी रहने के लिए हमारा प्रथम कार्य है—भगवान पर भरोसा, श्रद्धा। रामायण में यही बताया गया है—

राम भगति मनि उर बस जाके। दुःख लवलेश न सपनेहु ताके॥

भगवान पर भरोसा रखने से हमारे में दिव्य शक्ति उत्पन्न होती है जो हमें रोग, चिन्ता और भय से मुक्त रखती है।

सुबह-शाम आधा घण्टा नंगे पाँव रहें। संभव हो तो मिट्टी वाली भूमि या दूब, हरी घास वाली भूमि पर टहलें।

स्वस्थ रहने के लिए आहार, निद्रा और ब्रह्मचर्य—इन तीनों का पालन करना चाहिए। चिन्ता, शोक, भय, क्रोध आदि में किया गया भोजन अच्छी तरह से नहीं पचता। अत्यधिक शारीरिक थकान के तुरन्त बाद भोजन न करें। ऐसा करने से उल्टी हो सकती है।

विशेष भोजन

उच्च रक्तचाप—रक्तचाप में फल सब्जियों के रस पर रहना चाहिए। दूध ले सकते हैं। दूध और फलों पर कुछ सप्ताह रोगी रह जाये तो बहुत लाभदायक है। नहीं तो प्रातः फल, दोपहर में उबली सब्जी के साथ एक-दो चपाती और फल, शाम को छः बजे फल, सब्जियों का रस और रात को फल व दूध दें। इस उपचार से उच्च रक्तचाप में लाभ होगा।

- प्रातः ब्रह्म मुहूर्त में अर्थात् 5 बजे उठकर भगवान का स्मरण करके सबकी मंगल-कामना करनी चाहिये। फिर एक या दो गिलास जल पियें।
- सूर्योदय पूर्व स्नान करके प्राणायाम, आसन और बलानुसार व्यायाम करें।
- प्रातः समय मिलने पर 'विटामिन डी' अर्थात् धूप का सेवन अवश्य करें।
- सात्विक एवं संतुलित प्राकृतिक आहार लें।
- भोजन करते समय अल्प मात्रा में जल पियें तथा खाना खाने के बाद जब प्यास लगे तब जल पियें।
- भोजन को बहुत धीरे-धीरे खूब चबा-चबाकर करना चाहिए।
- भोजन करने के बाद मूत्र त्याग अवश्य करें।
- नीबू का रस जल में मिलाकर अवश्य पियें।
- शाम को भोजन सूर्यास्त से पूर्व एवं हल्का होना चाहिए।
- दिन में नहीं सोना चाहिए। रात में गहरी नींद लेनी चाहिए। सोते समय मुँह नहीं ढकें। मन को प्रसन्न रखें।
- सप्ताह में एक दिन उपवास अवश्य रखें। कब्ज़ से भी बचें।
- मसाला, खटाई, मिर्च, तेल, चाय, कहवा, चीनी, अधिक नमक, कच्चा केला, बैंगन, आलू, मैदा, घी, पॉलिश किया हुआ चावल आदि खाने से यथासंभव बचें।
- ब्रह्मचर्य का यथाशक्ति पालन करें। शक्ति से अधिक कार्य नहीं करें।
- अन्त में पुनः दिन भर के किए कार्यों का स्मरण कर प्रभु का स्मरण करके शैया ग्रहण करें। ये नियम रक्तचाप वृद्धि को कम करने में सहायक रहेंगे।

जोड़ों का दर्द—यह शरीर में अम्लता बढ़ने और कब्ज़ रहने से होता है। इसमें उपवास से अधिक लाभ होता है। उपवास में नीबू और पानी पीते रहें। इसमें शहद मिला सकते हैं। हरी सब्जियाँ कम खायें। पालक में ऑग्जीलिक एसिड होता है। सन्तरा और टमाटर इसमें लाभदायक हैं। नीबू की खटाई के अतिरिक्त अन्य खटाई का प्रयोग नहीं करें। यदि जोड़ जकड़ गये हों तो गर्म-ठण्डा सेंक करें।

सूखी खुजली रक्त दूषित होने, उसमें अधिक अम्लता के कारण गर्मी आ जाने से होती है। इसे ठीक करने के लिए लेखक की पुस्तक **'शक्तिवर्धक भोजन'** पढ़ें।

मोच—मोच आने पर सूजन आ जाती है और दर्द होता है। इस पर बर्फ का सेंक करें। नमक, पानी और तिल मिलाकर उबालकर मोच आने के दो दिन बाद से सेंक करें।

शाकाहार से पाचन संस्थान के रोगों से बचाव
(Vegetarian Diet Prevents Diseases of Digestive System)

शाकाहार पूर्ण पौष्टिक भोजन है। माँसाहारी प्राय: कहते हैं कि दूध, अण्डा, मछली, माँस, चिकन खाने से एमिनो एसिड (Amino Acid) अधिक मिलता है जिससे प्रथम श्रेणी का प्रोटीन मिलता है। जिस भोजन में एमिनो एसिड कम मिलते हैं, उससे द्वितीय श्रेणी का प्रोटीन मिलता है। द्वितीय श्रेणी के प्रोटीन गेहूँ, चावल, दाल आदि मिलाकर दूध के साथ खाने से जो एमिनो एसिड मिलते हैं उससे शरीर के लिए पर्याप्त प्रोटीन मिल जाता है। शाकाहार में सबसे लाभदायक बात है, शाकाहार में मिलने वाला रेशा (Fibre)। अनाज, दालें, फल व सब्जियों में रेशा प्रचुर मात्रा में मिलता है। आधुनिक विज्ञान ने यह बता दिया है कि अनेक बीमारियाँ जैसे—कैंसर, मधुमेह, उच्च रक्तचाप आदि पाश्चात्य देशों में जहाँ माँसाहार का अधिक प्रचलन है, भारत जैसे शाकाहारी देश की तुलना में अधिक बीमार होते हैं। शाकाहार लोगों को इन घातक बीमारियों से बचाता है।

बड़ी आँत का कैंसर (Large-bowl Cancer)—रेशा, बड़ी आँत का कैंसर और आँतों की क्रिया में सम्बन्ध है। रेशे वाला भोजन करने से मल अधिक और आँतों से शीघ्र निकल जाता है जिससे कैंसर जन्य भोजन के सेवन से शरीर में कैंसर के कीटाणु नहीं ठहरते, शीघ्र बाहर निकल जाते हैं और इस तरह कैंसर से बचाव हो जाता है। पाश्चात्य देशों में माँसाहार अधिकतम लोग करते हैं। माँसाहार में रेशा कम होने से उनमें कैंसर अधिक होता है। बड़ी आँत और मल द्वार का कैंसर होता है। रेशे वाला भोजन शीघ्र पचता है। रेशेवाला भोजन नाइट्रोजन चयापचय (Nitrogen Metabolism) में परिवर्तन कर देता है जिससे कैंसर के कीटाणु कम होते हैं।

पित्त-पथरी (Gall Stones) में शाकाहार लाभदायक है। माँसाहार यह रोग बढ़ाता है। शाकाहार से मोटापा नियन्त्रित होता है, घटाया जा सकता है।

रेशेदार भोजन (FIBROUS FOOD)

फास्टफूड एवं जंक फूड के बढ़ते चलन से भोजन में रेशों की मात्रा घटती जा रही है।

रेशे क्या हैं ?—रेशे भोजन में उपस्थित ऐसी कार्बोहाइड्रेट है, जो आँतों में पचती नहीं है। समझने हेतु तन्तु युक्त वनस्पतियों, फल जिनमें रस की अपेक्षा गूदा तथा ठोस भाग अधिक होता है रेशों के मुख्य स्रोत हैं।

रेशे कैसे काम करते हैं ?—ये रेशे या तन्तु आमाशय एवं आंत्रीय एंजाइमों द्वारा पचाए नहीं जा सकते तथा स्पंज की तरह पानी सोखकर फूल जाते हैं। आँतों को क्रमाकुंचन गति के लिए प्रेरित करते हैं, फलत: भोजन का शीघ्र पूर्ण पाचन होता है।

रेशों के स्रोत—ये मुख्यत: वनस्पति भोज्य-पदार्थों में पाए जाते हैं, जैसे—पालक,

मेथी, बथुआ, कमलगट्टा, मूली के पत्ते, अनाज साबुत या चोकर सहित आटा, जैसे—जौ, जई, गेहूँ, दालें, फल साबुत (ज्यूस नहीं), नारियल, कन्द—जैसे मूली, गाजर, शलजम, चुकन्दर, राजमा, सत्तू इत्यादि में तन्तु पर्याप्त होते हैं। अन्य रेशों के प्रचुर स्रोतों में ईसबगोल, जई के छिलके, (92 प्रतिशत), मटर साबुत, मक्का चोकर सहित, सोयाबीन साबुत (60 प्रतिशत से अधिक), गेहूँ, जौ, चावल चोकर सहित (20 से 40 प्रतिशत) पाए जाते हैं। ग्वार गम तथा चुकन्दर भी इनके प्रचुर स्रोत हैं।

कितना खायें—वयस्क व्यक्ति के लिए 25 से 40 ग्राम रेशे प्रतिदिन या 10 से 15 ग्राम प्रति 1000 कैलोरी उपभोग के हिसाब से रेशेदार भोजन होना चाहिए।

भोजन में रेशेयुक्त सब्जी व फलों का प्रयोग करें तथा घी, तेल, मसाला, अचार आदि गरिष्ठ भोज्य-पदार्थों को कम-से-कम लें।

हमें स्वस्थ रहने के लिए रेशेदार भोजन की आवश्यकता है। माँस, मैदा व रस में रेशा नहीं होता। हमें रिफाइन्ड फूड की जगह रफ फूड की आवश्यकता है। मोगर के स्थान पर छिलके वाली दाल, मैदे की जगह मोटा आटा, तले-भूने भोजन के स्थान पर अंकुरित एवं उबले हुए खाद्य पदार्थों का उपयोग, स्वस्थ रहने के लिए साबुत खाना श्रेयस्कर है। गाजर, सेब, नारंगी आदि को खाने से रेशायुक्त रस पेट में जाता है।

रेशे की कमी से बड़ी आँतों में कैंसर, मोटापा, मधुमेह, कब्ज़, बवासीर तथा फिशर होने की सम्भावनायें बढ़ जाती हैं। शाकाहारियों में माँसाहारियों की अपेक्षा आँतों के रोग कम होते हैं। माँसाहारियों में आँतों के रोगी अधिक पाये जाते हैं। माँसाहार में रेशे नहीं होने से आँतों के रोग होते हैं।

फल सब्जियों का रस पीने से रेशा निकल जाता है। रस पीने से शरीर में कैलोरी की मात्रा बढ़ जाती है। इससे मोटापा बढ़ता है। रस के स्थान पर फल, सब्जी चबा-चबाकर खाना अधिक लाभदायक है। रेशायुक्त भोजन करने से बहुत-सी बीमारियों से बचाव हो जाता है।

आजकल चाट-चीनी-चिकनाई युक्त दावतें दिल के दौरे की दावतें बन गई हैं। पाँवों की चुस्ती और चहल-कदमी के बिना चौराहे व चौपाटी की चटपटी चाट स्वास्थ्य को चौपट कर रही है। प्रात: से रात्रि तक जो भी हम खाते हैं उसका विश्लेषण करें तो हम पायेंगे कि चीनी व चिकनाई की मात्रा पेट में अधिक पहुँच रही है।

नाश्तें में चाय, नमकीन, बिस्किट, ब्रेड व मक्खन, भाँति-भाँति के शीतल पेय, आइसक्रीम, मिठाइयाँ, बच्चों के लिए टॉफी, मीठा दूध पेट में अधिक पहुँचे रहे हैं। हम स्कूटरों, मोटरों में आते-जाते हैं। शारीरिक श्रम नहीं करते। हम स्वाद और सुगन्ध को अधिक महत्त्व देते हैं, न चाहते हुए भी जीभ के चटोरेपन से आवश्यकता से अधिक खा जाते हैं, पेट को पेटी बना देते हैं। 'जैसा आहार वैसी डकार', 'जैसे खायें अन्न, वैसा होये मन'। 'संयम गया छूट, तकदीर गई फूट'।

स्वस्थ रहना चाहते हैं तो भोजन नियमित, संतुलित एवं स्वास्थ्यवर्धक हो तथा रेशेदार भोजन को प्राथमिकता दीजिये।

■■